Guidelines for the Management of Obesity Disease 2022

肥満症診療ガイドライン 2022

編集 日本肥満学会

JN125906

ライフサイエンス出版

執筆者一覧

◎ **ガイドライン作成委員会**

委員長	小川　　渉	神戸大学大学院医学研究科糖尿病・内分泌内科学部門
副委員長	山内 敏正	東京大学大学院医学系研究科糖尿病・代謝内科
	石垣　　泰	岩手医科大学医学部内科学講座糖尿病・代謝・内分泌内科分野
	小川 佳宏	九州大学大学院医学研究院病態制御内科学分野（第三内科）
	加隈 哲也	大分大学保健管理センター
	佐野 喜子	公益財団法人結核予防会総合健診推進センター
	下村伊一郎	大阪大学大学院医学系研究科内分泌・代謝内科学
	庄嶋 伸浩	東京大学医学部附属病院糖尿病・代謝内科
	龍野 一郎	千葉県立保健医療大学
	津下 一代	女子栄養大学
	中村　　正	医療法人川崎病院
	野口　　緑	大阪大学大学院医学系研究科社会医学講座環境医学
	原　 光彦	和洋女子大学家政学部健康栄養学科
	益崎 裕章	琉球大学大学院医学研究科内分泌代謝・血液・膠原病内科学講座（第二内科）
	松久 宗英	徳島大学先端酵素学研究所糖尿病臨床・研究開発センター
	横手幸太郎	千葉大学大学院医学研究院内分泌代謝・血液・老年内科学
	脇　 昌子	内閣府食品安全委員会

◎ **ガイドライン検討拡大学術委員会**

小川 佳宏	九州大学大学院医学研究院病態制御内科学分野（第三内科）
小川　　渉	神戸大学大学院医学研究科糖尿病・内分泌内科学部門
下村伊一郎	大阪大学大学院医学系研究科内分泌・代謝内科学
中村　　正	医療法人川崎病院
廣田 勇士	神戸大学大学院医学研究科糖尿病・内分泌内科学部門
宮崎　　滋	公益財団法人結核予防会総合健診推進センター
山内 敏正	東京大学大学院医学系研究科糖尿病・代謝内科
横手幸太郎	千葉大学大学院医学研究院内分泌代謝・血液・老年内科学

◎ **執 筆 者**

浅原 哲子	独立行政法人国立病院機構京都医療センター臨床研究センター内分泌代謝高血圧研究部
荒木　　厚	地方独立行政法人東京都健康長寿医療センター
池田 奈由	国立研究開発法人医薬基盤・健康・栄養研究所 国立健康・栄養研究所国際栄養情報センター国際保健統計研究室
石井好二郎	同志社大学スポーツ健康科学部運動処方研究室
石垣　　泰	岩手医科大学医学部内科学講座糖尿病・代謝・内分泌内科分野
伊東 宏晃	浜松医科大学医学部医学科産婦人科学講座
稲垣 恭子	日本医科大学大学院医学研究科内分泌代謝・腎臓内科学分野
入江潤一郎	慶應義塾大学医学部腎臓・内分泌・代謝内科
植木浩二郎	国立研究開発法人国立国際医療研究センター研究所糖尿病研究センター
上野 浩晶	宮崎大学医学部内科学講座血液・糖尿病・内分泌内科学分野
薄井　　勲	獨協医科大学内分泌代謝内科
大塚　　礼	国立研究開発法人国立長寿医療研究センター老化疫学研究部
岡田 随象	大阪大学大学院医学系研究科遺伝統計学
小川　　渉	神戸大学大学院医学研究科糖尿病・内分泌内科学部門
小澤 純二	大阪大学大学院医学系研究科糖尿病病態医療学寄附講座/内分泌・代謝内科学
小野　　啓	千葉大学大学院医学研究院内分泌代謝・血液・老年内科学
加隈 哲也	大分大学保健管理センター

入江 潤一郎　慶應義塾大学医学部腎臓・内分泌・代謝内科
岩瀬　明　群馬大学大学院医学系研究科産科婦人科学講座
上野 浩晶　宮崎大学医学部内科学講座血液・糖尿病・内分泌内科学分野
卯木　智　近江八幡市立総合医療センター代謝・内分泌内科
太田 正之　大分大学グローカル感染症研究センター
岡田 知雄　神奈川工科大健康管理室
岡村 智教　慶應義塾大学医学部衛生学公衆衛生学
加隈 哲也　大分大学保健管理センター
金子 英弘　東京大学医学部附属病院循環器内科先進循環器病学講座
片桐 秀樹　東北大学大学院医学系研究科糖尿病代謝内科学分野
勝川 史憲　慶応義塾大学スポーツ医学研究センター
河合 俊英　慶應義塾大学医学部腎臓・内分泌・代謝内科
河内　裕　新潟大学大学院医歯学総合研究科腎研究センター腎分子病態学分野
木村　穰　関西医科大学健康科学センター
日下部　徹　独立行政法人国立病院機構京都医療センター臨床研究センター内分泌代謝高血圧研究部
久保田 陽介　名古屋市立大学大学院医学研究科精神・認知・行動医学分野
久米 真司　滋賀医科大学糖尿病内分泌・腎臓内科
藏城 雅文　大阪公立大学大学院医学研究科代謝内分泌病態内科学
桒原 孝成　熊本大学大学院生命科学研究部腎臓内科学
柴田 洋孝　大分大学医学部内分泌代謝・膠原病・腎臓内科学講座
白井 厚治　医療法人社団誠仁会みはま病院
祖父江　理　香川大学医学部循環器・腎臓・脳卒中内科学
田村 功一　横浜市立大学医学部循環器・腎臓・高血圧内科学
田村 好史　順天堂大学大学院代謝内分泌内科学・スポートロジーセンター
陳　和夫　日本大学医学部内科学系睡眠学分野睡眠医学・呼吸管理学
坪井 直毅　藤田医科大学医学部腎臓内科学
徳重 克年　東京女子医科大学消化器内科
永井 成美　兵庫県立大学環境人間学部食環境栄養課程
中村　正　医療法人川崎病院
西澤　均　大阪大学大学院医学系研究科内分泌・代謝内科学
西山　成　香川大学医学部薬理学講座
野口　緑　大阪大学大学院医学系研究科社会医学講座環境医学
福井　亮　東京慈恵会医科大学腎臓・高血圧内科
古市 賢吾　金沢医科大学腎臓内科学
武城 英明　東邦大学医療センター佐倉病院臨床検査部
細谷 好則　自治医科大学消化器一般移植外科
正木 孝幸　大分大学医学部附属病院内分泌糖尿病内科
桝田　出　医療法人財団康生会康生会クリニック内科
宮嶋　哲　東海大学医学部腎泌尿器科学
三好 秀明　医療法人社団青木内科クリニック／北海道大学大学院医学研究院免疫・代謝内科学教室
村上 善則　一般社団法人日本癌学会
柳田 素子　京都大学大学院医学研究科腎臓内科学
横尾　隆　東京慈恵会医科大学腎臓・高血圧内科
涌井 広道　横浜市立大学医学部循環器・腎臓・高血圧内科学
和田 隆志　金沢大学

序　文

　　100 年に一度と言われる COVID-19 のパンデミックを経て，その重症化因子としての肥満の重要性が新たに注目されることとなりました。もとより肥満は，種々の健康障害をもたらすリスク要因であり，肥満のうち健康障害を合併するかその合併が予測され，医学的に減量が必要な場合には，肥満症という疾患として治療の対象になります。

　　日本肥満学会では，「体重を減らすことにメリットがある，つまりやせるべき人を選び出す」ことを目的として，2000 年に肥満症の診断基準を策定，2011 年にはこれを改訂しました。そしてこの間，肥満症治療ガイドライン 2006 を発表，その後のエビデンス集積を踏まえ，肥満症診療ガイドライン 2016 として改訂しています。この過程において，欧米人と比べ軽度の肥満が多いにも関わらず，健康障害をもたらす病態の中心に位置する内臓脂肪蓄積の重要性を一貫して論じてきました。

　　2016 年以降，小児や高齢者の肥満と肥満症に対する国内外の知見が増えたほか，主に高度肥満症を対象として我が国でも外科療法が保険収載され，その有用性が検証されるなど，肥満症の診療を取り巻く様々な進歩がみられています。2021 年には，日本肥満症治療学会・日本糖尿病学会・日本肥満学会の 3 学会合同で「日本人の肥満 2 型糖尿病患者に対する減量・代謝改善手術に関するコンセンサスステートメント」が発表されました。さらに，長らく変化に乏しかった薬物療法の世界にも，新たな肥満症治療薬が登場する兆しがみられます。今回の改訂は，これらの状況を踏まえて行われました。

　　肥満症診療ガイドライン 2022 では，「高度肥満症」「小児の肥満と肥満症」「高齢者の肥満と肥満症」と「肥満症治療薬の適応および評価基準」の章をそれぞれ新設し，最新知見に基づいて内容の充実を図りました。そして，前版では，ガイドライン各章の主要図表を一覧として掲載していた「巻頭図表」に解説を加え，第 1 章「肥満症治療と日本肥満学会が目指すもの」として独立させました。この章をご一読いただくことで，肥満症の診断と治療，その目標についての最新のエッセンスを知ることができます。加えて本章では，肥満に関連するスティグマ（オベシティスティグマ）についても言及し，その解消へ向けての提言を行っています。

肥満症における減量，健康障害の改善とその維持には，患者を中心とするチーム医療の実践が必要です。肥満症の治療学は未だ発展の途上にありますが，本ガイドラインが皆さまの日常診療における一助となり，その質の向上に資することを期待いたします。最後に，本ガイドラインの完成へ向けてひとかたならぬご尽力を賜わりました門脇孝前理事長，小川渉ガイドライン作成委員会委員長，委員・執筆者・査読者，貴重なご意見をお寄せ頂きました学会員および関連他学会の皆さまに心より感謝申し上げます。

　2022 年 11 月

日本肥満学会理事長

横手 幸太郎

●肥満症診療ガイドライン2022の作成方法

作成主体

肥満症診療ガイドライン2022は日本肥満学会の公式の診療ガイドラインであり，理事会，ガイドライン作成委員会を中心に学会全体が責任をもって作成したものである。ガイドライン作成委員会は，委員長の下17名の委員で構成され，2019年9月より統括委員会を2回開催し，基本方針，作成方針を検討した。

作成方法

統括委員会で検討した方針に従ってガイドラインの構成を決定し，各章ごとに作成委員が正・副責任者に就き，責任をもって各章の取りまとめを行った。ガイドラインの各項目はガイドライン作成委員会で選定した執筆者により執筆され，その内容について原則2名の査読者が査読を行った。各項目の執筆，査読は原則として評議員を中心とした肥満学会会員が担当したが，他学会に関係の深い項目については当該学会理事長より査読者を推薦して頂いた。

査読の終了したガイドライン案は，各項目間の整合性についてガイドライン作成委員が検討し，2022年8月のガイドライン作成委員会で検討の上，必要に応じて修正を行った。修正案を常務理事・理事が確認した後，同年9月に肥満学会評議員及び関係学会・団体にパブリックコメントを依頼し，指摘された点についてはガイドライン作成委員会の判断で修正を行った。最終案を同年10月に開催したガイドライン検討拡大学術委員会で検討し，必要に応じた修正を加え，最終案を決定した。ご協力頂いた学会，専門家のかたがたに心より御礼申しあげたい。

●エビデンスレベルと推奨グレードについて

肥満症については，必ずしも大規模研究や無作為化比較試験などのエビデンスレベルの高い研究が十分集積されておらず，とくに国内の成績としてエビデンスの高い報告がないのが現状である。そのため，エビデンスレベルは細分せず，3段階に留めた。無作為化比較試験や大規模疫学調査，メタアナリシスに基づくデータがあるものをⅠ，小規模の無作為化比較試験や非無作為化研究があるものをⅡとした。大規模研究や無作為化比較試験がなくとも，肥満症，高度肥満症について現時点での専門家のコンセンサスがあるものをⅢとした。Ⅲも現状では支持する研究が少ないものの，必ずしもⅠ，Ⅱに劣っているわけではなく，今後実証されればⅠあるいはⅡに引き上げられる可能性がある。

診療については推奨グレードをA～Dの4段階に区分した。推奨グレードAは，行うよう強く勧められるものであり，通常エビデンスレベルの高いものが多いが，肥満症診療の長い臨床経験から得られた一般的合意もこのグレードに含まれることがある。推奨グレードBは，科学的根拠や有用性が認められるので，行うよう勧められるものである。肥満症，高度肥満症の診療に際しては，推奨グレードAあるいはBを採用していただきたい。

エビデンスのレベル

Level Ⅰ	無作為化比較試験や大規模疫学調査，メタアナリシスに基づくデータがある
Level Ⅱ	小規模の無作為化比較試験や非無作為化研究がある
Level Ⅲ	専門家の合意（コンセンサス），あるいは標準的治療

推奨グレード

Grade A	行うよう強く勧められる（その治療に対してエビデンス，もしくは一般的合意がある）
Grade B	行うよう勧められる（その治療に対して種々の意見があるが，どちらかというと有用性がある）
Grade C	科学的根拠に乏しい，もしくは一般的合意がないので勧められない
Grade D	行うべきではない

●ご協力いただいた学会

本ガイドラインの作成にあたり，次の学会・団体にご協力いただきました。深謝申し上げます。

公益社団法人日本医師会，一般社団法人日本疫学会，一般社団法人日本癌学会，一般社団法人日本肝臓学会，一般社団法人日本外科学会，特定非営利活動法人日本高血圧学会，一般社団法人日本呼吸器学会，公益社団法人日本産科婦人科学会，一般社団法人日本循環器学会，公益社団法人日本小児科学会，一般社団法人日本腎臓学会，公益社団法人日本整形外科学会，一般社団法人日本総合病院精神医学会，一般社団法人日本体力

医学会，一般社団法人日本痛風・尿酸核酸学会，一般社団法人日本糖尿病学会，一般社団法人日本動脈硬化学会，一般社団法人日本内科学会，一般社団法人日本内分泌学会，公益社団法人日本人間ドック学会，一般社団法人日本脳卒中学会，日本肥満症治療学会，一般社団法人日本病態栄養学会，一般社団法人日本臨床栄養学会，一般社団法人日本老年医学会

（50 音順）

●ガイドライン作成関係者の利益相反に関して

日本肥満学会肥満症診療ガイドライン作成委員会では，作成委員と肥満症および関連疾患に関与する企業とのあいだの経済的関係につき，以下の基準で各委員・執筆者・査読者より過去 3 年間の利益相反状況の申告を得た。

1. 企業・組織や団体の役員，顧問職などの有無と報酬額（1 つの企業・組織や団体から年間 100 万円以上のものを記載）
2. 株式の保有と，その株式から得られる利益（1 つの企業について，1 年間の株式による利益が 100 万円以上，あるいは当該全株式の 5％以上を所有する場合を記載）
3. 企業・組織や団体から支払われた特許使用料（1 つの特許使用料が年間 100 万円以上のものを記載）
4. 企業・組織や団体から，会議の出席（発表）に対し，研究者を拘束した時間・労力に対して支払われた日当（講演料など）（1 つの企業・組織や団体からの年間の日当［講演料など］が合計 50 万円以上のものを記載）
5. 企業・組織や団体が，パンフレットなどの執筆に対して支払った原稿料（1 つの企業・団体からもらった年間の原稿料が合計 50 万円以上のものを記載）
6. 企業・組織や団体が提供する研究費（1 つの企業・団体から医学研究［受託研究費，共同研究費など］に対して支払われた総額が年間 100 万円以上のものを記載）
7. 企業・組織や団体が提供する奨学（奨励）寄附金（1 つの企業や団体から，申告者個人または申告者が所属する部局［講座・分野］あるいは研究室の代表者に支払われた総額が年間 100 万円以上の場合を記載）
8. 企業・組織や団体が提供する寄付講座に申告者らが所属している場合
9. 研究とは無関係な旅行，贈答品などの提供（1 つの企業や団体から受けた総額が年間 5 万円以上のものを記載）

記

1：なし
2：なし
3：なし
4：EA ファーマ株式会社，MSD 株式会社，あすか製薬株式会社，アステラス製薬株式会社，アストラゼネカ株式会社，アボットジャパン合同会社，小野薬品工業株式会社，キッセイ薬品工業株式会社，協和キリン株式会社，ギリアド・サイエンシズ株式会社，興和株式会社，サノフィ株式会社，株式会社三和化学研究所，住友ファーマ株式会社，第一三共株式会社，大正製薬株式会社，武田薬品工業株式会社，田辺三菱製薬株式会社，中外製薬株式会社，帝人ヘルスケア株式会社，テルモ株式会社，日本イーライリリー株式会社，日本ベーリンガーインゲルハイム株式会社，ノバルティス ファーマ株式会社，ノボ ノルディスク ファーマ株式会社，バイエル薬品株式会社，ファイザー株式会社，持田製薬株式会社，ヤンセンファーマ株式会社

5：なし
6：Abbott Diabetes Care UK Ltd，AeroSwitch Therapeutics Inc，Boehringer Ingelheim GmbH，一般社団法人 J ミルク，MSD 株式会社，Noster 株式会社，株式会社 Provigate，公益財団法人愛知腎臓財団，アステラス製薬株式会社，アストラゼネカ株式会社，アボットジャパン合同会社，大阪府，小野薬品工業株式会社，株式会社カーブスジャパン，公益財団法人喫煙科学研究財団，株式会社京都創薬研究所，協和キリン株式会社，キリンホールディングス株式会社，高知県，株式会社コスミックコーポレーション，小林製薬株式会社，サノフィ株式会社，サラヤ株式会社，シスメックス株式会社，株式会社資生堂，住友ファーマ株式会社，合同会社生活習慣病予防研究センター，全国健康保険協会，全薬工業株式会社，ソフトバンク株式会社，第一三共株式会社，大正製薬株式会社，大日本印刷株式会社，武田薬品工業株式会社，田辺三菱製薬株式会社，帝人ファーマ株式会社，東京海

上日動火災保険株式会社, 東京電力パワーグリッド株式会社, 株式会社東芝, ニプロ株式会社, 日本イーライリリー株式会社, 国立研究開発法人日本医療研究開発機構, 独立行政法人日本学術振興会, 日本水産株式会社, 日本電信電話株式会社, 日本ベーリンガーインゲルハイム株式会社, ノバルティス ファーマ株式会社, ノボ ノルディスク ファーマ株式会社, バイエル薬品株式会社, パナソニック株式会社, ファイザー株式会社, 株式会社ファンケル, 富士通株式会社, 富士フイルム株式会社, ブリストル・マイヤーズ スクイブ株式会社, 三菱商事ライフサイエンス株式会社, 株式会社ミノファーゲン製薬, 持田製薬株式会社, ロート製薬株式会社, 株式会社ロッテ

7：LifeScan Japan 株式会社, MSD 株式会社, アステラス製薬株式会社, アッヴィ合同会社, アボットジャパン合同会社, 公益財団法人上原記念生命科学財団, 大塚製薬株式会社, 小野薬品工業株式会社, 協和キリン株式会社, グラクソ・スミスクライン株式会社, 興和株式会社, サノフィ株式会社, サントリーグローバルイノベーションセンター株式会社, 塩野義製薬株式会社, 公益財団法人鈴木万平糖尿病財団, 住友ファーマ株式会社, 第一三共株式会社, 大正製薬株式会社, 大鵬薬品工業株式会社, 公益財団法人武田科学振興財団, 武田薬品工業株式会社, 田辺三菱製薬株式会社, 中外製薬株式会社, 株式会社ツムラ, 帝人ファーマ株式会社, 鳥居薬品株式会社, 日本イーライリリー株式会社, 公益財団法人日本糖尿病財団・サノフィ株式会社研究助成, 日本ベーリンガーインゲルハイム株式会社, 一般社団法人野口医学研究所, ノバルティス ファーマ株式会社, ノボ ノルディスク ファーマ株式会社, バイエル薬品株式会社, バクスター株式会社, 医療法人伯鳳会はくほう会セントラル病院, 医療法人マックシール, 一般財団法人みどり健康管理センター, 持田製薬株式会社

8：LifeScan Japan 株式会社, MSD 株式会社, 株式会社 NTT ドコモ, あさくら内科クリニック, 朝日生命保険相互会社, アストラゼネカ株式会社, アボットジャパン合同会社, 株式会社互恵会大阪回生病院, 小野薬品工業株式会社, 株式会社カーブスジャパン, 川崎病院, 黒田病院, 興和株式会社, 小林製薬株式会社, 株式会社三和化学研究所, 医療法人焦クリニック, 正田医院, 医療法人白岩内科医院, シンプレクスクオンタム株式会社, 医療法人千里中央駅前クリニック, 大正製薬株式会社, 大正ファーマ株式会社, 武田薬品工業株式会社, 田辺三菱製薬株式会社, 東京都, なかたクリニック, 日本電信電話株式会社, 日本ベーリンガーインゲルハイム株式会社, 日本メドトロニック株式会社, バイオトロニックジャパン株式会社, 株式会社フィリップス・ジャパン, フクダ電子株式会社, フクダ電子東京中央販売株式会社, フクダライフテック京滋株式会社, 不二製油グループ本社株式会社, 社会医療法人生長会ベルランド総合病院, ボストン・サイエンティフィック ジャパン株式会社, 医療法人マックシール, 医療法人昭圭会南芦屋浜病院, 明和病院, 社会医療法人彩樹守口敬仁会病院, レスメド株式会社, ロート製薬株式会社, 株式会社ロッテ

9：ノボ ノルディスク ファーマ株式会社

　委員・執筆者はすべて「肥満症診療ガイドライン2022」の内容に関して，肥満症および関連疾患の医療・医学の専門家あるいは専門医として，科学的および医学的公正さと妥当性を担保し，対象となる疾患の診療レベルの向上，対象患者の健康寿命の延伸・QOL の向上を旨として編集作業を行った。利益相反の扱いに関しては，日本肥満学会の「利益相反（COI）に関する共通指針」に従った。

　申告された企業名は上記のとおりである（対象期間は 2019 年 9 月 1 日～2022 年 8 月 31 日まで）。企業名は 2022 年 9 月現在の名称とした（50 音順）。なお，中立の立場にある出版社や団体は含まない。

目　次

略語一覧

略語	英語	日本語
ACE	angiotensin converting enzyme	アンジオテンシン変換酵素
ADL	activities of daily living	日常生活動作
AHI	apnea hypopnea index	無呼吸低呼吸指数
ARB	angiotensin II receptor blocker	アンジオテンシンII受容体拮抗薬
BIA	bioelectrical impedance analysis	生体電気インピーダンス
BMI	body mass index	体格指数
CPAP	continuous positive airway pressure	持続気道陽圧呼吸
DPP-4	dipeptidyl peptidase 4	
DXA	dual-energy X-ray absorptiometry	二重エネルギーX線吸収
FoxO	forkhead box O	
GLP-1	glucagon-like peptide-1	グルカゴン様ペプチド-1
GWAS	genome-wide association study	ゲノムワイド関連解析
HbA1c	hemoglobin A1c	糖化ヘモグロビンA1c
HDL-C	high-density lipoprotein cholesterol	高比重リポ蛋白コレステロール
HOMA	homeostasis model assessment	
IFG	impaired fasting glucose	空腹時血糖異常
IGT	impaired glucose tolerance	耐糖能異常
IL	interleukin	インターロイキン
LDL-C	low-density lipoprotein cholesterol	低比重リポ蛋白コレステロール
MCP	monocyte chemotactic and activating factor	単球走化性因子
MMP	matrix metalloprotease	マトリックスメタロプロテアーゼ
MR	mendelian randomization	メンデルランダム化
mTOR	mammalian target of rapamycin	
NAFLD	nonalcoholic fatty liver disease	非アルコール性脂肪性肝疾患
OGTT	oral glucose tolerance test	経口ブドウ糖負荷試験
OHS	obesity hypoventilation syndrome	肥満低換気症候群
OSAS	obstructive sleep apnea syndrome	閉塞性睡眠時無呼吸症候群
PAI-1	plasminogen activator inhibitor-1	
SGLT2	sodium glucose co-transporter 2	Na^+/グルコース共役輸送担体
TIA	transient ischemic attack	一過性脳虚血発作
TIMP	tissue inhibitor of metalloprotease	組織メタロプロテアーゼ阻害因子
TNF-α	tumor necrosis factor alpha	腫瘍壊死因子α
VFA	visceral fat area	内臓脂肪面積
QOL	quality of life	生活の質
VLDL	very low-density lipoprotein	超低比重リポ蛋白
WHO	World Health Organization	世界保健機関

第1章 肥満症治療と日本肥満学会が目指すもの

1 肥満症の概念と診断・治療

　日本肥満学会は2000年に，肥満者のなかから医療の対象となる集団を抽出するため肥満症の概念を提唱し，この概念に沿った診療の実施を推奨してきた。治療対象を体格指数（body mass index: BMI, kg/m^2，以降，単位は省略する）のみで定義するのではなく，健康障害の合併や内臓脂肪蓄積に基づいて抽出するという考え方は，国際的にみても極めて先駆的なものといえる。

　今回の改訂においても，肥満および肥満症の定義は2016年版と同様である。脂肪組織に脂肪が過剰に蓄積した状態で，BMI ≧ 25のものを肥満の定義とし，肥満があり，肥満に起因ないし関連する健康障害を合併するか，その合併が予測され，医学的に減量を必要とする病態を肥満症の定義とする（**表1-1**）。肥満に起因ないし関連する健康障害には，肥満症の診断に必要であるものと，診断基準には含めないものがあり，減量によりその予防や病態改善が期待できるというエビデンスが一定程度以上蓄積されているものが，診断に必要な健康障害である（**表1-2**）。内臓脂肪型肥満は健康障害の合併リスクが高いため，現在健康障害を伴っていなくとも肥満症と診断する（**表1-1**）。高度な肥満は，病態や合併する健康障害などについて，高度でない肥満とは異なった特徴をもつため，BMI ≧ 35を高度肥満の定義とする（**表1-3**）。

表1-1　肥満の定義，および肥満症の定義と診断

肥満の定義

脂肪組織に脂肪が過剰に蓄積した状態で，体格指数（BMI＝体重[kg]/身長[m]²）≧25のもの。

肥満度分類の判定

BMIに基づき表1-3のごとく判定する。また，BMI≧35（≧肥満3度）を高度肥満の定義とする。

肥満症の定義

肥満に起因ないし関連する健康障害を合併するか，その合併が予測され，医学的に減量を必要とする疾患。

肥満症の診断

肥満と判定されたもの（BMI≧25）のうち，表1-2の1に示す「肥満症の診断に必要な健康障害」を合併する場合，肥満症と診断する。内臓脂肪型肥満と診断される場合*は，現在健康障害をともなっていなくとも，肥満症と診断する。

*内臓脂肪型肥満の診断
ウエスト周囲長のスクリーニングにより内臓脂肪蓄積を疑われ，腹部CT検査などによって内臓脂肪面積≧100 cm²が測定されれば，内臓脂肪型肥満と診断する。

表1-2　肥満に起因ないし関連する健康障害

1. 肥満症の診断に必要な健康障害
1) 耐糖能障害（2型糖尿病・耐糖能異常など）
2) 脂質異常症
3) 高血圧
4) 高尿酸血症・痛風
5) 冠動脈疾患
6) 脳梗塞・一過性脳虚血発作
7) 非アルコール性脂肪性肝疾患
8) 月経異常・女性不妊
9) 閉塞性睡眠時無呼吸症候群・肥満低換気症候群
10) 運動器疾患（変形性関節症：膝関節・股関節・手指関節，変形性脊椎症）
11) 肥満関連腎臓病

2. 肥満症の診断には含めないが，肥満に関連する健康障害
1) 悪性疾患：大腸がん・食道がん（腺がん）・子宮体がん・膵臓がん・腎臓がん・乳がん・肝臓がん
2) 胆石症
3) 静脈血栓症・肺塞栓症
4) 気管支喘息
5) 皮膚疾患：黒色表皮腫や摩擦疹など
6) 男性不妊
7) 胃食道逆流症
8) 精神疾患

表1-3　肥満度分類

BMI(kg/m²)	判定		WHO基準
BMI<18.5	低体重		Underweight
18.5≦BMI<25	普通体重		Normal range
25≦BMI<30	肥満(1度)		Pre-obese
30≦BMI<35	肥満(2度)		Obese class I
35≦BMI<40	高度肥満	肥満(3度)	Obese class II
40≦BMI		肥満(4度)	Obese class III

図1-1　肥満症診断のフローチャート

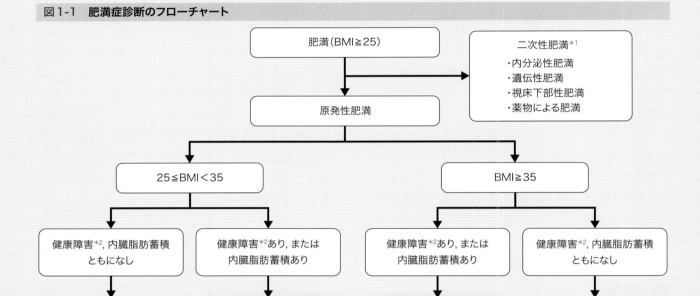

*¹ 常に念頭において診療。詳細は p.14「二次性肥満の判定と評価」参照のこと
*² 表1-2の1に相当
*³ BMI≧25の肥満のうち, 高度ではない肥満
*⁴ BMI≧25の肥満のうち, 高度ではない肥満症

　図1-1 に肥満症診断のフローチャートを示す。肥満症の診断にあたって, 二次性肥満は原疾患への対応を必要とする場合が多いため, まず原発性肥満と二次性肥満を判別することが必要である。次に, BMI＜35の肥満と BMI≧35の高度肥満を区別する。表1-2 の肥満症の診断基準に必要な健康障害を伴うか内臓脂肪型肥満である場合, 肥満症または高度肥満症と診断する。

　肥満症治療の指針を図1-2 に示す。肥満症の治療では, 3%以上の減量によって複数の健康障害が改善するというわが国のエビデンスなどに基づき, 3%以上の減量目標を設定する。高度肥満症の場合は, 合併する健康障害に応じて減量目標は異なるが, 現体重の5〜10%を減量目標とする。なお, 肥満症で現体重の3%以上, 高度肥満症で現体重の5〜10%の減量目標を達成した場合でも, 合併する健康障害の状態をふまえて目標を再設定し, 治療を継続する。食事, 運動, 行動療法を行ったうえで減量目標が未達成の場合, 肥満症治療食の強化や薬物療法, 外科療法の導入を考慮する。薬物療法は, 個々の薬

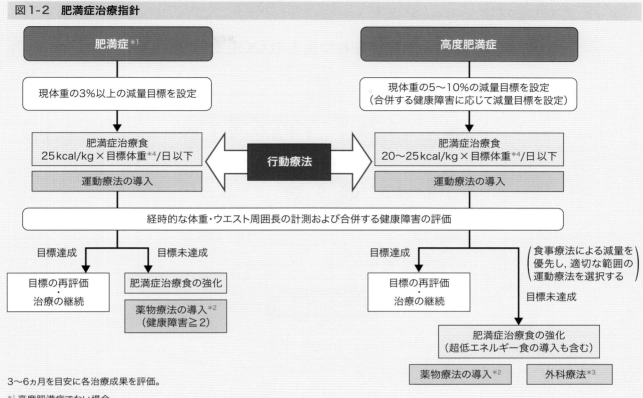

図1-2 肥満症治療指針

3〜6ヵ月を目安に各治療成果を評価。

*¹ 高度肥満症でない場合
*² 薬物療法の実施にあたっては, 添付文書上の用法をふまえ, 作用機構や有効性, 安全性などを総合的に判断したうえで決定される必要がある。
*³ BMI＜35 であっても, 合併する健康障害の種類や程度によっては外科療法が適切な場合がある。
*⁴ BMI 22×（身長[m]²）となる体重を標準体重とし, 年齢などを考慮して目標体重を設定する。

剤の添付文書上の用法をふまえ, 作用機構や有効性, 安全性を総合的に判断したうえで実施する。BMI＜35 の肥満症であっても, 外科療法の実施が適切な場合もある。肥満症治療では, 減量は治療の目的ではなく手段であることを意識し, 治療の全経過にわたって, 体重やウエスト周囲長の変化だけでなく, 健康障害の改善状況について評価することが重要である。

医学的に減量を伴う介入を行う際には, 高齢者におけるフレイルや, やせ妊婦における低体重児の出産など, 過剰な減量ややせが健康障害につながる可能性にも留意する必要がある。精神疾患は肥満に関連した健康障害のひとつであり, 特に高度肥満症患者ではメンタルヘルス上の問題をもつ患者も少なくない。肥満症の治療においては, 必要に応じたメンタルヘルス評価や心理的サポートも考慮すべきである。

2 肥満症治療の目的と, 日本肥満学会が目指すもの

肥満症の治療の目的は, 他の疾患の治療と同様, 寿命や健康寿命に加え, 生活の質（QOL）が肥満症によって損なわれることを防ぐことにある（**図1-3**）。肥満や肥満症をもつ個人の QOL の維持・向上は, 個人に対する医学的介入のみでは十分に達成できず, スティグマの解消なども含む社会的観点からのアプローチも重要である。肥満や肥満症をもつ個人は, 社会の認識不足や誤解に起因するスティグマに苦しむ人も多く, それらは QOL の低下に繋がる[1)]。肥満や肥満症の発症には, 他の慢性疾患と同

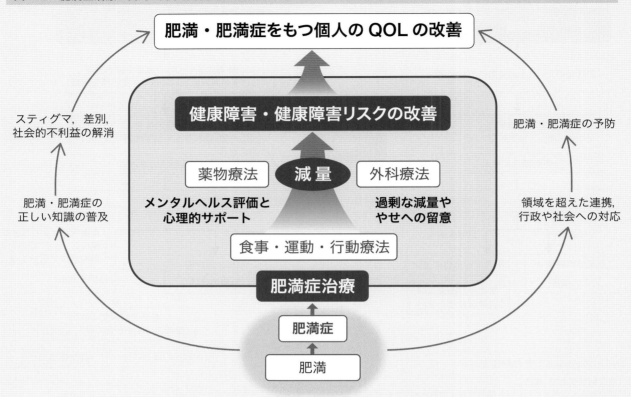

図1-3　肥満症治療の目的と日本肥満学会が目指すもの

肥満・肥満症をもつ個人の QOL の改善

スティグマ，差別，
社会的不利益の解消

肥満・肥満症の予防

健康障害・健康障害リスクの改善

薬物療法　**減 量**　外科療法

**メンタルヘルス評価と
心理的サポート**

**過剰な減量や
やせへの留意**

肥満・肥満症の
正しい知識の普及

領域を超えた連携，
行政や社会への対応

食事・運動・行動療法

肥満症治療

肥満症

肥満

様にジェネティック / エピジェネティックな要因，生育や発達における要因，社会的要因などを含むさまざまな要因が関係するにもかかわらず，必要以上に食習慣など個人の生活上の要因に帰せられる傾向がある。さらに，肥満者は健康上の問題を超えて，しばしば「自己管理能力が低い」という偏見にもさらされる。このような社会的スティグマに加え，肥満を自分自身の責任と考える個人的スティグマも存在し，医療者と患者のあいだの治療の認識の差の原因となっている[2]。このような肥満者に対するスティグマ（オベシティスティグマ）は，心理的負担や社会的不利益をもたらすだけでなく，「自己管理の問題であって，医療を受ける対象ではない」という誤った理解を惹き起こし，適切な治療の機会が奪われることにもつながる。

　広く社会に対して，肥満や肥満症の成因や治療の進歩などについての科学的知識を普及させることは，オベシティスティグマの解消を通じて，肥満や肥満症をもつ個人に対する QOL の改善にもつながると考えられる。また，従来，肥満症治療において，

食事療法や運動療法，行動療法といった生活習慣の変容に大きく依存する治療法以外の治療選択肢が少なかったことも，オベシティスティグマの形成に影響を及ぼしてきた可能性がある。外科療法の普及や有効性の高い肥満症治療薬の開発といった医学の進展は，オベシティスティグマの解消に役立つ可能性がある。

　肥満症の適切な治療と発症の予防は，個人の健康増進と QOL 向上の観点だけでなく，医療財政など社会的な面からも推進すべき重要な課題といえる。肥満症の表現型のひとつにメタボリックシンドロームがあるが，日本肥満学会は 2005 年に内科学会をはじめとした 8 学会と共同でメタボリックシンドロームの診断基準を策定した[3]。この診断基準は，内臓脂肪蓄積の病理的意義をふまえたものであり，2008 年から開始された特定健診・保健指導でもその概念が取り入れられている。メタボリックシンドロームに関しては，政策にも取り入れられ，その概念や予防医学上の位置づけは広く社会に認識されてきた。一方で，肥満に起因・関連してさまざまな健

康障害の病態が形成されることは十分に認識されているとは言えず，また，肥満症の疾患概念の認知度も低いのが実情である。政策的観点から肥満症対策を推進するにためには，幅広い健康障害にも目を向けた枠組みが必要である。

肥満症は多様な健康障害の発症や増悪・進展の要因となることから，肥満症への対応にあっては，広い領域・職種の連携が重要となる。2018 年に日本肥満学会は医学会連合に所属する 23 の関連学会とともに，疾患領域を超えて肥満症対策に取り組むことの重要性を述べた神戸宣言 2018 を発出した[4]。神戸宣言 2018 のなかでも，肥満症対策においては社会を含めた多面的協力・連携の重要性を指摘している。肥満・肥満症の予防の観点からも，これらの病態・疾患のより良い治療体制の構築の面からも，さらなる多面的連携が期待される。

coLumn ｜ J-ORBIT

肥満症はさまざまな健康障害を伴うが，個々の健康障害がどの程度の肥満によって生じるかという知見の収集は十分ではなく，わが国の肥満症患者の臨床情報や診療の実態についての情報も少ないのが実情である。

日本肥満学会では，肥満症の臨床情報の収集を目的として，厚生労働省電子的診療情報交換推進事業（SS-MIX2: Standardized Structured Medical Information eXchange 2）を活用した診療録直結型肥満症データベース（Japan Obesity Research Based on electronIc healTh record: J-ORBIT）の開発を進めている。SS-MIX2 は厚労省などの支援によって整備が進められてきた電子カルテ情報のバックアップシステムであり，多くの大規模病院の電子カルテ情報は日々 SS-MIX2 に保存されている。ただ，SS-MIX2 に保存されるのは検体検査や処方といったコード化されたデータ（構造化データ）であり，カルテ内に通常タイピングで記載される病歴や症状，身体所見などの「非構造化データ」は，そのままの形では保存できない。このような非構造化データと検体検査や処方情報などを同時に保存できれば，極めて有用な臨床情報データベースが構築できる。

J-ORBIT では，肥満症に関する診療情報を記載できる肥満症診療テンプレートを電子カルテに組み込むことにより，「非構造化データ」を「構造化データ」に変換するシステムを作成した。これにより，検体検査や処方などととも

に日々の診療情報が SS-MIX2 内に保管され，定期的にデータセンターへ送信することが可能となる。すなわち，電子カルテを用いて日常診療を行うだけで，情報が蓄積されるシステムが構築されている。このシステムは 2022 年 5 月現在で，神戸大学，東京大学，国立国際医療研究センターの 3 施設の電子カルテに導入されており，滋賀医科大学，岡山大学，徳島大学でも導入準備中である。今後 5 年程度で 20 程度の施設から数万人規模のデータを収集できるシステムの構築を目指している。J-ORBIT の現況についてはウェブサイトを参照されたい（https://j-orbit.jp/）。

肥満症は多くの診療科と関わる疾患であり，肥満症の臨床情報は，さまざまな疾患の診療や研究に活用できる。J-ORBIT の診療テンプレートは，日本糖尿病学会が運用している診療録直結型全国糖尿病データベース（J-DREAMS: Japan Diabetes compREhensive database project based on an Advanced electronic Medical record System）の診療テンプレートとのあいだに相互転記機能をもたせている。今後，他の領域でもテンプレートを用いた診療が開始される際にはこのようなテンプレート間相互転記システム等を活用すれば，診療科横断的な医療情報の収集が可能となる。このようなシステムは，今後の医療ビッグデータ時代の診療や研究に貢献するものと考えられる。

第1章の文献

1) Rubino F, et al. Joint international consensus statement for ending stigma of obesity. Nat Med. 2020; 26: 485-497. PMID: 32127716

2) Caterson ID, et al. Gaps to bridge: Misalignment between perception, reality and actions in obesity. Diabetes Obes Metab. 2019; 21: 1914-1924. PMID: 31032548

3) メタボリックシンドローム診断基準検討委員会. メタボリックシンドロームの定義と診断基準. 日本内科学会雑誌. 2005；94：794-809.

4) 日本肥満学会. 神戸宣言2018解説. http://www.jasso.or.jp/data/data/pdf/kobe2018_com.pdf

1. 耐糖能障害（2型糖尿病・耐糖能異常など）

【糖代謝異常の判定区分と判定基準】
（糖尿病治療ガイド2022-2023）[1]
糖尿病型：以下の①～④のいずれかが認められた場合：

- ① 空腹時血糖値≧126mg/dL
- ② 75g経口糖負荷試験2時間値≧200mg/dL
- ③ 随時血糖値≧200mg/dL
- ④ HbA1c≧6.5%

ただし①～③のいずれかと④を認めたときは糖尿病と診断できる

境界型：糖尿病型にも正常型にも属さないもの
正常型：空腹時血糖＜110mg/dLおよび75g経口糖負荷試験2時間値＜140mg/dL

【糖尿病の診断】（糖尿病治療ガイド2022-2023）

- ・糖尿病の診断は，高血糖が慢性に持続していることを証明することによって行う
- ・別の日に行った検査で糖尿病型が再確認できれば糖尿病と診断できる。ただし，初回検査と再検査の少なくとも一方で，必ず血糖値の基準を満たしていることが必要で，HbA1cのみの反復検査による診断は不可
- ・血糖値とHbA1cを同時測定し，ともに糖尿病型であることが確認されれば，初回検査のみで糖尿病と診断できる
- ・血糖値が糖尿病型を示し，かつ次のいずれかが認められる場合は初回検査だけでも糖尿病と診断できる
  1) 口渇，多飲，多尿，体重減少などの糖尿病の典型的症状
  2) 確実な糖尿病網膜症

2. 脂質異常症

【診断基準】（動脈硬化性疾患予防ガイドライン2022年版）[2]
高LDL-C血症：LDL-C≧140mg/dL
低HDL-C血症：HDL-C＜40mg/dL
高トリグリセライド血症：トリグリセライド（空腹時採血）≧150mg/dL，（随時採血）≧175mg/dL
高non-HDL-C血症：Non-HDL-C≧170mg/dL

3. 高血圧

【診断基準】（高血圧治療ガイドライン2019）[3]

- ・診察室血圧：収縮期血圧≧140mmHgかつ/または拡張期血圧≧90mmHg（少なくとも2回以上の異なる機会における血圧値によって行う）
- ・家庭血圧：収縮期血圧≧135mmHgかつ/または拡張期血圧≧85mmHg（朝・晩それぞれの平均値によって行う）
  診察室血圧と家庭血圧の診断が異なる場合は家庭血圧を優先する
- ・24時間自由行動下血圧（ABPM）
  必要に応じて自由行動下血圧測定を行う
  [24時間]収縮期血圧≧130mmHgかつ/または拡張期血圧≧80mmHg
  [昼間]収縮期血圧≧135mmHgかつ/または拡張期血圧≧85mmHg
  [夜間]収縮期血圧≧120mmHgかつ/または拡張期血圧≧70mmHg
  自由行動下血圧測定が実施可能であった場合，自由行動下血圧値のいずれかが基準値以上を示した場合に，高血圧あるいは仮面高血圧と判定される。

4. 高尿酸血症・痛風

【診断基準】（高尿酸血症・痛風の治療ガイドライン第3版）[4]
高尿酸血症：尿酸値＞7.0mg/dL

5. 冠動脈疾患

【診断基準】
1) 心筋梗塞
  (1) 急性あるいは亜急性心筋梗塞
  心筋壊死のバイオマーカー（トロポニンあるいはCK-MB）が特徴的に上昇および低下し，少なくとも以下の条件を1つ満たすもの
    - ① 自覚症状（胸痛，胸部圧迫感などの症状）
    - ② 心電図上，異常Q波を認める
    - ③ 心電図上，虚血性変化が認められる（ST上昇あるいは低下）
    - ④ 冠動脈造影および形成術
    - ⑤ 急性心筋梗塞の病理学的所見
  (2) 陳旧性心筋梗塞
  以下の1つ以上の条件を満たすもの
    - ① 経時的な心電図で新たなる異常Q波の出現かつ/または以前，胸痛などの症状の自覚があることがある
      心筋梗塞発症後の時間経過でバイオマーカーは正常化している場合がある
    - ② 病理学的に治癒あるいは治癒過程の心筋梗塞所見
2) 狭心症（慢性虚血性心疾患）
  自覚症状：狭心症は，胸痛発作（労作時，安静時，労作兼安静時）あり，以下の条件を1つ以上満たす。症状のないものは，無症候性心筋虚血
    - ① 安静時心電図：症状出現時，虚血性心電図変化あり
      ・ST-T変化（ST低下あるいは上昇）
      ・T波の変化（増高尖鋭化，平低化，陰転化）
    - ② マスター運動負荷心電図，トレッドミル負荷心電図，エルゴメーター負荷心電図：陽性所見
      ・ST低下（水平型ないし下降傾斜型で0.1mV以上）
      ・ST上昇（0.1mV以上）
      ・安静時ST下降がある場合，水平型ないし下降傾斜型で付加的な0.2mV以上のST下降
    - ③ 長時間心電図記録：虚血性変化あり
      Holter心電図：コントロール時の基線と比し，0.1mV以上の水平型ないし下降傾斜型ST低下，最大ST下降に達するまでに1分を要し，0.1mV以上のST下降が1分以上持続
    - ④ 運動あるいは薬物負荷心筋シンチグラフィ：再分布を伴う取込み欠損像
    - ⑤ 安静時あるいは負荷（運動負荷，薬物負荷）心臓超音波検査における壁運動異常
    - ⑥ 冠動脈造影あるいは冠動脈 Multi Detector-row computed tomography（MDCT）における狭窄所見

6. 脳梗塞・一過性脳虚血発作（TIA）

1) 脳梗塞
  急性発症で主要脳動脈領域に特異的な局所神経脱落症候が24時間以上続き，頭部CTやMRで責任病巣を確認できたもの
2) 一過性脳虚血発作（TIA）
  局所脳または網膜の虚血に起因する神経機能障害の一過性のエ

ピソードであり, 急性梗塞の所見がないもの。神経機能障害のエピソードは, 長くとも24時間以内に消失すること。

7. 非アルコール性脂肪性肝疾患

非アルコール性脂肪性肝疾患 (NAFLD) とは組織診断あるいは画像診断で脂肪肝を認めアルコール性肝障害など他の肝疾患を除外した疾患である。エタノール換算で男性30g/日, 女性20g/日未満の患者である。NAFLDは病態がほとんど進行しない非アルコール性脂肪肝 (NAFL) と, 進行性で肝硬変, 肝がんの発生原因になる非アルコール性脂肪肝炎 (NASH) に分類される。NASHは脂肪変性, 炎症, 肝細胞傷害 (風船様変化) が特徴である。現時点ではNASHの最終診断は肝生検組織で行う。

【スクリーニング方法】NAFLD/NASH診療ガイドライン2020[5], NASH・NAFLDの診療ガイド2021[6]
FIB-4 index (年齢, 血小板数, AST, ALTより計算), NAFLD fibrosis score (年齢, BMI, 耐糖能異常の有無, AST/ALT, 血小板数, アルブミン値により計算) は, 肝線維化進行症例の診断能が高い。

8. 月経異常・女性不妊

原発性無月経：満18歳を迎えても初経の起こらないもの
続発性無月経：これまであった月経が3ヵ月以上停止したもの
月経不順：月経周期あるいは規則性が標準を逸脱するもの
肥満者では排卵障害による無月経が多い

9. 閉塞性睡眠時無呼吸症候群・肥満低換気症候群

1) 閉塞性睡眠時無呼吸症候群[7]
　・閉塞性睡眠時無呼吸 (OSA)：
　睡眠時間1時間あたりの無呼吸, 低呼吸および呼吸努力関連覚醒 (RERAs) の総数≧5, 無呼吸低呼吸指数 (AHI)≧5
　・閉塞性睡眠時無呼吸症候群 (OSAS)：
　OSA患者で各種の臨床症状や合併症 (本文参照) が認められ, ポリソムノグラフィ (PSG) で睡眠1時間あたり, または必要なパラメーターを測定できる携帯用モニター (PM) で計測1時

間あたり5回以上の主として閉塞性呼吸イベント (閉塞性および混合性無呼吸, 低呼吸またはRERAs) が認められる場合, あるいは臨床症状や合併症にかかわらずPSG, PMにて同15回以上の主として閉塞性呼吸イベントが認められる場合

　軽　症：5≦AHI<15
　中等症：15≦AHI<30
　重　症：30≦AHI

2) 肥満低換気症候群[8]
BMI≧30で覚醒中の動脈血二酸化炭素分圧 (PaCO₂) 値>45 Torrで睡眠呼吸障害があり, PaCO₂値の上昇を来す他疾患がない

10. 運動器疾患

1) 変形性関節症 (膝関節症, 股関節症など)
　① 自覚症状：関節部の不快感・重圧感, 労作時の荷重関節の疼痛
　② 他覚症状：関節部の腫脹, 熱感, 水分貯留, 関節可動制限
　③ X線所見：関節裂隙の狭小化, 軟骨下の骨萎縮, 関節面の骨硬化像, 骨棘形成
2) 変形性脊椎症
　① 自覚症状：腰痛, 下肢のしびれ (脊柱管狭窄症に至った場合)
　② X線所見：椎体の骨棘形成, 椎体の圧迫変形, 椎体の狭小化

11. 肥満関連腎臓病　注) 本記載は海外文献を参考にした

　① 高度肥満症でBMI≧35が多い
　② 血尿は認めないか軽度で非ネフローゼ症候群の範囲にある蛋白尿が多い
　③ ネフローゼ症候群の範囲にある蛋白尿を呈することがあるが, 血清アルブミンは 3.0g/dL以上に保たれている
　④ 減量によって蛋白尿が改善する
　⑤ 病理学的には, 1) 糸球体肥大 (≧250μm), 2) 巣状分節性糸球体硬化症を認める, 3) 糖尿病性腎症および高血圧性腎硬化症の所見は, 糖尿病, 高血圧症を合併していれば認められる

参考文献
1) 日本糖尿病学会. 糖尿病治療ガイド2022-2023. 文光堂, 2022.
2) 日本動脈硬化学会. 動脈硬化性疾患予防ガイドライン2022年版. 日本動脈硬化学会, 2022.
3) 日本高血圧学会. 高血圧治療ガイドライン2019. 日本高血圧学会, ライフサイエンス出版, 2019.
4) 日本痛風・核酸代謝学会. 高尿酸血症・痛風の治療ガイドライン第3版. 診断と治療社, 2019.
5) 日本消化器病学会・日本肝臓学会. NAFLD/NASH 診療ガイドライン2020 (改訂第2版). 南江堂. 2020.
6) 日本肝臓学会. NASH・NAFLDの診療ガイド2021. 文光堂, 2021.
7) International classification of sleep disorders, 3rd ed. American Academy of Sleep Medicine. IL, 2014.
8) Mokhlesi B, et al. Obesity hypoventilation syndrome: prevalence and predictors in patients with obstructive sleep apnea. Sleep Breath. 2007; 11: 117-24.

第2章 肥満の判定と肥満症の診断基準

1 肥満の判定

Statement

1. 肥満とは脂肪組織に脂肪が過剰に蓄積した状態である。 Level I

2. 肥満の判定には BMI を用いる。 Level I

3. わが国では疾病合併率がもっとも低い BMI 22 を標準体重とする。 Level I

4. わが国では BMI ≧ 25 を肥満と判定する。 Level I

BMIを用いた肥満の判定

「肥満」は体脂肪組織に脂肪が過剰に蓄積した状態であり、肥満がただちに疾患に分類されるわけではない。日本肥満学会は、2000 年に「新しい肥満の判定と肥満症の診断基準」を発表し、肥満に起因ないし関連する健康障害を合併し、医学的に減量を必要とする「肥満症」を肥満から選び出し、医学的に適切な治療・管理の対象とすることとした[1]。名古屋宣言 2015 では、肥満のなかから肥満症を取り出すことにより、健康障害を伴わない肥満と健康障害を伴う肥満症とを区別すること、健康障害を伴う肥満症は減量によって合併している健康障害の改善が期待できることから治療医学の適応となること、健康障害を伴わない肥満も将来起こり得るさまざまな疾病の危険因子となるため、予防医学の対象となることを宣言した[2]。

肥満の判定基準については、現在わが国をはじめ国際的にも「体重 (kg) / 身長 (m)^2」で算出される体格指数 (body mass index: BMI) が用いられている。

BMI は脂肪組織だけでなく、水分や骨、筋肉などの除脂肪体重を反映するため、水分の増加した浮腫性疾患や筋肉量が減少したサルコペニアの病態では正確な体脂肪を反映しないという問題はあるが、身長と体重から計算できる簡便な指標である。BMI は除脂肪体重よりも脂肪重量との相関が高いこと[3]、ウエスト周囲長との相関が高いことや[4]、二重エネルギー X 線吸収 (DXA) 法などの体脂肪指標との相関が高いことが示されている[5,6]。また、BMI の増加は、冠動脈疾患や脳血管障害など肥満に関連して発症する健康障害や死亡リスクに関連するというエビデンスがある[7,8]。これらのことから、BMI は肥満の判定に用いられている。

肥満の定義上は、肥満を診断するためには体脂肪量の測定が必要であり、体脂肪量測定法には生体電気インピーダンス法や DXA 法がある。インピーダンス法は、運動や入浴、発汗などによる体内の水分増減で測定誤差が生じるため、日常臨床において確立した測定法ではない。人間ドック受診者 634 例の研究では、BMI の増加とともに健康障害の平均合併数は増加するが、インピーダンス法による体脂肪率はそのような傾向を認めないことが報告されている[9]。DXA 法は正確であるが、測定機器が高価で被曝の問題があることから、日常的な使用は困難である。

わが国における標準体重

尼崎市の市職員で 30 ～ 59 歳の成人 4,565 人の BMI と疾患有病率の関係をみると、男女ともに、疾患有病率は BMI の増加とともに J 型曲線を描き、もっとも低いのは男性で BMI 22.2、女性で 21.9 で

あった[10]。この分析に基づき，わが国の標準体重は男女ともに BMI 22×（身長［m］^{2}）と定められている。

わが国における肥満の判定基準

世界保健機関（WHO）の診断基準では，BMI ≧ 25 を overweight（過体重），BMI ≧ 30 を obesity（肥満）の定義としている[11]。令和元年の国民健康・栄養調査によると，わが国の BMI ≧ 25 の割合は男性 31.8％，女性 21.6％であり，これに対し，BMI ≧ 30 の割合は男性 5.4％，女性 3.6％であることから，わが国では高度な肥満が少ない[12]。一方で，わが国における 30 歳以上の 15 万人を対象としたコホート研究では，高血圧や高トリグリセライド血症，低

HDL-C 血症のオッズが普通体重群（20 ≦ BMI < 24）に比して 2 倍になる BMI は約 25 であり，高血糖では約 27，高コレステロール血症では約 29 であった[7]。したがって，日本人は WHO 基準の過体重であっても健康障害を発症するリスクが高い。これらのことから，わが国における肥満の判断基準として，日本肥満学会では WHO 基準をそのまま適用せず，BMI ≧ 25 を肥満の定義とし，第 1 章 **表 1-1** のような肥満判定基準を設けている（p.1）。25 ≦ BMI < 30 を肥満 1 度とし，BMI が 5 上がるごとに 2 度，3 度，4 度と分類し，また BMI ≧ 35（肥満 3 度以上）を高度肥満の定義としている。日本肥満学会が定義する「肥満症」は，あくまで肥満に関連した健康障害に対し医学的に減量が必要な病態であり，この肥満度は重症度を判断するものではない。

2 肥満症の診断

1 肥 満 症

肥満症の定義

日本肥満学会は体重が重い状態である「肥満」（obesity）と，医学的に減量を必要とする「肥満症」（obesity disease）を区別することを提唱している[1, 13, 14]。「肥満」は脂肪が過剰に蓄積し，BMI ≧ 25 のものをいい，「肥満症」は，肥満に起因ないし関連する健康障害を合併するか，その合併症が予測される場合で医学的に減量を必要とする病態をいい，疾患単位として取り扱う（第 1 章 **表 1-1**）。

BMI ≧ 25 でも，骨格筋発達や浮腫による体重増加の場合は，脂肪の過剰蓄積である肥満ではない[15]。脂肪が過剰蓄積した「肥満」であっても，健康障害がなく将来の疾患合併のリスクが低い場合は，医学的に減量の必要性が低いことがある。「肥満」と「肥満症」を区別し，「肥満症」と診断された場合は積極的に肥満に関連する疾患の治療と予防を行う[14]。高齢者では，肥満の定義・肥満症の診断基準は青壮年と同様であるが，BMI が体脂肪量を正確に反映

しないサルコペニア（筋力低下と骨格筋減少）の合併が増えることなどに留意する[16]。

診断基準

肥満と判定されたもの（BMI ≧ 25）のうち，①肥満に起因ないし関連し，減量を要する（減量により改善する，または進展が抑制される）健康障害を有するもの，または，②健康障害を伴いやすい高リスク肥満（ウエスト周囲長によるスクリーニング（**図 2-1**）で内臓脂肪蓄積を疑われ，腹部 CT 検査によって確定診断された内臓脂肪型肥満）のいずれかの条件を満たす場合に肥満症（obesity disease）と診断する[6, 14, 17]（第 1 章 **表 1-1**）。

1) 肥満に起因ないし関連し，減量を要する健康障害

肥満に起因ないし関連し，減量を要する健康障害には，①肥満症の診断基準に必要とされる健康障害と，②診断基準には含めないが肥満に関連する健康障害に大別される（第 1 章 **表 1-2**）。肥満症の診断

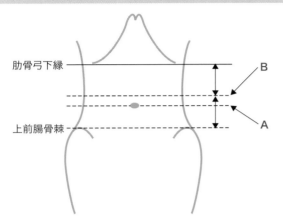

図2-1　標準的ウエスト周囲長測定法と測定時の注意点

肋骨弓下縁

上前腸骨棘

B

A

【測定部位】
①臍位：A
②過剰な脂肪蓄積で腹部が膨隆下垂し，臍が正常位にない症例では，肋骨弓下縁と上前腸骨棘の中点：B*

【姿勢・呼吸】
①両足を揃えた立位で，緊張せずに腕を両側に下げる
②腹壁の緊張を取る
③軽い呼気の終期に計測

【計測時の注意点】
①非伸縮性のメジャーを使用
②0.1cm単位で計測
③ウエスト周囲長の前後が水平位になるように計測
④メジャーが腹部にくい込まないように注意
⑤食事による測定誤差を避けるため，空腹時に計測

*通常，海外でのウエスト周囲長測定部位はBであり，わが国での測定部位A（内臓脂肪評価の臍部CT部位に一致）との比較は慎重にすべきである。下表に，わが国の大規模コホート研究において，測定部位の違いによるウエスト周囲長の対応関係を検討した結果を示す。現在，国際糖尿病連合は日本を含むアジア地域におけるメタボリックシンドローム診断のためのウエスト周囲長（測定部位B：中点）の基準値として，男性90cm，女性80cmを提唱しているが，これはわが国での測定部位A：臍位に置き換えると，男性の場合は約90cmのままであるが，女性の場合は約84cmと大きくなる。

測定部位B：中点(cm)		70	75	80	85	90	95	100
測定部位A：臍位(cm)	男性	71.8	76.5	81.1	85.7	90.3	95.0	99.6
	女性	75.2	79.6	83.9	88.3	92.6	97.0	101.3

基準に必要な健康障害は，1）耐糖能障害（2型糖尿病・耐糖能異常など），2）脂質異常症，3）高血圧，4）高尿酸血症・痛風，5）冠動脈疾患，6）脳梗塞・一過性脳虚血発作，7）非アルコール性脂肪性肝疾患，8）月経異常・女性不妊，9）閉塞性睡眠時無呼吸症候群・肥満低換気症候群，10）運動器疾患（変形性関節症：［膝，股関節・手指関節］，変形性脊椎症），11）肥満関連腎臓病，の11疾患である。また，診断基準に含めないが，肥満に関連する健康障害とし注意を払うべき疾患群として，悪性腫瘍（大腸がん，食道がん［腺がん］，子宮体がん，膵臓がん，腎臓がん，乳がん，肝臓がん），胆石症，静脈血栓症・肺塞栓症，気管支喘息，皮膚疾患（黒色表皮腫や摩擦疹など），男性不妊，胃食道逆流症，精神疾患があげられる（肥満と各疾患の関連については第9章を参照）。これらに加え，特に高度肥満症において注意すべき健康障害として心不全，呼吸不全，静脈血栓，閉塞性睡眠時無呼吸症候群，肥満低換気症候群，運動器疾患がある。

2）健康障害を伴いやすい高リスク肥満

現在は健康障害を合併していなくとも将来健康障害を発症するリスクの高い肥満として内臓脂肪型肥満があり，これも肥満症として扱う。診断はウエスト周囲長によるスクリーニングで内臓脂肪蓄積を疑い，腹部CTによって確定する。内臓脂肪蓄積型肥満は，メタボリックシンドロームの概念で示されるように，将来健康障害を伴いやすい高リスク肥満であり，関連疾患の合併が認められない場合でも肥満症として扱う（内臓脂肪型肥満の病態，評価法については本章3（p.12）を参照）。

2 高度肥満症

高度肥満の判定と高度肥満症の定義

高度肥満は，肥満と判定され，二次性肥満を除外されたもののうち，BMI≧35の肥満者をいう。この判定には，治療の困難度や肥満関連健康障害の数や重症度を含まず，あくまで肥満の程度（BMIの大きさ）を基準とする。日本肥満学会の肥満度分類（第1章 表1-3）の肥満3度（35≦BMI＜40）と4度（BMI≧40）に相当する。2019年の国民健康・栄養調査では，15歳以上で高度肥満者の割合は男性

Statement

1. 高度肥満は，BMI ≧ 35 の肥満をいう。
   Level》Ⅲ

2. 高度肥満者では呼吸障害や心不全，静脈血栓の発生に注意が必要である。
   Level》Ⅰ

3. 高度肥満症では，社会的・精神的問題を伴っていることが多い。
   Level》Ⅱ

4. 高度肥満においては二次性肥満の鑑別が必要である。
   Level》Ⅲ

5. 高度肥満症は治療が困難であり，内科的治療のみで困難な場合は減量・代謝改善手術が有効な選択肢となる。
   Grade▶B Level》Ⅰ

表2-1　二次性肥満(症候性肥満)についての考え方

日常診療では，肥満と判定した場合，下記の二次性肥満について考慮する必要がある。これについて，原発性肥満(単純性肥満)と同様に，肥満に起因ないし関連する健康障害の判定を行うが，その治療は主として原因疾患の要因に対して行う必要がある。

二次性肥満
1) 内分泌性肥満
   ① Cushing症候群
   ② 甲状腺機能低下症
   ③ 偽性副甲状腺機能低下症
   ④ インスリノーマ
   ⑤ 性腺機能低下症
   ⑥ 多嚢胞性卵巣症候群
2) 遺伝性肥満(先天異常症候群)
   ① Bardet-Biedl症候群
   ② Prader-Willi症候群
3) 視床下部性肥満
   ① 間脳腫瘍
   ② Fröhlich症候群
   ③ empty sella症候群
4) 薬物による肥満
   ① 向精神薬
   ② 副腎皮質ホルモン

1.2%，女性 0.6%と諸外国とくらべて低値であるが，BMI < 35 の肥満とくらべて特有の病態を有し，予後も異なるため区別して管理する必要がある。

　肥満症の定義に則り，BMI ≧ 35 の高度肥満と判定されたもののうち，肥満関連健康障害を有するか，あるいは内臓脂肪蓄積を認める場合を高度肥満症の定義とする。現在，日本でも減量・代謝改善手術が広まってきているが，主たる適応は BMI ≧ 35 の高度肥満症患者である[18]。

高度肥満症の特徴

　高度肥満では，肥満 1 度（25 ≦ BMI < 30）と肥満 2 度（30 ≦ BMI < 35）のものと比較して，代謝関連の健康障害のほかに呼吸障害，運動器疾患，肥満関連腎臓病，心不全，静脈血栓，皮膚疾患さらに精神的問題の存在が特徴的である。特に，呼吸障害や心不全，静脈血栓は生命予後に直結するため速やかな減量が求められ，保有する合併症の治療を並行して行っていく必要がある。

　高度肥満者が抱える社会的問題や精神的問題は，減量治療の大きな妨げになることが多い。医療者がそれに気付かないと，良好な患者医療者関係が保てずに治療が円滑に進まないだけでなく，治療からのドロップアウトにつながることがある。高度肥満者

では，サポートしてくれる家族などの存在が希薄であることも少なくない。また，学歴や社会性などの問題から安定した職業に就いていない場合もあり，経済的基盤の弱さについても配慮する必要がある。

　高度肥満者では，うつ状態や統合失調症といった精神疾患を併発している例がある[19]。精神疾患の治療薬の副作用で食欲が抑制できないこともあり，内科的治療にあたってもメンタルヘルス領域の医療者との連携が望ましい。ほかに，不安障害，摂食障害，パーソナリティ障害，発達障害といった診断・治療を受けていない精神疾患が隠れている可能性があり，必要に応じてメンタルヘルス診療科へ紹介する。

　高度肥満者は，小児期から肥満を呈していることが多い。その背景には，精神発達遅滞や二次性肥満（**表2-1**）の存在が影響している場合がある。特に，①内分泌性肥満，②遺伝性肥満，③視床下部性肥満，④薬物による肥満などの二次性肥満は見逃さずに鑑別することが重要である。

　以上のような特徴から，高度肥満症は治療が困難であり，内科的治療のみで困難な場合は減量・代謝改善手術が有効な選択肢となる。

高度肥満症で注意すべき合併症

1) 呼吸障害

閉塞性睡眠時無呼吸症候群（OSAS）は代表的な肥満関連健康障害であり，高度肥満では合併率が高い[20]。高度肥満者の診療にあたっては質問用紙などを利用して必ず問診を行い，可能な限り，簡易検査でスクリーニングを行う。また，高度肥満者では覚醒中であっても動脈血二酸化炭素分圧が下がらない肥満低喚気症候群に注意が必要であり[21]，呼吸不全に至る例もあるため，治療を要する例を見逃さないことが重要である。

2) 運動器疾患

肥満度の上昇に伴って股関節症や膝関節症といった変形性関節症が増悪する。また，関節症のほかに腰痛症の合併率も高い。こうした運動器疾患の合併は，高度肥満者での運動療法の妨げとなり，減量が進まない大きな要因となる。

3) 肥満関連腎臓病

肥満はアルブミン尿・蛋白尿の独立した危険因子であり，肥満に合併した腎障害を肥満関連腎臓病という。BMI が上昇するほど末期腎不全に進展するリスクが高いことから[22]，高度肥満者の治療において注意を要する。減量によって鋭敏な改善が認められる点も特徴的である。

4) 心不全

高度肥満では，OSAS を背景にした肺胞低換気による右心不全や高血圧性心疾患，冠動脈疾患などから心不全を発症することがある。

5) 静脈血栓

静脈血栓塞栓症は肺血栓塞栓症と深部静脈血栓症を併せた疾患概念であり，肥満は重要な危険因子である。

6) 皮膚疾患

インスリン抵抗性の強い肥満者では，後頸部や腋下，鼠径部，肛門周囲などに黒色表皮腫を認めることがある。また，高度肥満者では，乳房の下，下腹部などの皮膚のこすれる場所に摩擦疹を生じることがあるほか，汗疹が発生しやすいことについても注意が必要である。

3 肥満，肥満症，内臓脂肪型肥満の評価法

体脂肪計測の意義

肥満・肥満症の的確な診断のためには，脂肪組織への脂肪の蓄積の正確な評価が必要である。脂肪の蓄積と代謝異常の関連の強さは蓄積部位によって異なることから[23]，脂肪組織量を体の部位ごとに評価することは健康障害リスクの推定に重要である[24]。特に内臓脂肪蓄積は健康障害との関連が強く[25]，計測法が実用化されている。

体脂肪計測は，肥満症の診断だけでなく，減量治療における目標設定や治療方針の決定，治療効果の判定においても重要である[26]。適切な頻度での正確な評価を継続することは減量効果にも関連する[27]。

体重の自己認識と実測値に乖離があるケースもあり[28] 配慮を要する。

体脂肪量の評価法

1) BMI

BMI は除脂肪体重よりも体脂肪量とより強く相関することから[3]，体脂肪量の簡便な代用指標として用いられるが，体組成情報を欠くため解釈には注意を要する[29-33]。

2) 皮下脂肪厚測定

上腕背側部と肩甲骨下部などの皮下脂肪を皮下脂

1. 肥満や内臓脂肪型肥満を判定し肥満症を診断・治療するためには，脂肪組織量の正確な評価が必要である。　Grade A　Level I

2. 脂肪組織への脂肪の蓄積の評価には体脂肪量の測定とともに体脂肪分布の評価が重要である。　Grade A　Level I

3. 生体電気インピーダンス（BIA）法により算出される体脂肪量は，二重エネルギー X 線吸収（DXA）法による計測値とよい相関を示す。　Level I

4. 臍レベル（あるいは第 4 腰椎レベル）の CT 断層像から計測される内臓脂肪面積（VFA）≧ 100 cm^2，あるいはこれに相当するウエスト周囲長（男性 ≧ 85 cm，女性 ≧ 90 cm）は，健康障害の合併数 ≧ 1 と関連する。　Level I

5. 生体電気インピーダンス（BIA）法を用いた内臓脂肪量の測定機器が実用化されている。　Level II

肪厚測定器（キャリパー）で垂直にはさんで厚さを計測し，2 部位の合計値から身体密度を算出して体脂肪率を推定する[34-37]。生体電気インピーダンス法による皮下脂肪厚測定器も市販されている。

3）空気置換法

密閉されたチャンバー内の気圧変化により体比重を計測する正確な方法であるが[38, 39]，体水分量の影響を受ける。また，低 BMI 域でのデータは不十分である[40]。

4）二重エネルギー X 線吸収（DXA）法

生体に 2 つの異なるエネルギーの X 線を照射し，実測される減衰率と組織特異的な線減弱係数の既知データに基づいて，組織量を骨量，体脂肪量，除脂肪量に分けて定量化する高精度な方法[33, 39, 41]。四肢，体幹などに分けた計測も可能。実施可能施設が限られ，少量ながら被曝がある点が課題である。

5）生体電気インピーダンス（BIA）法

生体に微弱電流を流し電気抵抗値（生体インピーダンス）を測定することで，通電性の低い脂肪組織と高い非脂肪組織の比率から体脂肪率を推定する方法[39]。安全，簡便に反復測定が可能だが，体水分量の影響を受けることから，測定条件，時間，被検者による結果の変動が課題である[42, 43]。家庭用体重計から，四肢・体幹などの部位別体脂肪量が測定可能な上位機種まで，広く実用化されている。

6）血中レプチン濃度

脂肪組織のみから分泌されるホルモンであるレプチンの血中濃度は，体脂肪量とよい相関を示すため，血液で測定可能な体脂肪量の指標として期待される[33, 44]。全身性脂肪萎縮症の補助診断の目的でのみ保険収載されている。

体脂肪分布の評価法

1）ウエスト周囲長

CT での内臓脂肪面積と良好な相関を示すことから[6, 45]，特定健康診査（メタボ健診）の項目に採用されている。男性 ≧ 85 cm，女性 ≧ 90 cm は高リスクとされる[6, 45-47]。

2）内臓脂肪面積（VFA）

マルチスライスの CT や MRI から得られる「脂肪組織面積×断層厚」から脂肪組織の体積が算出できる[48, 49]。全身のスキャンにより任意の部位の体積が測定可能で，内臓脂肪体積の測定には横隔膜下〜骨盤部のスキャンデータが用いられる。臍レベルのシングルスライス CT 画像による内臓脂肪面積（VFA）は，マルチスライスによる体積と良好な相関を示すことから[50, 51]，実際には呼気終末期での臍レベル（内臓脂肪が多く腸骨が含まれる場合などは第 4 腰椎レベル）のシングルスライスでの VFA 測定が行われることが多い。人間ドック受診者で高血圧，脂質異常，高血糖の 3 危険因子のうち 1 因子以上の合併と関連する VFA ≧ 100 cm^2 が，男女ともに内臓脂肪蓄積の指標とされる[6, 46]。

3）腹部 BIA 法・デュアルインピーダンス法

電極を腹部や四肢に配置することで，BIA 法による内臓脂肪面積の推定[52, 53]，心血管リスクの評価[54]が可能となっている。短期間での反復測定が可能なため減量早期での内臓脂肪面積の減少が検出でき[55, 56]，減量へのモチベーションの維持にも有用と考えられる。

脂肪細胞機能・異所性脂肪の評価法

肥満症においては脂肪細胞機能異常として，脂質蓄積能やアディポサイトカイン分泌能の障害が想定されるが，確立した機能評価法はない。代謝異常や心血管リスクと関連して血中濃度が低下するアディポネクチンや，上昇する炎症性サイトカインやケモカイン，高感度 CRP などが知られるが[57]，測定はいずれも保険適用外である。

肝臓や骨格筋，膵臓などの代謝臓器における異所性脂肪蓄積は肥満症の病態において重要である。しかし，異所性脂肪蓄積の定量的測定法には，フィブロスキャン検査（超音波エラストグラフィ）による肝硬度測定（保険収載）と同時に得られる超音波減衰に基づいた肝脂肪化指標である CAP（controlled attenuation parameter）値を除くと MR スペクトロスコピー[58] など研究的手法に限られる。

4 二次性肥満の判定と評価

Statement

1. 肥満の原因が明らかなものを二次性肥満とし，明らかな単一の原因が同定されない肥満を原発性肥満と診断する。　　　Level〉Ⅲ

2. 肥満全体のなかに二次性肥満が占める割合は10％前後とされるが，わが国における厳密な統計データはない。二次性肥満のなかには内分泌性肥満，薬剤性肥満，遺伝性肥満，視床下部性肥満が含まれる。　　　Level〉Ⅲ

3. 運動療法・食事療法・行動療法を一定期間行っても十分な肥満改善が認められない場合には，薬剤性肥満や内分泌性肥満を考慮する。
　　　Level〉Ⅲ

病態と疫学

原発性肥満は単一の明確な原因がなく，成因には過食，食の質の低下（食物繊維の摂取不足や菓子類，超加工食品の摂取過剰など），運動不足，睡眠不足や睡眠の質の低下，生活リズム失調やストレスに伴う過食・間食・夜食行動など，生活習慣が複合的に関与している。肥満の原因が明らかな二次性肥満のなかには内分泌性肥満，薬剤性肥満，遺伝性肥満，視床下部性肥満が含まれる。肥満全体のうち原発性肥満が占める割合は 90％以上と記載されている教科書が多いが，日本における厳密な統計データはない。

主要症候・診断

1）代表的な内分泌性肥満
① 甲状腺機能低下症

体重増加をきたし得る内分泌疾患のなかで，もっとも良くみられるものは甲状腺機能低下症である。トリヨードサイロイン（T3）は脂肪分解を促進し，褐色脂肪組織において熱産生を促進する。T3 の作用不足は活動量低下，基礎代謝低下，体温低下効果により肥満を惹起する。体液貯留（粘液水腫）やムコ多糖類蓄積に伴う体重増加の影響にも留意する。

② クッシング症候群，クッシング病

高コルチゾール血症は肝臓や骨格筋において強いインスリン抵抗性を生じ，高インスリン血症を招来する。高インスリン血症は骨格筋や肝臓にくらべて低濃度からインスリンの同化作用を誘導する脂肪組

織に対してトリグリセライド蓄積を促し肥満を惹起する。高コルチゾール血症は内臓脂肪組織を含む体幹部，鎖骨上部，肩甲骨部位の脂肪組織の増大を誘導する。

③性腺機能低下症

性ホルモンの作用不足が肥満（特に内臓脂肪型肥満）を招来することが知られており，加齢（男性更年期，女性更年期）に伴うもの，前立腺がん治療に伴うテストステロン減少の際に観察される。テストステロンの低下は，うつ，易疲労感，筋力低下，夜間尿（テストステロンはバソプレシン分泌を刺激）を伴う場合があり，中高年男性における肥満の鑑別診断において重要である。閉経に伴う 17β-エストラジオール（E2）濃度の低下は内臓脂肪量を増加させ，肝臓などへの異所性脂肪蓄積を促進する。

④成人成長ホルモン分泌不全症

成長ホルモンには体脂肪分解作用があり，成人成長ホルモン分泌不全症では体脂肪量が増加する。性腺機能低下症と同様，成人成長ホルモン分泌不全症

でも，うつ，認知機能低下，易疲労感，性欲低下，骨格筋量減少，骨密度低下が併発する。

⑤多嚢胞性卵巣症候群（polycystic ovary syndrome: PCOS）

Stein-Leventhal 症候群ともよばれ，卵巣の両側性・多嚢胞性の腫大，月経異常や不妊と強いインスリン抵抗性を伴う肥満女性にみられる。多毛や男性化徴候は比較的，低率である。

2）代表的な薬剤性肥満

薬剤性肥満を来しやすい医薬品として，非定型精神病治療薬，三環系抗うつ薬，リチウム製剤，グルココルチコイド製剤，高用量のスルホニル尿素薬，インスリン製剤，チアゾリジン誘導体などがあげられる。

3）代表的な遺伝性肥満

稀であるが，単一遺伝子の機能不全が原因となる monogenic obesity の大部分はレプチン・メラノコルチン系構成分子（レプチン，レプチン受容体，プロ

COLUMN　神経シグナルと肥満

生体が適切なエネルギー代謝を行うためには，全身のエネルギー収支を的確に把握し，個体を構成する臓器の相互作用を調整する必要がある。肥満症やそれに合併する糖尿病は精妙に調整されている臓器間相互作用が破綻した状態ともいえる。脳がエネルギー代謝の調節において中心的な役割を果たしていることはいうまでもないが，近年の精力的な研究により，エネルギー情報の脳への入力経路としての迷走神経の役割が明らかになってきた。

迷走神経は腹腔内のさまざまな臓器に神経線維を伸ばしているが，なかでも胃・腸管からの神経シグナルがエネルギー代謝の恒常性維持に果たす役割については解明が先行した。たとえば，食物摂取によって腸管の腸管内分泌細胞（enteroendocrine cells）から分泌される CCK, PYY3-36, GLP-1 などは迷走神経の求心路を経てそのシグナルを中枢神経系に伝達し，その結果，摂食抑制が起こる。一方，主に絶食が刺激となって胃から分泌されるグレリンも同様に迷走神経の求心路を活性化するが，こちらは摂食亢進を惹き起こすことが明らかになった[1]。また，このような恒常性維持的な神経シグナルに影響を及ぼす分子メカニズム

も明らかになってきている。たとえば，腸内細菌の代謝産物である短鎖脂肪酸は，腸管内分泌細胞に発現する受容体や迷走神経終末に発現する受容体に作用し，間接的/直接的に神経シグナルに影響を及ぼす。このような影響は内因性カンナビノイドにおいても報告されており，高脂肪食摂取による肥満との関連についても研究が展開されている[2]。このように迷走神経は多彩な情報を脳に伝達しているわけだが，その多様性を支えているのが，迷走神経求心路を構成するニューロンの多様性にあることがシングルセルレベルの解析で明らかになってきた。今後，神経シグナル伝達における「ニューロン－ニューロン連関」のみならず，「ニューロン－間質細胞連関」のメカニズムや，肥満がその細胞連関に及ぼす影響なども明らかになってくるものと思われる。

文　献
1) Waise TMZ, et al. The metabolic role of vagal afferent innervation. Nat Rev Gastroenterol Hepatol. 2018; 15: 625-636. PMID: 30185916
2) DiPatrizio NV. Endocannabinoids and the Gut-Brain Control of Food Intake and Obesity. Nutrients. 2021; 13: 1214. PMID: 33916974

オピオメラノコルチン［POMC］，プロホルモン変換酵素［PCSK1］，メラノコルチン4型，3型受容体［MC4R，MC3R］）に関わるものである。遺伝性症候性肥満は現在までに25疾患以上が同定されており，なかでは Prader-Willi 症候群（PWS）の割合がもっとも大きい。

4）代表的な視床下部性肥満

腫瘍や炎症による視床下部の器質的破壊，外科手術や脳血管障害による食行動調節中枢の障害により過食，肥満が発生する。食行動調節以外の視床下部機能にも障害が及ぶ場合が多く，不眠症などの睡眠覚醒リズム障害，変動体温などの体温調節異常，内分泌機能異常，腫瘍による頭蓋内圧迫症状に由来する視野欠損や頭痛を伴うことがある。empty sella 症候群，Fröhlich 症候群，Kleine-Levin 症候群などが代表的である。

第2章の文献

1) 松澤佑次ほか. 新しい肥満の判定と肥満症の診断基準. 肥満研究. 2000；6：18-28.
2) Nagoya Declaration 2015. The 8th Asia-Oceania Conference on Obesity (AOCO 2015). 2015.
3) Gallagher D, et al. How useful is body mass index for comparison of body fatness across age, sex, and ethnic groups? Am J Epidemiol. 1996; 143: 228-239. PMID: 8561156
4) Pischon T, et al. General and abdominal adiposity and risk of death in Europe. N Engl J Med. 2008; 359: 2105-2120. PMID: 19005195
5) Goulding A, et al. DEXA supports the use of BMI as a measure of fatness in young girls. Int J Obes Relat Metab Disord. 1996; 20: 1014-1021. PMID: 8923158
6) Examination Committee of Criteria for 'Obesity Disease' in Japan, Japan Society for the Study of Obesity. New criteria for 'obesity disease' in Japan. Circ J. 2002; 66: 987-992. PMID: 12419927
7) 吉池信男ほか. Body Mass Indexに基づく肥満の程度と糖尿病，高血圧，高脂血症の危険因子との関連—多施設共同研究による疫学的検討. 肥満研究. 2000；6：4-17.
8) Prospective Studies Collaboration. Body-mass index and cause-specific mortality in 900 000 adults: collaborative analyses of 57 prospective studies. Lancet. 2009; 373: 1083-1096. PMID: 19299006
9) 西澤均ほか. 肥満合併症からみた種々の体脂肪パラメーターの有用性に関する検討. 肥満研究. 2001；7：138-142.
10) Tokunaga K, et al. Ideal body weight estimated from the body mass index with the lowest morbidity. Int J Obes. 1991; 15: 1-5. PMID: 2010254
11) World Health Organization. Obesity and overweight. https://www.who.int/news-room/fact-sheets/detail/obesity-and-overweight
12) 厚生労働省. 令和元年国民健康・栄養調査報告.（令和2年12月）https://www.mhlw.go.jp/stf/seisakunitsuite/bunya/kenkou_iryou/kenkou/eiyou/rl-houkoku_00002.html
13) 日本肥満学会肥満症治療ガイドライン作成委員会. 肥満症治療ガイドライン2006. 肥満研究. 2006；12臨時増刊：10-15.
14) 日本肥満学会. 肥満の判定と肥満症の診断基準. 肥満症診療ガイドライン2016. ライフサイエンス出版；2016. p.4-6.
15) 日本肥満症治療学会治療ガイドライン委員会. 肥満症の総合治療ガイド. 日本肥満症治療学会；2013. p.22-26.
16) 日本老年医学会「高齢者の生活習慣病管理ガイドライン」作成ワーキング. 高齢者肥満症診療ガイドライン2018. 日本老年医学会雑誌. 2018；55：464-538.
17) 第39回日本肥満学会 日本医学会連合「領域横断的肥満症ワーキンググループ」23学会. 神戸宣言 2018.
18) 日本肥満症治療学会肥満外科治療ガイドライン策定委員会. 日本における高度肥満症に対する安全で卓越した外科治療のためのガイドライン（2013年版）. http://plaza.umin.ne.jp/~jsto/gakujyutsu/updata/surgery_guideline_2013.pdf
19) 日本肥満症治療学会メンタルヘルス部会. 肥満症治療に必須な心理的背景の把握と対応～内科的・外科的治療の効果を上げるために～. コンパス出版；2016.
20) ASMBS Clinical Issues Committee. Peri-operative management of obstructive sleep apnea. Surg Obes Relat Dis. 2012; 8: e27-e32. PMID: 22503595
21) Harada Y, et al.; Japan Respiratory Failure Group. Obesity hypoventilation syndrome in Japan and independent determinants of arterial carbon dioxide levels. Respirology. 2014; 19: 1233-1240. PMID: 25208458
22) Hsu CY, et al. Body mass index and risk for end-stage renal disease. Ann Intern Med. 2006; 144: 21-28. PMID: 16389251
23) Chait A, et al. Adipose Tissue Distribution, Inflammation and Its Metabolic Consequences, Including Diabetes and Cardiovascular Disease. Front Cardiovasc Med. 2020; 7: 22. PMID: 32158768
24) Neeland IJ, et al.; for the International Atherosclerosis Society and the International Chair on Cardiometabolic Risk Working Group on Visceral Obesity. Visceral and ectopic fat, atherosclerosis, and cardiometabolic disease: a position statement. Lancet Diabetes Endocrinol. 2019; 7: 715-725. PMID: 31301983
25) Katsuki A, et al. Increased visceral fat and serum levels of triglyceride are associated with insulin resistance in Japanese metabolically obese, normal weight subjects with normal glucose tolerance. Diabetes Care. 2003; 26: 2341-2344. PMID: 12882859
26) Johnstone AM, et al. Measurement of body composition changes during weight loss in obese men using multi-frequency bioelectrical impedance analysis and multi-compartment models. Obes Res Clin Pract. 2014; 8: e46-e54. PMID: 24548576
27) Brockmann AN, et al. Frequency and Consistency of Self-Weighing to Promote Weight-Loss Maintenance. Obesity

(Silver Spring). 2020; 28: 1215-1218. PMID: 32437055

28) Duong HT, et al. Discordance between measured weight, perceived weight, and body satisfaction among adolescents. J Psychosom Res. 2016; 88: 22-27. PMID: 27521648

29) Vanderwall C, et al. BMI is a poor predictor of adiposity in young overweight and obese children. BMC Pediatr. 2017; 17: 135. PMID: 28577356

30) Orgel E, et al. Limitations of body mass index to assess body composition due to sarcopenic obesity during leukemia therapy. Leuk Lymphoma. 2018; 59: 138-145. PMID: 26818609

31) Adedia D, et al. Comparative assessment of anthropometric and bioimpedence methods for determining adiposity. Heliyon. 2020; 6: e05740. PMID: 33385081

32) Bramante CT, et al. BMI metrics and their association with adiposity, cardiometabolic risk factors, and biomarkers in children and adolescents. Int J Obes (Lond). 2022; 46: 359-365. PMID: 34718333

33) Shah NR, et al. Measuring adiposity in patients: The utility of body mass index (BMI), percent body fat, and leptin. PLoS One. 2012; 7: e33308. PMID: 22485140

34) Martin AD, et al. Prediction of body fat by skinfold caliper: assumptions and cadaver evidence. Int J Obes. 1985; 9 Suppl: 31-39. PMID: 4066123

35) Demura S, et al. Suprailiac or abdominal skinfold thickness measured with a skinfold caliper as a predictor of body density in Japanese adults. Tohoku J Exp Med. 2007; 213: 51-61. PMID: 17785953

36) 吉儀宏. X 線値を基準にした皮脂厚計による測定値の精度. 順天堂大学スポーツ健康科学研究. 2000；4：13-23.

37) 設楽佳世ほか. 身体組成の評価方法間にみられる身体密度および体脂肪率の差の検討. 体力科学. 2017；66：369-382.

38) Fields DA, et al. Air displacement plethysmography: Cradle to grave. Nutr Clin Pract. 2015; 30: 219-226. PMID: 25761768

39) Lemos T, et al. Current body composition measurement techniques. Curr Opin Endocrinol Diabetes Obes. 2017; 24: 310-314. PMID: 28696961

40) Lowry DW, et al. Air displacement plethysmography versus dual-energy x-ray absorptiometry in underweight, normal-weight, and overweight/obese individuals. PLoS One. 2015; 10: e0115086. PMID: 25607661

41) Haarbo J, et al. Validation of body composition by dual energy X-ray absorptiometry (DEXA). Clin Physiol. 1991; 11: 331-341. PMID: 1914437

42) Marra M, et al. Assessment of Body Composition in Health and Disease Using Bioelectrical Impedance Analysis (BIA) and Dual Energy X-Ray Absorptiometry (DXA): A Critical Overview. Contrast Media Mol Imaging. 2019; 2019: 3548284. PMID: 31275083

43) Chula de Castro JA, et al. Body composition estimation in children and adolescents by bioelectrical impedance analysis: A systematic review. J Bodyw Mov Ther. 2018; 22: 134-146. PMID: 29332738

44) Hosoda K, et al. Development of radioimmunoassay for human leptin. Biochem Biophys Res Commun. 1996; 221: 234-239. PMID: 8619839

45) 厚生労働科学研究費補助金循環器疾患等生活習慣病対策総合研究事業. 保健指導への活用を前提としたメタボリックシンドロームの診断・管理のエビデンス創出のための横断・縦断研究. 平成19-21年度総合研究報告書. 2010.

46) Hiuge-Shimizu A, et al. Absolute value of visceral fat area measured on computed tomography scans and obesity-related cardiovascular risk factors in large-scale Japanese general population (the VACATION-J study). Ann Med. 2012; 44: 82-92. PMID: 20964583

47) Ross R, et al. Waist circumference as a vital sign in clinical practice: a Consensus Statement from the IAS and ICCR Working Group on Visceral Obesity. Nat Rev Endocrinol. 2020; 16: 177-189. PMID: 32020062

48) Tokunaga K, et al. A novel technique for the determination of body fat by computed tomography. Int J Obes. 1983; 7: 437-445. PMID: 6642855

49) Seidell JC, et al. Imaging techniques for measuring adipose-tissue distribution—a comparison between computed tomography and 1.5-T magnetic resonance. Am J Clin Nutr. 1990; 51: 953-957. PMID: 2349931

50) Ryo M, et al. Clinical significance of visceral adiposity assessed by computed tomography: A Japanese perspective. World J Radiol. 2014; 6: 409-416. PMID: 25071881

51) So R, et al. Best single-slice measurement site for estimating visceral adipose tissue volume after weight loss in obese, Japanese men. Nutr Metab (Lond). 2012; 9: 56. PMID: 22698384

52) Ryo M, et al. A new simple method for the measurement of visceral fat accumulation by bioelectrical impedance. Diabetes Care. 2005; 28: 451-453. PMID: 15677816

53) Shiga T, et al. A simple measurement method of visceral fat accumulation by bioelectrical impedance analysis. In: IFMBE Proceedings 17. ICEBI 2007. p.687-690.

54) Omura-Ohata Y, et al. Efficacy of visceral fat estimation by dual bioelectrical impedance analysis in detecting cardiovascular risk factors in patients with type 2 diabetes. Cardiovasc Diabetol. 2019; 18: 137. PMID: 31640702

55) Ida M, et al. Early changes of abdominal adiposity detected with weekly dual bioelectrical impedance analysis during calorie restriction. Obesity (Silver Spring). 2013; 21: E350-E353. PMID: 23703886

56) Ryo M, et al. Short-term intervention reduces bioelectrical impedance analysis-measured visceral fat in type 2 diabetes mellitus. Diabetes Res Clin Pract. 2014; 103: e27-e29. PMID: 24461622

57) Nimptsch K, et al. Diagnosis of obesity and use of obesity biomarkers in science and clinical medicine. Metabolism. 2019; 92: 61-70. PMID: 30586573

58) Shulman GI. Ectopic fat in insulin resistance, dyslipidemia, and cardiometabolic disease. N Engl J Med. 2014; 371: 1131-1141. PMID: 25229917

第3章 メタボリックシンドローム

1 メタボリックシンドロームの概念と診断基準

Statement

1. メタボリックシンドロームは内臓脂肪蓄積が中心的な役割を果たし，高血糖や脂質代謝異常，血圧高値などの心血管疾患の危険因子が重積した病態である。　Level〉I

2. わが国のメタボリックシンドロームの診断基準は，ウエスト周囲長基準（内臓脂肪蓄積）を必須項目とする。　Level〉I

表3-1　メタボリックシンドロームの診断基準

1. 必須項目：内臓脂肪（腹腔内脂肪）蓄積
   ウエスト周囲長　男性≧85cm, 女性≧90cm（内臓脂肪面積男女とも≧100cm²に相当）
2. 上記1に加え, 以下の3項目のうち2項目以上を満たすものをメタボリックシンドロームと診断する
   1）脂質異常
   　　トリグリセライド値　　≧150mg/dL　かつ/または
   　　HDL-C値　　＜40mg/dL（男女とも）
   2）血圧高値
   　　収縮期血圧　　≧130mmHg　かつ/または
   　　拡張期血圧　　≧85mmHg
   3）高血糖
   　　空腹時血糖値　　≧110mg/dL

＊CTスキャンなどで内臓脂肪量測定を行うことが望ましい。
＊ウエスト径は立位, 軽呼気時, 臍レベルで測定する。
　脂肪蓄積が著明で臍が下方に偏位している場合は肋骨弓下縁と上前腸骨棘の中点の高さで測定する。
＊メタボリックシンドロームと診断された場合, 糖負荷試験が薦められるが診断には必須ではない。
＊高トリグリセライド血症, 低HDL-C血症, 高血圧, 糖尿病に対する薬物治療をうけている場合は, それぞれの項目に含める。
＊糖尿病, 高コレステロール血症の存在はメタボリックシンドロームの診断から除外されない。
メタボリックシンドローム診断基準検討委員会.日内会誌.2005;94:794-809.[1]

わが国におけるメタボリックシンドロームの概念と診断基準

　わが国では2005年に，日本内科学会をはじめとする8学会からメタボリックシンドローム診断基準策定委員会が結成され，メタボリックシンドロームの診断基準が発表された[1]。表3-1に示すように，ウエスト周囲長の増大で評価される内臓脂肪（腹腔内脂肪）蓄積を必須項目として，高血糖，脂質代謝異常，血圧高値の3項目のうち2項目以上を満たす場合にメタボリックシンドロームと診断する。脂肪組織は遊離脂肪酸（FFA）を放出するだけでなく，TNF-α，プラスミノーゲンアクチベーターインヒビター1（PAI-1），レジスチン，アンジオテンシノーゲン，レプチン，アディポネクチンなど，アディポサイトカインと総称される生理活性物質を分泌する活発な内分泌臓器であり，内臓脂肪が蓄積する病態では種々のアディポサイトカイン産生調節異常を伴う。こうした病的状態では，高血糖，脂質代謝異常，血圧高値などの各種代謝異常のリスクが増大し，心血管疾患の発症リスクも高い。メタボリックシンド

ロームは，心血管疾患発症リスクを考える際に，内臓脂肪蓄積状態を上流に位置づけ，その下流に各種代謝異常，さらには心血管疾患発症がつながっていくことを捉えた疾患概念である[1,2]。内臓脂肪蓄積が減少するような生活習慣是正により，その下流に位置する各種代謝異常，心血管疾患発症リスクの改善が期待されることからも，メタボリックシンドロームの診断基準は，その病態のみならず，介入を見据えた概念であるといえる。内臓脂肪蓄積とそれに伴うアディポサイトカイン産生調整異常は，代謝異常の重積を招くような病的状態の7割を説明するという報告もある[3]。一方で，こうした「代謝異常

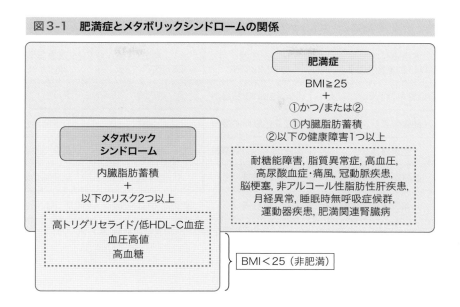

図3-1　肥満症とメタボリックシンドロームの関係

肥満症
BMI≧25
＋
①かつ/または②
①内臓脂肪蓄積
②以下の健康障害1つ以上

耐糖能障害, 脂質異常症, 高血圧,
高尿酸血症・痛風, 冠動脈疾患,
脳梗塞, 非アルコール性脂肪性肝疾患,
月経異常, 睡眠時無呼吸症候群,
運動器疾患, 肥満関連腎臓病

**メタボリック
シンドローム**
内臓脂肪蓄積
＋
以下のリスク2つ以上

高トリグリセライド/低HDL-C血症
血圧高値
高血糖

BMI＜25（非肥満）

の重積を招くような病的状態」が各代謝異常（高血糖, 脂質代謝異常, 血圧高値など）を説明する割合は代謝異常ごとに異なることも指摘されている[3]。したがって, たとえば生活習慣指導の場面で, 内臓脂肪の蓄積あるいは減少に伴い種々の代謝異常が同時に悪化, 改善する, というような説明の仕方は正確ではなく, 代謝異常によって反応の違いがみられうることを念頭に置き, 丁寧に説明, 指導することが求められる。

　なお, 海外のメタボリックシンドロームの診断基準にもウエスト周囲長の増大が含まれるが, 必須項目とはなっていない[4]。代謝異常の集積した者が皆ウエスト周囲長の増大を呈するわけではない[5]。このため, ウエスト周囲長の増大を伴わない者もメタボリックシンドロームと診断される者の中に含まれることになり, わが国のメタボリックシンドロームの診断基準とは異なることに注意が必要である。

肥満症とメタボリックシンドロームの概念の位置づけ

　肥満症とメタボリックシンドロームの概念の関係を図3-1に示す。BMI≧25の肥満のなかで, 肥満に伴う11項目の健康障害を1つ以上合併するか, 合併しなくとも内臓脂肪蓄積を伴う高リスク肥満であれば肥満症と診断される[6]。一方, メタボリック

シンドロームは, 内臓脂肪過剰蓄積があり, それに加えて, 高血糖, 脂質代謝異常, 血圧高値のうち, 2つ以上の危険因子が集積している病態を指す。肥満の基準（BMI≧25）を満たすかどうかは問わない。すなわち, 肥満症と診断される者のなかにはメタボリックシンドロームの診断基準を満たさない者も含まれ, 逆に, メタボリックシンドロームと診断される者のなかには肥満症の基準を満たさない者も含まれる。肥満症が, 肥満に伴う種々の健康障害を減量によって改善することに着目した疾患概念である一方, メタボリックシンドロームは, とくに心血管疾患発症リスクに着目し, その上流に内臓脂肪蓄積が位置するという点を重視した疾患概念であるといえる（表3-2）。

メタボリックシンドロームの診断基準におけるウエスト周囲長基準の考え方

　メタボリックシンドローム診断基準策定委員会では, 内臓脂肪蓄積の判定として, 日本肥満学会の肥満症診断基準における内臓脂肪蓄積過剰の基準値（男女とも内臓脂肪面積100 cm² 以上）[7] を採用したが, 実地医家や健診などでも診断することができるように, その簡易マーカーとして, これに相当するウエスト周囲長（男性85 cm 以上, 女性90 cm 以上）を設定した[1]。ウエスト周囲長は, 立位, 軽呼

表3-2 肥満症の診断と治療 肥満症とメタボリックシンドローム

内臓脂肪蓄積	健康障害あるいは心血管危険因子		非肥満 BMI<25	肥満 25≦BMI<35	高度肥満 BMI≧35	
あり	あり	心血管危険因子2つ以上	非肥満内臓脂肪蓄積	肥満症	高度肥満症	メタボリックシンドローム
		健康障害1つ以上	非肥満内臓脂肪蓄積	肥満症	高度肥満症	肥満症
	なし	健康障害なし	非肥満内臓脂肪蓄積	肥満症	高度肥満症	
なし	あり	健康障害1つ以上	非肥満	肥満症	高度肥満症	
	なし	健康障害なし	非肥満	肥満症でない肥満	肥満症でない高度肥満	

メタボリックシンドローム（赤枠）：内臓脂肪の過剰蓄積があり，かつ心血管危険因子（空腹時高血糖，高トリグリセライド血症かつ/または低HDL-C血症，血圧高値）2つ以上

気時，臍レベルで測定する。脂肪蓄積が著明で臍が下方に偏位している場合にのみ肋骨弓下縁と上前腸骨棘の中点の高さで測定する（第2章 図2-1）。なお，海外ではウエスト周囲長の測定部位は臍の位置によらず肋骨弓下縁と腸骨稜上縁の中点と定めており[8]，その測定方法はわが国のものと同一ではない。したがって，ウエスト周囲長の国際比較は慎重にすべきである。

ウエスト周囲長は簡易なマーカーとして実地医家や健診において大変有用であるが，内臓脂肪面積とウエスト周囲長の相関にはばらつきがあることも指摘されており，可能なかぎりCTスキャンによる腹腔内脂肪量測定を行うことが望ましいとしている[1]。CTスキャンを施行した際，ウエスト周囲長による判定と内臓脂肪面積による判定が一致しない場合には，内臓脂肪面積による判定を優先することが妥当である。

上述のとおり，わが国のメタボリックシンドロームの診断基準において，ウエスト周囲長の基準値（男性85 cm，女性90 cm）は，内臓脂肪面積100 cm²に対応する値として定められている[1]。内臓脂肪面積100 cm²という基準値自体は，男女とも1つ以上の代謝異常が存在する絶対リスクに相当する[7]。わが国の人間ドック学会の，多数例（男性10,080人，女性2,363人）を分析したデータによると，内臓脂肪面積の増大は代謝異常保有数の増加と直線的な関連を示すのに対し，皮下脂肪面積の増大にはこうした関連がみられないことが明らかとなっている[9]。一般に女性は男性よりも皮下脂肪が多いことから，内臓脂肪面積が同じであった場合，女性は男性よりも皮下脂肪面積の分だけウエスト周囲長が大きくなることは感覚的にも理解しやすい。なお，海外に目を向けると，ウエスト周囲長の基準値の定め方は国により異なっている。たとえば欧米では，BMIとの関連性に着目し，BMIとウエスト周囲長のあいだの回帰式を求めたうえで，BMI 25あるいは30に相当するウエスト周囲長を基準値として定めている[4,8]。一方，代謝異常重積の予測精度に着目し，代謝異常重積の有無をアウトカムとしたROC曲線を描いて内臓脂肪面積やウエスト周囲長の基準値を求めた報告もある[10-22]。基準値の求め方が異なると，得られる基準値も当然異なる[23]。各国で用いられているウエスト周囲長の基準値をくらべる際には，測定方法（臍レベルなのか，肋骨弓下縁と腸骨稜上縁の中点なのか，など）に加え，それぞれの国の診断基準がどのような概念に基づいて定められたのか，その背景にまでさかのぼったうえで解釈する必要がある。

2 メタボリックシンドロームにおける内臓脂肪（蓄積）の重要性

Statement

1. 体脂肪分布の評価のため，BMI に加えてウエスト周囲長を測定する。　Grade A　Level I

2. 内臓脂肪面積とともに心血管疾患危険因子数（高血糖，高トリグリセライド・低 HDL-C 血症，血圧高値）は上昇する。　Level I

3. 内臓脂肪蓄積に伴う病態として，脂肪組織における脂肪酸代謝異常，慢性炎症，アディポサイトカイン分泌異常などがある。　Level II

4. メタボリックシンドロームは，動脈硬化性心血管疾患の発症リスクを増加させる。　Level I

5. メタボリックシンドロームの治療では，食事療法，運動療法などの生活習慣改善により，体重および内臓脂肪を減少させる。　Grade A　Level I

6. 減量治療の目標は現体重の 3% 以上の体重減少とする。　Grade B　Level II

7. 生活習慣改善により，体重，ウエスト周囲長が減少することで，メタボリックシンドロームの構成要素である高血糖，脂質異常，血圧高値が改善される。　Grade A　Level I

8. 減量治療による高血糖，脂質代謝異常，高血圧などの改善効果が不十分であれば，個々の因子に対する治療を追加する。　Grade A　Level III

BMIと内臓脂肪面積・ウエスト周囲長

肥満の判定は BMI でなされるが，病態把握にはウエスト周囲長や内臓脂肪面積の測定による体脂肪分布の評価が重要である[24-26]。肥満には糖代謝異常，脂質代謝異常，高血圧を伴いやすく，欧米とくらべるとごく軽度の肥満でもこれらを伴うというのがわが国の特徴である[27]。

1980 年代に腹部 CT を用いた分析により，内臓脂肪型肥満のほうが皮下脂肪型肥満よりも生活習慣病，冠動脈疾患を合併する高リスク肥満であるという「内臓脂肪型肥満」の概念が提唱された[24, 25]。その後の人間ドック受診者を対象にした研究では，内臓脂肪面積の増加とともに心血管疾患危険因子数が上昇するが，皮下脂肪面積とは関連しないことが示されている[9]。一方，BMI < 25 の非肥満者でも，内臓脂肪蓄積者には冠動脈疾患患者が多い[28]。日本人には非肥満例のなかにも内臓脂肪蓄積のみられる例が相当数存在する[29]。また，非肥満の健診受診者において，内臓脂肪面積が危険因子の集積と相関していると報告されている[30]。

このように，非肥満であっても内臓脂肪蓄積をベースにした病態が存在すると考えられ，肥満の有無にかかわらず，内臓脂肪蓄積の評価が重要である。この BMI に加えてウエスト周囲長を測定し心血管代謝リスクを評価する意義については，最近発表された国際動脈硬化学会（International Atherosclerosis Society: IAS）および心血管代謝リスクに対する国際チェア（International Chair on Cardiometabolic Risk: ICCR）によるコンセンサス ステートメントにおいても強調されている[26]。ウエスト周囲長（内臓脂肪面積）は食事，運動で減少する highly responsive vital sign として記述されており，日本が発信してきた肥満症の概念がベースのひとつとなっている[26, 31]。

内臓脂肪蓄積の病態

内臓脂肪は，消化管から肝臓に至る血管が通っている腸間膜や大網に付着している脂肪組織である。内臓脂肪は，皮下脂肪にくらべて脂肪合成・分解活性が高く[32, 33]，絶食時や飢餓時などに，貯蔵しているトリグリセライドを分解し，遊離脂肪酸とグリセロールの形で門脈を介して肝臓に供給するため，消化管から吸収したエネルギーの一時的備蓄や供給に重要な役割を果たす。しかし，過剰な内臓脂肪蓄積

図3-2　年代別のメタボリックシンドロームの割合

メタボリックシンドロームが強く疑われる者と予備群と考えられる者の年代別の割合を示す。ただし国民健康・栄養調査の血液検査は随時採血例が含まれるため、糖代謝異常としてHbA1c値（6.0％以上）を、脂質異常としてHDL-C値（40 mg/dL未満）を判定に用いている。

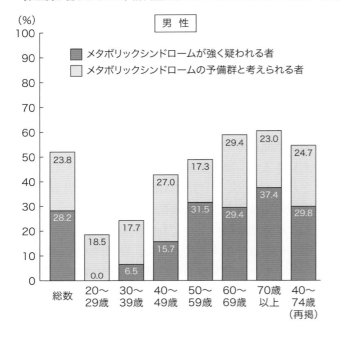

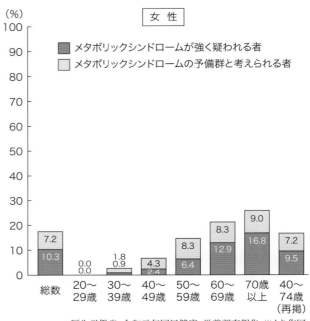

厚生労働省. 令和元年国民健康・栄養調査報告.[45]より作図

時には、同時に起こる脂肪分解により大量の遊離脂肪酸とグリセロールが肝臓に流入する。脂肪酸はVLDLの過剰な合成分泌を増加させ、脂質異常症（高トリグリセライド血症、低HDL-C血症）を惹き起こす。グリセロールは糖新生の基質になり、その過剰が高血糖につながる[34]。

さらに、脂肪組織はアディポサイトカイン／アディポカインと総称される生理活性物質を産生する内分泌臓器である。内臓脂肪細胞は皮下脂肪細胞とくらべると、増殖よりも肥大によって過栄養に対応し[35]、低酸素、高酸化ストレス状態となる。そして、炎症細胞の浸潤が生じ[36-38]、炎症性サイトカイン・ケモカイン（TNF-α、IL-6やMCP-1）の増加や低アディポネクチン血症といったアディポサイトカイン／アディポカインの産生・分泌異常を惹き起こすと想定されている[31]。その結果、内臓脂肪蓄積者における血中アディポネクチン値は低値を、血中PAI-1濃度、酸化ストレス指標は高値を示し[39-41]、動脈硬化性心血管疾患や血栓形成との関連も報告されている[42-44]。ただし、これらの因子の測定は、現在のところわが国では保険適用外である。

メタボリックシンドロームの疫学と心血管疾患リスク

令和元年（2019年）国民健康・栄養調査におけるメタボリックシンドロームが強く疑われる者とその予備群の割合を図3-2に示す。男性の方が女性よりも多く、年代別にみると男性では40歳代以降、女性は50歳代以降に多い[45]。

メタボリックシンドロームは、高血糖、脂質異常、血圧高値を有することから、心血管疾患発症の高リスク群として重要である。延べ951,083人を対象とした87件の縦断研究のシステマティックレビューでは、メタボリックシンドロームでは対照群と比較して、心血管疾患の発症リスクは約2倍、全死亡率は約1.5倍に増加する[46]。

わが国の大規模なコホート研究である端野・壮瞥町研究では、メタボリックシンドロームは非メタボリックシンドロームと比較して心血管疾患の相対リスクが2.2に増加することが示されている[47]。久山町研究では、心血管疾患のハザードは男性1.86倍、女性1.7倍に、冠動脈疾患は男性で1.94倍、女

22

性で2.86倍に増加している[48]。企業労働者約12万人を対象にした労働省作業関連疾患総合対策研究班の調査では，危険因子の保有数に応じて虚血性心疾患の相対リスクが増加し，保有数3以上では約11に増加した[49]。NIPPON DATA 80でも，危険因子保有数の増加に応じて，冠動脈疾患や脳卒中による死亡のハザードがそれぞれ約8倍，約5倍に増加していた[50]。さらに最近，わが国の2008年～2015年の特定健診受診者664,926人を対象にした調査では，メタボリックシンドロームにおける心血管死のハザードは，非メタボリックシンドロームにくらべて1.39倍であったことが報告されている[51]。

メタボリックシンドロームの予防と指導

動脈硬化性心血管疾患の予防については，高血圧，喫煙，高コレステロール血症といった単一の心血管疾患危険因子とともに，内臓脂肪蓄積を基盤とする病態（メタボリックシンドローム）を評価する[1]。メタボリックシンドロームでは，個々の危険因子それぞれの治療を優先させるのではなく，第一に食事，運動を含めた生活習慣改善指導を通じて病態の基盤である内臓脂肪の減少を目指す。これにより異所性脂肪の減少も期待でき，複数の危険因子の包括的な改善が期待できる[29, 52]。健診・保健指導，医療の現場などで，それぞれの疾病としては軽度であっても複数の危険因子を合併する例について，肥満・内臓脂肪蓄積を基盤とした病態（メタボリックシンドローム）を評価し保健指導・療養指導につなげるものである。内臓脂肪は20歳代から30歳代で増加し，男性では40歳代で平均内臓脂肪面積が100 cm^{2}を超え，女性では50歳代以降に100 cm^{2}に近づくことが報告されている[9]。また，国民健康・栄養調査において，男性ではメタボリックシンドローム予備群と考えられる者が20歳代から存在する（図3-2）[45]。将来のメタボリックシンドローム予防のために，よ

COLUMN　低アディポネクチン血症

アディポネクチンは，1）脂肪細胞から特異的に分泌されるにもかかわらず，肥満とくに内臓脂肪蓄積によりその血中濃度が低下する，2）血中濃度はμg/mLオーダーであり，他のホルモンやサイトカインの10^3～10^{6}倍の高濃度で存在している，という大きな特徴を有する[1]。また，アディポネクチンは抗糖尿病・抗動脈硬化など多彩な作用を有することが実験医学的に示されてきた[2]。

臨床研究においては，血中アディポネクチン値はBMIが同程度の非糖尿病患者にくらべて2型糖尿病で有意に低いことや，インスリン抵抗性と逆相関することが横断研究により示されている。また，ベースラインの血中アディポネクチン値が高いほど，2型糖尿病発症率が低いことなども示されている。血中アディポネクチン値は，インスリン抵抗性とは独立して高血圧患者で有意に低いこと，BMIとは独立して，トリグリセライド値とは負に，HDL-C値とは正に相関する。血中アディポネクチンが4 μg/mL未満の症例では，メタボリックシンドロームの構成因子数が有意に多いことも報告されている。このように，アディポネクチン低値は心血管疾患危険因子である耐糖能異常，高血圧，脂質異常などの発症・進展に関与することが示されてきた。

さらに，既知の危険因子を介さずに，アディポネクチンは直接心血管疾患発症に関与することも複数の横断的・縦断的研究により明らかとなっている。Health Professional Follow-up StudyやFramingham Offspring Studyなど大規模コホート研究においても，血中アディポネクチン低値が心血管疾患発症の独立した危険因子となることが示された。日本人2型糖尿病患者においても，ベースラインの血中アディポネクチン値がその後の虚血性心疾患発症の独立した危険因子となることも報告されている。

このように「低アディポネクチン血症」はメタボリックシンドロームの病態形成において中心的な役割を担っている[1, 2]。「低アディポネクチン血症」は耐糖能異常，高血圧，脂質異常などを介して間接的に，そしてこれら危険因子を介さず直接的に動脈硬化症の発症・進展に関与している。実臨床において，個々の危険因子の有無に注目するのみならず，その上流に位置する「低アディポネクチン血症」を念頭において診療にあたりたい。

文献
1) Maeda N, et al. Adiponectin, a unique adipocyte-derived factor beyond hormones. Atherosclerosis. 2020; 292: 1-9. PMID: 31731079
2) Straub LG, et al. Metabolic Messengers: Adiponectin. Nat Metab. 2019; 1: 334-339. PMID: 32661510

り若い世代へのアプローチが必要と考えられる。

　メタボリックシンドロームの予防と指導は，健康診断で行われるものと，医療機関における診療で行われるものに大別される。健康診断で行われるメタボリックシンドローム対策として，わが国では平成13年度（2001年度）から労災保険二次健康診断等給付事業が施行されている。労働安全衛生法に基づく一般健康診断で「死の四重奏」と診断された場合には，微量アルブミン尿検査，HbA1c，頸動脈エコー，負荷心電図，胸部超音波検査などの二次健康診断と特定保健指導を受診できる[53]。平成20年度（2008年度）からは，医療保険者が40〜74歳の加入者を対象として，メタボリックシンドロームに着目した「特定健康診査（特定健診）」を施行している。内臓脂肪蓄積の程度と危険因子の数に着目したリスクの高さと年齢に応じて階層化され，レベル別の特定保健指導（情提提供・動機付け支援・積極的支援）が行われる[54]。

　一方，医療機関でのメタボリックシンドロームの診療では，すでに高血圧，糖尿病，脂質異常症や心血管疾患のいずれかの疾患において，治療を必要とする病状で受診することが多い。内臓脂肪蓄積を基盤にこれらの疾患を発症している場合には，顕在化した疾患のみを個別に治療するだけでなく，ウエスト周囲長の測定・評価と生活習慣への介入による内臓脂肪蓄積の減少により，メタボリックシンドロームの病態進展を防ぐことが重要である。減量治療による高血糖，脂質代謝異常，高血圧などの改善効果が不十分であれば，個々の因子に対する治療を追加する。

減量の方法と治療目標

　メタボリックシンドロームの治療では食事療法と運動療法により生活習慣を改善し，体重および内臓脂肪を減少させる。減量により，内臓脂肪は皮下脂肪にくらべ減少しやすい[55, 56]。メタボリックシンドロームの減量治療目標については，これまで日本ではエビデンスが少ない。最近の特定保健指導対象者で積極的支援を行った3,480人を対象とする研究では，1〜3％の体重減少でトリグリセライド，LDL-

C，HDL-C，HbA1c，肝機能について，また3〜5％の体重減少で収縮期・拡張期血圧，空腹時血糖，尿酸値について有意な改善が認められた[57]。

　米国では摂取エネルギー制限と運動による体重減少を目標とした生活習慣介入により，心血管疾患の発症や死亡が減少するかを検討する長期無作為化比較試験 Look AHEAD が45〜75歳の肥満2型糖尿病患者5,145人を対象として実施された。その結果，積極的な生活習慣介入群では最初の1年間で8.6％の体重減少がみられ，対照群と比較して有意なウエスト周囲長の減少，身体活動量の改善，HbA1cの改善を認めた[52]。

　したがって，本ガイドラインでは引き続き肥満症治療ガイドライン2016を踏襲し，メタボリックシンドロームの減量治療目標を「現在の体重から3〜6ヵ月で3％以上の減少，高度肥満症では「現在の体重から3〜6ヵ月で5〜10％減少」とし，減量による肥満症の健康障害への改善効果を合わせて評価することを推奨する。

生活習慣介入による体重・内臓脂肪の減少のメリット

　生活習慣改善による体重減少に伴って，メタボリックシンドロームの構成要素である高血糖，脂質異常，血圧高値などの心血管疾患危険因子の改善がみられる。耐糖能異常のある肥満欧米人3,234人を対象とした無作為化比較試験 Diabetes Prevention Program（DPP）では，体重7％減少を目標とした生活習慣への介入により，メタボリックシンドロームの新規発症が有意に抑制された[58]。わが国においては，尼崎市の職員3,174人に対してメタボリックシンドロームに着目した健診と保健指導を施行したコホート研究がある。保健指導の介入により，ベースラインでメタボリックシンドロームであった人のウエスト周囲長は，2003年から2005年にかけて男性で2.5cm，女性で3.9cm減少し，メタボリックシンドロームの該当者が減少した[59]。また，内臓脂肪量が減少した群では，4年間の追跡期間における心血管疾患の新規発症が有意に抑制された[60]。

　2008年度の特定保健指導の対象者のうち，保健

指導に参加した群（31,790 人）は，参加しなかった群（189,726 人）と比較して，体重およびウエスト周囲長の減少が 3 年間持続した[61]。その後の検証（2013 年〜 2017 年）でも，特定保健指導に参加した者では，体重，腹囲，BMI，血圧など多くの項目で保健指導後の検査値の改善が認められ，その改善は初めて特定保健指導に参加した場合にもっとも大きかった[62]。

一方，前項で述べた Look AHEAD 試験では，最終的には一次エンドポイントである心血管疾患発症抑制効果は証明されなかったが[63]，その理由として，対照群にも一定の教育や介入が行われたこと，積極的介入群における 8.6% の体重減少が持続しなかったことなどが考えられている。

このように，生活習慣介入による体重，内臓脂肪の減少やそれに伴う心血管疾患リスク軽減については短期的には効果が出ている報告が多いが，その持続や心血管疾患抑制のエビデンスについては今後の蓄積がまたれる。

第 3 章の文献

1) メタボリックシンドローム診断基準検討委員会. メタボリックシンドロームの定義と診断基準. 日本内科学会雑誌. 2005；94：794-809.

2) Matsuzawa Y, et al. The concept of metabolic syndrome: Contribution of visceral fat accumulation and its molecular mechanism. J Atheroscler Thromb. 2011; 18: 629-639. PMID: 21737960

3) Takahara M, et al. Contribution of visceral fat accumulation and adiponectin to the clustering of metabolic abnormalities in a Japanese population. J Atheroscler Thromb. 2014; 21: 543-553. PMID: 24477029

4) Alberti KG, et al. Harmonizing the metabolic syndrome: A joint interim statement of the International Diabetes Federation Task Force on Epidemiology and Prevention; National Heart, Lung, and Blood Institute; American Heart Association; World Heart Federation; International Atherosclerosis Society; and International Association for the Study of Obesity. Circulation. 2009; 120: 1640-1645. PMID: 19805654

5) Takahara M, et al. High prevalence of normal waist circumference in Japanese employees with a cluster of metabolic abnormalities. J Atheroscler Thromb. 2013; 20: 310-312. PMID: 23154576

6) 日本肥満学会肥満症診断基準検討委員会. 肥満症診断基準 2011. 肥満研究. 2011；17 臨時増刊：1-78.

7) Examination Committee of Criteria for 'Obesity Disease' in Japan, Japan Society for the Study of Obesity. New criteria for 'obesity disease' in Japan. Circ J. 2002; 66: 987-992. PMID: 12419927

8) Alberti KG, et al. Metabolic syndrome—a new world-wide definition. A Consensus Statement from the International Diabetes Federation. Diabet Med. 2006; 23: 469-480. PMID: 16681555

9) Hiuge-Shimizu A, et al. Absolute value of visceral fat area measured on computed tomography scans and obesity-related cardiovascular risk factors in large-scale Japanese general population (the VACATION-J study). Ann Med. 2012; 44: 82-92. PMID: 20964583

10) Hara K, et al. A proposal for the cutoff point of waist circumference for the diagnosis of metabolic syndrome in the Japanese population. Diabetes Care. 2006; 29: 1123-1124. PMID: 16644651

11) Nishimura R, et al. Prevalence of metabolic syndrome and optimal waist circumference cut-off values in Japan. Diabetes Res Clin Pract. 2007; 78: 77-84. PMID: 17467105

12) Nakamura K, et al. Optimal cutoff values of waist circumference and the discriminatory performance of other anthropometric indices to detect the clustering of cardiovascular risk factors for metabolic syndrome in Japanese men and women. Environ Health Prev Med. 2011; 16: 52-60. PMID: 21432217

13) Lee JS, et al. BMI specific waist circumference for detecting clusters of cardiovascular risk factors in a Japanese population. J Atheroscler Thromb. 2010; 17: 468-475. PMID: 20057171

14) Lee JS, et al. Effective cut-off values of waist circumference to detect the clustering of cardiovascular risk factors of metabolic syndrome in Japanese men and women. Diab Vasc Dis Res. 2007; 4: 340-345. PMID: 18158705

15) Satoh H, et al. Waist circumference can predict the occurrence of multiple metabolic risk factors in middle-aged Japanese subjects. Ind Health. 2010; 48: 447-451. PMID: 20720336

16) Miyatake N, et al. Re-evaluation of waist circumference in metabolic syndrome: A comparison between Japanese men and women. Acta Med Okayama. 2007; 61: 167-169. PMID: 17593953

17) Ogawa D, et al. Optimal cut-off point of waist circumference for the diagnosis of metabolic syndrome in Japanese subjects. J Diabetes Investig. 2010; 1: 117-120. PMID: 24843418

18) Kobayashi J, et al. Generation and gender differences in the components contributing to the diagnosis of the metabolic syndrome according to the Japanese criteria. Circ J. 2007; 71: 1734-1737. PMID: 17965493

19) Arai H, et al. Prevalence of metabolic syndrome in the general Japanese population in 2000. J Atheroscler Thromb. 2006; 13: 202-208. PMID: 16908953

20) Miyawaki T, et al. Metabolic syndrome in Japanese diagnosed with visceral fat measurement by computed tomography. Proc Jpn Acad Ser B Phys Biol Sci. 2005; 81: 471-479.

21) Oka R, et al. Reassessment of the cutoff values of waist circumference and visceral fat area for identifying Japanese subjects at risk for the metabolic syndrome. Diabetes Res Clin Pract. 2008; 79: 474-481. PMID: 18031862

22) Hayashi T, et al. Minimum waist and visceral fat values for identifying Japanese Americans at risk for the metabolic syndrome. Diabetes Care. 2007; 30: 120-127. PMID: 17192344

23) Takahara M, et al. Statistical reassessment of the association between waist circumference and clustering metabolic abnormalities in Japanese population. J Atheroscler Thromb. 2012; 19: 767-778. PMID: 22653166

24) Fujioka S, et al. Contribution of intra-abdominal fat accumulation to the impairment of glucose and lipid metabolism in human obesity. Metabolism. 1987; 36: 54-59. PMID: 3796297

25) Tokunaga K, et al. A novel technique for the determination of body fat by computed tomography. Int J Obes. 1983; 7: 437-445. PMID: 6642855

26) Ross R, et al. Waist circumference as a vital sign in clinical practice: a Consensus Statement from the IAS and ICCR Working Group on Visceral Obesity. Nat Rev Endocrinol. 2020; 16: 177-189. PMID: 32020062

27) Huxley R, et al.; Obesity in Asia Collaboration. Ethnic comparisons of the cross-sectional relationships between measures of body size with diabetes and hypertension. Obes Rev. 2008; 9 Suppl: 53-61. PMID: 18307700

28) Taguchi R, et al. Pericardial fat accumulation in men as a risk factor for coronary artery disease. Atherosclerosis. 2001; 157: 203-209. PMID: 11427222

29) Okauchi Y, et al. Reduction of visceral fat is associated with decrease in the number of metabolic risk factors in Japanese men. Diabetes Care. 2007; 30: 2392-2394. PMID: 17563343

30) Miyawaki T, et al. Contribution of visceral fat accumulation to the risk factors for atherosclerosis in non-obese Japanese. Intern Med. 2004; 43: 1138-1144. PMID: 15645647

31) Neeland IJ, et al.; for the International Atherosclerosis Society and the International Chair on Cardiometabolic Risk Working Group on Visceral Obesity. Visceral and ectopic fat, atherosclerosis, and cardiometabolic disease: a position statement. Lancet Diabetes Endocrinol. 2019; 7: 715-725. PMID: 31301983

32) Ostman J, et al. Regional differences in the control of lipolysis in human adipose tissue. Metabolism. 1979; 28: 1198-1205. PMID: 229383

33) Shimomura I, et al. Rapid enhancement of acyl-CoA synthetase, LPL, and GLUT-4 mRNAs in adipose tissue of VMH rats. Am J Physiol. 1996; 270: E995-1002. PMID: 8764184

34) Kuriyama H, et al. Coordinated regulation of fat-specific and liver-specific glycerol channels, aquaporin adipose and aquaporin 9. Diabetes. 2002; 51: 2915-2921. PMID: 12351427

35) Tchkonia T, et al. Mechanisms and metabolic implications of regional differences among fat depots. Cell Metab. 2013; 17: 644-656. PMID: 23583168

36) Weisberg SP, et al. Obesity is associated with macrophage accumulation in adipose tissue. J Clin Invest. 2003; 112: 1796-1808. PMID: 14679176

37) Kolak M, et al. Adipose tissue inflammation and increased ceramide content characterize subjects with high liver fat content independent of obesity. Diabetes. 2007; 56: 1960-1968. PMID: 17620421

38) Suganami T, et al. Adipose tissue macrophages: their role in adipose tissue remodeling. J Leukoc Biol. 2010; 88: 33-39. PMID: 20360405

39) Arita Y, et al. Paradoxical decrease of an adipose-specific protein, adiponectin, in obesity. Biochem Biophys Res Commun. 1999; 257: 79-83. PMID: 10092513

40) Cigolini M, et al. Visceral fat accumulation and its relation to plasma hemostatic factors in healthy men. Arterioscler Thromb Vasc Biol. 1996; 16: 368-374. PMID: 8630661

41) Fujita K, et al. Systemic oxidative stress is associated with visceral fat accumulation and the metabolic syndrome. Circ J. 2006; 70: 1437-1442. PMID: 17062967

42) Shimomura I, et al. Enhanced expression of PAI-1 in visceral fat: Possible contributor to vascular disease in obesity. Nat Med. 1996; 2: 800-803. PMID: 8673927

43) Pischon T, et al. Plasma adiponectin levels and risk of myocardial infarction in men. JAMA. 2004; 291: 1730-1737. PMID: 15082700

44) Thögersen AM, et al. High plasminogen activator inhibitor and tissue plasminogen activator levels in plasma precede a first acute myocardial infarction in both men and women: Evidence for the fibrinolytic system as an independent primary risk factor. Circulation. 1998; 98: 2241-2247. PMID: 9826309

45) 厚生労働省. 令和元年国民健康・栄養調査報告. (令和2年12月) https://www.mhlw.go.jp/stf/seisakunitsuite/bunya/kenkou_iryou/kenkou/eiyou/r1-houkoku_00002.html （2021年5月31日閲覧）

46) Mottillo S, et al. The metabolic syndrome and cardiovascular risk a systematic review and meta-analysis. J Am Coll Cardiol. 2010; 56: 1113-1132. PMID: 20863953

47) Takeuchi H, et al. Metabolic syndrome and cardiac disease in Japanese men: Applicability of the concept of metabolic syndrome defined by the National Cholesterol Education Program-Adult Treatment Panel III to Japanese men—The Tanno and Sobetsu Study. Hypertens Res. 2005; 28: 203-208. PMID: 16097362

48) Ninomiya T, et al. Impact of metabolic syndrome on the development of cardiovascular disease in a general Japanese population: The Hisayama study. Stroke. 2007; 38: 2063-2069. PMID: 17525396

49) Nakamura T, et al.; Group of the Research for the Association between Host Origin and Atherosclerotic Diseases under the Preventive Measure for Work-related Diseases of the Japanese Labor Ministry. Magnitude of sustained multiple risk factors for ischemic heart disease in Japanese employees: A case-control study. Jpn Circ J. 2001; 65: 11-17. PMID: 11153815

50) Nakamura Y, et al.; for the NIPPON DATA 80 Research Group. Combined cardiovascular risk factors and outcome: NIPPON DATA80, 1980-1994. Circ J. 2006; 70: 960-964. PMID: 16864925

51) Iseki K, et al. Impact of Metabolic Syndrome on the Mortality Rate among Participants in a Specific Health Check and Guidance Program in Japan. Intern Med. 2020; 59: 2671-2678. PMID: 32669499

52) Look AHEAD Research Group. Reduction in weight and cardiovascular disease risk factors in individuals with type 2 diabetes: One-year results of the look AHEAD trial. Diabetes Care. 2007; 30: 1374-1383. PMID: 17363746

53) 厚生労働省. 特定健康診査・特定保健指導の円滑な実施に向けた手引き（第3.2版）. (2021年2月) https://www.mhlw.go.jp/stf/seisakunitsuite/bunya/0000172888.html （2021年5月31日閲覧）

54) 日本医師会. 二次健康診断項目と特定保健指導のガイドライン：労災二次健康診断等給付事業について. 労働調査会. 2001.

55) Fujioka S, et al. Improvement of glucose and lipid metabolism associated with selective reduction of intra-abdominal visceral

fat in premenopausal women with visceral fat obesity. Int J Obes. 1991; 15: 853-859. PMID: 1794928

56) Chaston TB, et al. Factors associated with percent change in visceral versus subcutaneous abdominal fat during weight loss: findings from a systematic review. Int J Obes (Lond). 2008; 32: 619-628. PMID: 18180786

57) Muramoto A, et al. Three percent weight reduction is the minimum requirement to improve health hazards in obese and overweight people in Japan. Obes Res Clin Pract. 2014; 8: e466-e475. PMID: 25263836

58) Orchard TJ, et al.; for the Diabetes Prevention Program Research Group. The effect of metformin and intensive lifestyle intervention on the metabolic syndrome: The Diabetes Prevention Program randomized trial. Ann Intern Med. 2005; 142: 611-619. PMID: 15838067

59) Ryo M, et al. Health education "Hokenshido" program reduced metabolic syndrome in the Amagasaki visceral fat study. Three-year follow-up study of 3,174 Japanese employees. Intern Med. 2011; 50: 1643-1648. PMID: 21841320

60) Okauchi Y, et al. 4-year follow-up of cardiovascular events and changes in visceral fat accumulation after health promotion program in the Amagasaki Visceral Fat Study. Atherosclerosis. 2010; 212: 698-700. PMID: 20627199

61) Tsushita K, et al. Rationale and Descriptive Analysis of Specific Health Guidance: the Nationwide Lifestyle Intervention Program Targeting Metabolic Syndrome in Japan. J Atheroscler Thromb. 2018; 25: 308-322. PMID: 29238010

62) 厚生労働省. 特定健診・保健指導の医療費適正化効果等の検証のためのワーキンググループ 2019年度 取りまとめ. (2020年3月) https://www.mhlw.go.jp/stf/shingi2/0000203534_00001.html (2021年5月31日閲覧)

63) Look AHEAD Research Group. Cardiovascular effects of intensive lifestyle intervention in type 2 diabetes. N Engl J Med. 2013; 369: 145-154. PMID: 23796131

第4章 肥満，肥満症の疫学

1 肥満の状況：国民健康・栄養調査／国際比較

Statement

1. 肥満者（BMI ≧ 25）の割合は男性で増加傾向にあり，40 〜 50 歳代男性でもっとも大きい。
   Level I

2. 人口 1 億人以上の他の国々とくらべて，日本の肥満者割合は女性では小さいものの男性でやや大きく，男女とも 25 ≦ BMI ＜ 30 の占める部分が大きい。
   Grade A Level I

3. 日本の BMI ≧ 30 と BMI ≧ 35 の割合は男女とも増加しているが，人口 1 億人以上の他の国々にくらべて女性で増加が緩やかである。
   Grade A Level I

4. BMI ≧ 30 の男女で，過剰なエネルギー摂取が長期にわたって加速する傾向にある。
   Grade A Level I

国民健康・栄養調査の概要

本節では，国民健康・栄養調査の公表値や研究成果に基づき，成人の肥満の状況を概観する。国民健康・栄養調査は，日本人の健康と栄養状態に関する代表的な国の統計調査で，世界的にも歴史のある健康調査である[1, 2]。第二次世界大戦後に国民栄養調査として開始され，栄養改善法（昭和 27 年法律第 248 号）の下で毎年実施された。2003 年に国民健康・栄養調査と改称され，健康増進法（平成 14 年法律第 103 号）に基づき国民の身体状況と栄養素等摂取量，生活習慣を明らかにし，国民の健康増進を総合的に推進するための基礎資料を得ることを目的として，厚生労働省が毎年 11 月に実施している。調査

対象は，国民生活基礎調査で設定された単位区から層化無作為抽出した 300 単位区内の世帯（約 6,000 世帯）と世帯員（調査年 11 月 1 日現在で満 1 歳以上の者，約 18,000 人）である。協力世帯数と協力者数は，2019 年調査では 2,836 世帯の約 5,900 人であった[3]。なお，2012 年と 2016 年の調査では都道府県レベルでの統計値を得るため調査規模が拡大され，2016 年調査では 10,745 世帯の約 26,000 人から協力を得られた[4]。協力者の割合は，男性や若年者，配偶者なしの集団で低い傾向がある[5]。国民健康・栄養調査は，身体状況調査，栄養摂取状況調査および生活習慣調査で構成されている。身体状況調査では，各単位区に調査会場を設定し，身長，体重，腹囲（ウエスト周囲長），血圧測定，血液検査，問診を行っている。

国民健康・栄養調査にみる 肥満の現状と経年変化

2019 年調査[3]による 20 歳以上の性・年齢階級別肥満者割合（BMI ≧ 25）をみると，男女ともに 20 歳代でもっとも小さかった（図 4-1；男性 23.1%，女性 8.9%）。肥満者割合がもっとも大きい年齢階級は，男性では 40 歳代（39.7%）と 50 歳代（39.2%），女性では 60 歳代（28.1%）であった。BMI の内訳として，25 ≦ BMI ＜ 30 の割合は，男性では 60 歳代（32.3%），女性では 60 歳代（23.6%）と 70 歳以上（23.4%）でもっとも大きかった。一方で，BMI ≧ 30 の割合は，男女ともに 40 歳代でもっとも大きかった（男性 11.2%，女性 5.3%）。なお，国民健康・栄養調査の報告書では，高度肥満者（BMI ≧ 35）の割合は性・年齢階級別では掲載されていない。

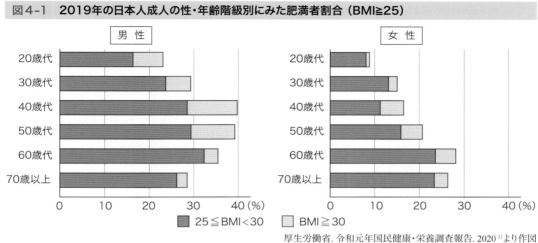

図4-1　2019年の日本人成人の性・年齢階級別にみた肥満者割合（BMI≧25）

男性　女性

25≦BMI<30　BMI≧30

厚生労働省. 令和元年国民健康・栄養調査報告. 2020[3] より作図
注）妊婦除外.

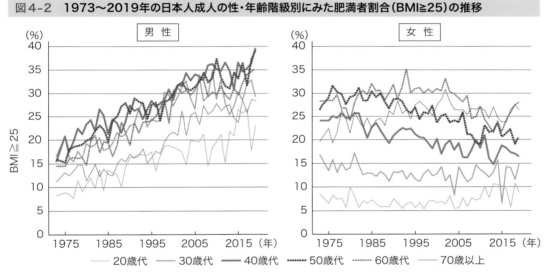

図4-2　1973～2019年の日本人成人の性・年齢階級別にみた肥満者割合（BMI≧25）の推移

男性　女性

20歳代　30歳代　40歳代　50歳代　60歳代　70歳以上

国立研究開発法人医薬基盤・健康・栄養研究所. 健康日本21（第二次）分析評価事業　国民健康・栄養調査.[6] より作図
注）妊婦除外（1985年までは授乳婦も除外）. 1974年は身体状況調査未実施. 2012年と2016年は抽出率などを考慮した全国補正値.

　次に，1973 年以降の調査から作成した 20 歳以上の性・年齢階級別肥満者割合（BMI ≧ 25）の年次推移[6] をみると，標本調査による各年の変動はあるが，男性では 1973 年の 8 ～ 16 ％から 2019 年の 23 ～ 40％へと，すべての年齢階級で 2 倍前後の増加がみられた（図4-2）。一方，女性では 20 歳代で 5 ～ 10％前後，30 歳代で 10 ～ 15％前後で横ばいだが，40 歳代と 50 歳代で 10％ポイント程度減少し，60 歳代も 2000 年代から減少傾向に転じている。

　このように，国民健康・栄養調査の結果では，成人男性の肥満者割合はすべての年代で長期的に増加傾向にあることが示された。特に，40 ～ 50 歳代男性の約 4 割が BMI ≧ 25，約 1 割が BMI ≧ 30 で，非感染性疾患の一次予防として食生活と身体活動を改善する公衆衛生的介入をより一層強化し，継続的に実施することが重要である。

国民健康・栄養調査を活用した国際比較

　非感染性疾患の危険因子に関する国際共同疫学研究 NCD Risk Factor Collaboration（NCD-RisC）による世界と日本の肥満者割合の推計結果を紹介する。NCD-RisC は世界中の健康科学者により構成されるネットワークで，1957 年以降に 193 ヵ国で行わ

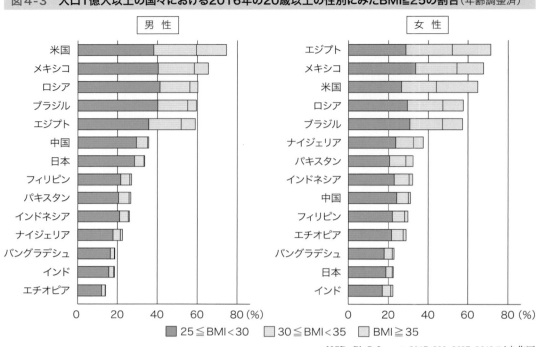

図4-3　人口1億人以上の国々における2016年の20歳以上の性別にみたBMI≧25の割合（年齢調整済）

男　性	女　性
米国	エジプト
メキシコ	メキシコ
ロシア	米国
ブラジル	ロシア
エジプト	ブラジル
中国	ナイジェリア
日本	パキスタン
フィリピン	インドネシア
パキスタン	中国
インドネシア	フィリピン
ナイジェリア	エチオピア
バングラデシュ	バングラデシュ
インド	日本
エチオピア	インド

■ 25≦BMI<30　□ 30≦BMI<35　□ BMI≧35

NCD-RisC. Lancet. 2017: 390: 2627-2642.[8)]より作図

れた 2,500 以上の健康調査に基づくデータベースを構築している[7)]。日本からも，国民健康・栄養調査をはじめコホート研究などによる日本人の身長，体重などの集計データが活用されている。

NCD-RisC による 1975 〜 2016 年の BMI に関する研究成果[8)]から，2020 年の推計人口[9)]が 1 億人以上の日本を含む 14 ヵ国を選び国際比較を行った。2016 年における 20 歳以上の BMI ≧ 25 の割合（年齢調整済）をみると，男女とも米国，メキシコ，ブラジル，ロシア，エジプトで約 60％ から約 70％ と大きく，他の国々を引き離していた（図4-3）[8)]。特にこれらの 5 ヵ国では，30 ≦ BMI < 35 と BMI ≧ 35 がかなりの部分を占めていた。日本の BMI ≧ 25 の割合をみると，女性ではバングラデシュやインドと並びもっとも低い一方で，男性では中国に次いで比較的高い位置につけていた。また，日本では男女ともに 25 ≦ BMI < 30 がほとんどの部分を占めた。

次に，図4-4 と図4-5 では，それぞれ BMI ≧ 30 と BMI ≧ 35 の割合の年次推移を，各国間の差がわかりやすいように対数軸で示した。1975 年から2016 年にかけて，BMI ≧ 30 の割合は男女ともにすべての国々で増加傾向にあった（図4-4）。男性で

は，もっとも大きい米国で 10.7％ から 36.5％ へ約 3倍増加し，さらにブラジルでは 3.2％ から 19.2％ へと約 6 倍増加した。BMI ≧ 30 の割合が比較的小さい国々では増加率が高く，インドネシアでは約 32倍の増加がみられた。これらの国々にくらべると日本の増加率は緩やかであったが，それでも 0.6％ から 5.0％ に約 8 倍増加した。女性では，BMI ≧ 30 の割合がもっとも大きいエジプトで 18.6％ から 42.5％ に約 2 倍増加した。日本は同レベルの国々よりも増加が緩やかで，1975 年時点ではパキスタンやナイジェリアと並び 1.5％ であったが，2016 年には 3.9％ でもっとも小さかった。

BMI ≧ 35 の割合の年次推移をみると，BMI ≧ 30 の割合と同様に男女ともにすべての国々で増加傾向にあった（図4-5）。1975 年から 2016 年にかけて，男性ではもっとも大きい米国で 1.4％ から 15.1％ に約 11 倍増加し，日本は割合が小さいもののインドと並び 0.1％ 未満から 0.4％ に約 75 倍増加した。女性では，もっとも大きい米国で 3.9％ から 20.8％ へ約 5 倍増加，エジプトで 4.6％ から 19.3％ に約 4 倍増加した。日本では 0.1％ 未満から 0.5％ に約 7 倍増加したが，BMI ≧ 30 の割合と同様に同レベルの国々

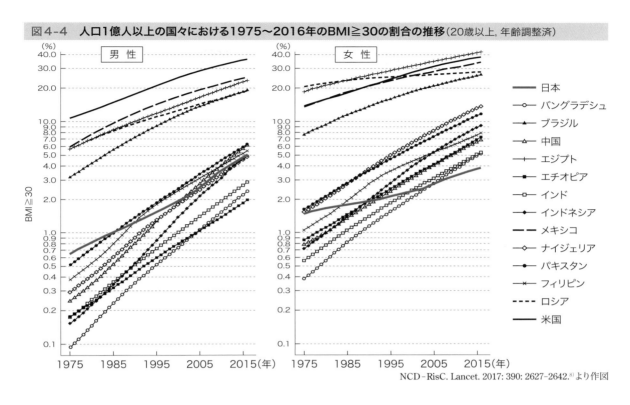

図4-4　人口1億人以上の国々における1975〜2016年のBMI≧30の割合の推移（20歳以上, 年齢調整済）

NCD‐RisC. Lancet. 2017: 390: 2627-2642.[8]より作図

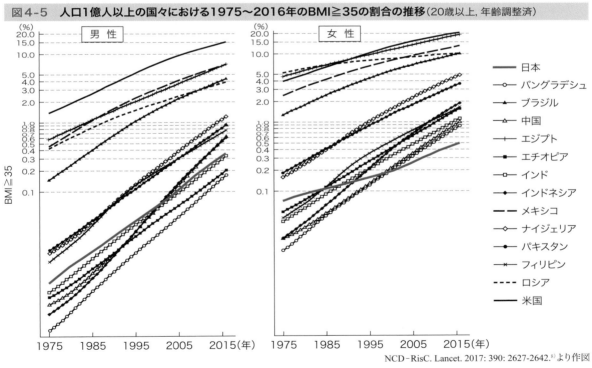

図4-5　人口1億人以上の国々における1975〜2016年のBMI≧35の割合の推移（20歳以上, 年齢調整済）

NCD‐RisC. Lancet. 2017: 390: 2627-2642.[8]より作図

よりも増加率が低く，2016年の割合は14ヵ国中で
もっとも小さかった。

　このように，国民健康・栄養調査を活用した国際
共同疫学研究の結果から人口1億人以上の14ヵ国

の間で20歳以上，年齢調整済の肥満者割合を比較
すると，日本では25≦BMI＜30の占める部分が
大きく，また男性でやや大きく女性で小さい特徴が
みられた。1975年から2016年の41年間で，日本

の BMI ≧ 30 と BMI ≧ 35 の割合は他の国々と同様に男女とも増加したが，女性では増加が緩やかで2016 年には割合がもっとも小さかった。

国民健康・栄養調査にみる
肥満とエネルギー収支バランス

国民健康・栄養調査を活用した肥満とエネルギー収支バランスに関する研究成果を紹介する。Fallah-Fini らは，日本人成人の肥満者割合と低体重者割合の長期推移を記述することを目的として，1 日の平均的なエネルギー収支バランスを推定した[10]。エネルギー収支バランスはエネルギー摂取量からエネルギー消費量を減じて求められるが，国民健康・栄養調査では栄養摂取状況調査によりエネルギー摂取量を推計しているものの，エネルギー消費量を推計していない。そこで，Fallah-Fini らは，米国とニュージーランドの先行研究で妥当性が確認された BMI とエネルギー収支バランスの間の動態的相互作用に関するシミュレーションモデルを応用し，性・BMI 階級（15 ≦ BMI < 18，18 ≦ BMI < 20，20 ≦ BMI < 25，25 ≦ BMI < 30，BMI ≧ 30）別に日本人成人のエネルギー収支バランスを推定した。データには，1975 年から 2015 年までの毎年の調査による 20 〜 74 歳の身長と体重の個人データから BMI を集計して用いた。エネルギー収支バランスが正の値であれば体重は増加傾向にあり，負の値であれば体重が減少傾向にあることを示している。また，エネルギー収支バランスの絶対値が増加傾向にあれば体重の増加または減少が加速傾向にあり，逆に減少傾向にあれば体重増加または減少が減速傾向にあることを示している。

シミュレーションの結果，男性の 1 日のエネルギー収支バランスは，1975 年の 2.3 kcal から 1987 年の 4.7 kcal まで増加した後，緩やかな減少に転じて 2015 年には 2.3 kcal に戻ったと推定された。これは，男性の平均的な体重の増加傾向は続いているが，1980 年代後半から若干鈍化したことを示唆している。BMI 階級別では，BMI < 30 の男性で同様の傾向が推定されている。BMI ≧ 30 では傾向が異なり，1975 年当初は −3.5 kcal で体重が減少する傾向があったが，その後は一貫して増加して 2015 年には 3.9 kcal となり，エネルギー収支バランスが悪化し体重が増加し続けたことを示唆している。

女性の 1 日のエネルギー収支バランスは，1975 年の 4.7 kcal から一貫して減少し，2015 年には −0.5 kcal と推定された。これは，女性の平均的な体重の増加が鈍化し続けた後，減少に転じたことを示唆している。BMI 階級別では，BMI < 25 の女性で同様の傾向が推定されている。一方，BMI ≧ 25 の女性では 1 日のエネルギー収支バランスが負の値に転じることはなかった。25 ≦ BMI < 30 では比較的小さな減少にとどまり，BMI ≧ 30 では 1980 年代から増加して，2015 年における 1 日のエネルギー収支バランスはそれぞれ 1.2 kcal，4.3 kcal と推定された。これらの結果は，標準体重以下の女性では体重が減少する傾向にある一方で，肥満の女性では体重が増加する傾向にある二極化の状況を示唆している。

このように，国民健康・栄養調査による BMI からエネルギー収支バランスの長期推移を推定し，男女で異なる低体重・肥満の傾向を裏付けることができた。特に，日本の成人人口において，BMI ≧ 30 の男性と BMI ≧ 25 の女性における過剰なエネルギー摂取と，BMI < 25 の女性における過少なエネルギー摂取の傾向を食い止めることを目標に公衆衛生的介入を行うことの重要性が確認された。

2 肥満・肥満症の要因（成因）

肥満・肥満症の成因，すなわち，さまざまな曝露要因と肥満・肥満症との因果関係を明らかにするうえで，もっとも理想的な研究デザインは，対象者の研究プロトコールに対するアドヒアランスが良好で，十分な追跡期間をもつ無作為化比較試験である。しかし，肥満研究において対象者のコンプライアン

スが高く維持され, 追跡期間も十分な無作為化比較試験の施行は実際には困難である。このため, 介入期間が 1 年以下の無作為化比較試験と, 前向きコホート研究などの観察研究から得られる知見が因果関係の推定に重要な役割を果たしている。

1 食 生 活

Statement

1. エネルギー摂取量の過多は体重増加を来す (低エネルギー食は体重減少を来す)。　Level〉I

2. 糖質摂取割合が大きいことは肥満と関連する (低炭水化物食は低脂肪食に比し 1 年後の体重減少を来しやすい)。　Level〉I

3. 蛋白質摂取割合が小さいことは肥満と関連する (高蛋白質摂取は低蛋白質摂取に比し 6 ヵ月後の体重減少, 長期の体重減少維持を来しやすい)。　Level〉I

4. 早食いはエネルギー摂取量とは独立して肥満と関連する。　Level〉II

　低エネルギー食はその程度に応じ有意な体重減少を来すように [11, 12], エネルギー摂取量の過多は体重増加を来すが, 一般的には日々のエネルギーバランスのわずかな崩れの蓄積が体重増加と肥満を惹き起こす。また, 特定の食事あるいは栄養素の体重に対する影響は明確でない。なお, 国民レベルのエネルギー摂取量は男女とも 1970 年代より減少傾向にあり, 肥満度の増加との相関はない [13]。

　脂質はエネルギー密度が高いため, 過剰摂取によりエネルギー摂取量の過多が惹き起こされ体重増加を来す。日本では1990年代前半まで総エネルギー摂取量に占める脂質摂取の割合, すなわち脂肪エネルギー比率が増加していたため, 脂質摂取自体が肥満度の増加と関連すると疑われたが, 脂肪エネルギー比率の増加が認められなくなった 1990 年代後半以降も肥満者割合は増加したため, 脂質摂取だけで肥満度の増加は説明できなかった。さらに, 個人レベルでも低脂肪食が長期の体重減少をもたらすことを

示した報告はなく, 脂質の長期的な制限が体重増加の抑制に有効であるとは言い切れない。また炭水化物制限やグリセミックインデックスの減少が体重コントロールに有用であることが示唆されているが, 長期間の前向き研究は限られており, 体重に対する影響を示す結果は一致していない。米国で実施された無作為化比較試験では, 心血管疾患や糖尿病を伴わない肥満者に低炭水化物食と低脂肪食による 1 年間の介入を行ったところ, エネルギー摂取量に群間差はなかったものの, 低炭水化物食群では低脂肪食群に比し, 体重減少および内臓脂肪の減少率が高かった [14]。

　糖質を制限する低炭水化物食は, 高蛋白質食であることが多いため, 蛋白質摂取量と肥満との負の関連がいくつか報告されている [15]。脂肪エネルギー比率を維持し, 糖質を減らし蛋白質を増やした 6 ヵ月の介入試験では, 高蛋白質摂取群 (エネルギー比率 25％) は低蛋白質摂取群 (エネルギー比率 12％) に比し, 体重および脂肪の減少量が多かった [16]。蛋白質比率が高い食事は摂食に伴う熱産生量が多いことや, 満腹感を得やすいことが体重減少を来した理由として考えられた。また, 長期の体重減少維持に対する効果も報告されている [17]。

　個々の食品では, 肥満を抑制する可能性が示唆されているものとして, 全粒穀類や食物繊維 [18, 19], 果物や野菜 (示唆する [20], 示唆しない [21]), 乳製品 [22], カフェイン [23] などがあり, 一方, 砂糖入り甘味飲料 [24, 25], 低カロリー甘味料 [26] などの摂取は肥満のリスクを高めると考えられている。ナッツ類は脂質代謝に好影響を及ぼすが, 体重への影響はないと推定された [27]。また, 食物繊維や野菜, 果物を多く含む食事パターン [28] や, オリーブ油, 赤ワインを取り入れ, 赤身肉の摂取が少ない地中海式食事パターン [29, 30] は, 肉類および高脂肪食に代表される西洋型食事パターンに比し, 一般に肥満と負の関連を示す。伝統的日本食パターンと肥満度の関連は, 野菜や魚食への変容が肥満者において体重減少と有意な関連を示したとする報告や [31], 明確な関連はないとする報告があり [32], まだ十分な知見がない。

　食行動に関するものでは, 早食いと肥満度は若年期から中年期の男女において関連している。早食い

では満腹感を感じる前に食べ過ぎてしまい，エネルギー摂取量の過剰を介して体重増加と関連すると考えられている。日本人中年男女において，食べる速さとエネルギー摂取量および肥満度は有意な正の関連性を示したが，エネルギー摂取量を調整しても食べる速さと肥満度に関連があったことが報告されている[33]。また，食べる速さはエネルギー摂取量とは独立してインスリン抵抗性の HOMA 指数と有意な正の関連を示しており[34]，早食いはエネルギー摂取量の過多だけでなく，血糖や高インスリン血症を介して脂肪蓄積を促す可能性が示唆されている。

朝食の欠食はその後の空腹感を増強させることにより，過食をもたらす可能性がある。さらに，同じエネルギー摂取量であっても，朝食欠食後の摂食では食後インスリン値が有意に高く，長期的な体重増加を説明する一要因かもしれない[35]。朝食欠食と肥満度の関連は日本人男子大学生[36]や中学生[37]など成人期以外でも報告されているが，介入研究によるエビデンスは明確ではでない[38]。

嗜好に関するものでは，甘味や塩味の好みとは異なり，油っこいものの好みが肥満のリスクを高めたことが報告されている[39]。

エネルギー摂取量の過多を介して肥満と関連することが知られているが[40]，日本人において，ポーションサイズ（一皿の盛り付け量）に対する介入試験は報告されていない。

2 飲 酒

Statement

1. 多量飲酒はエネルギー過剰摂取を介し体重増加リスクを上昇させる。　　Level〉Ⅱ

飲酒の肥満に対する影響は，女性に比し男性で大きいことが多く報告されている。性差が生じる原因は明らかでないが，その理由のひとつとして，男性は女性に比し飲酒量が多く，アルコール摂取に伴うエネルギーの過剰摂取が生じていると考えられる。少〜中等量の飲酒は，非飲酒者とくらべても，体重増加リスクを上昇させない。しかし，男女ともに，

多量飲酒者では体重増加リスクが上昇することが報告されている。特に若年女性（＜ 35 歳）では，非飲酒者にくらべ，1 日にエタノール換算で 30 g（350 mL のビール 2 缶程度）以上の飲酒者の 8 年間の体重増加のオッズ比が 1.64 であったことが報告されている[41]。

アルコールの種類による，体重増加に与える影響の差異は小さいと考えられる。システマティックレビューでは，小〜中等量のスピリッツ摂取は体重増加と関連し，ワイン摂取は抑制する可能性が示されている[42]。しかし，民族や地域によって種別の摂取量は異なり，アルコールとともに摂取する食事も異なることや，ビール摂取者ではワイン摂取者に比し喫煙者割合が大きいことなど，喫煙習慣がアルコールの種類と体重増加との関連に交絡している可能性があり，アルコールの種別による体重増加に対する影響は明らかでない[43]。

3 身体活動

Statement

1. 生活活動を含む日常の身体活動量の増加は肥満を抑制する。　　Level〉Ⅰ

2. 定期的な運動と食事介入の併用は肥満予防効果を高める。　　Level〉Ⅰ

3. 不活発な座位時間の長さは体重増加と関連する。　　Level〉Ⅱ

食事と同様に身体活動はエネルギー出納を左右するので，体重の増減と密接に関連する。多くの観察研究では年代にかかわらず身体活動量と肥満度に負の横断的関連が認められている[44-46]。たとえば，成人男女約 1,000 人の検討において，日本の身体活動基準 2013 で定められた 3 METs 以上の強度の身体活動を 23 METs・時 / 週実施している者では，BMI およびウエスト周囲長が非実施者にくらべ有意に低値であることが報告されている[47]。また，縦断的なコホート研究においても，身体活動量の増加は減量と関連する[19]。しかし，身体活動は食欲やエネルギー

摂取を増大させるので，体重減少を目的とする場合，運動による身体活動量の増加は，食事介入によるカロリー制限に追加される方法が有効であると考えられている[48-50]。なお，運動によるエネルギー消費量は，体格を調整しても女性より男性で大きい。また，女性に比し男性では，運動による体重や体脂肪の減少量が大きく，加齢に伴うエネルギー消費量の低下は女性でより顕著とされている[51]。

次に，運動（余暇身体活動）は，総エネルギー消費量の一部を占めるに過ぎず，身体活動による個人の総エネルギー消費量を評価するためには，仕事や家事，移動，座位や睡眠時間など余暇身体活動以外，すなわち生活活動による活動量も加味しなければならない。座位行動（sedentary behavior）は「座位および臥位におけるエネルギー消費量が 1.5 METs 以下のすべての覚醒行動」と定義されているが[52]，座位時間の増加と肥満者の増加の間の相関関係が知られている[53]。また，フルタイム就労男性の仕事中の座位時間が腹部肥満と量反応的に関連し，余暇身体活動量を調整してもその関連性は減弱しなかったことが報告されている[54]。座位時間のなかでも，テレビ視聴時間は男女問わず，肥満度と関連している[19]。座位時間が身体活動量とは独立して肥満と関連するかを調べた研究もある[55, 56]。中年女性において，座位時間の一指標であるテレビ視聴時間の長さが他の身体活動量の多寡によらず肥満リスクと関連したことが報告されている[55]。なお，体重が増加したことに伴い座位時間が増加する可能性も考えられるが，テレビ視聴時間と体重やウエスト周囲長との関連をみたコホート研究では，テレビ視聴時間は体重増加に先行し，この関連は性や年齢によらないことが報告されている[57]。

4 睡　眠

Statement

1. 短時間睡眠は体重増加と関連する。　Level Ⅱ

成人の睡眠時間は近代化や職業形態の多様化に伴

い減少し，睡眠時間 <6 時間の短時間睡眠者の割合が増加している。短時間睡眠は体重増加と関連すると報告されており，睡眠不足による空腹感増強，摂食回数の増加による摂取カロリーの増加や，体温調節の変化，疲労感増加によるエネルギー消費減少を介するメカニズムが考えられている。実際，睡眠時間の短い者では血清レプチン濃度の低下やグレリン濃度の上昇が報告されており[58-60]，それらが食欲の変化と関係しているかもしれない[61]。児童を対象とした調査では，寝室にテレビがある者はない者に比し，その後の肥満割合が大きかった[62]。一方，9 時間以上の睡眠でも体重が増加するという，睡眠時間と肥満度のU字型の関連も示されている[63]。しかし，この 9 年間の追跡研究におけるU字型の関連は，年齢で層別化した分析では認められず[63]，別の日本の研究では，ベースライン時にすでに過体重であった者[64]や肥満の遺伝的高リスク者[65]においてのみ長睡眠時間とその後の体重増加に関連が認められたと報告されている。短時間睡眠と肥満についても，32 〜 49 歳の若年層においてのみ関連が認められたが，身体活動などの生活習慣やうつ，睡眠障害を考慮することで減弱し，統計学的有意性が消失したとしている[63]。睡眠時間には職業形態や仕事の有無，家事労働時間，さらにはうつや加齢など多要因が影響しており，不眠症や精神障害のために睡眠時間が短い場合と，他の活動時間を増やすため故意に睡眠時間を短縮している場合では，その原因が異なり，睡眠時間のみで肥満との関連を検証することは難しいのかもしれない。

5 喫煙と禁煙

喫煙者は非喫煙者に比しやせていることが多いが，重度の喫煙者は肥満度，ウエスト周囲長ともに非喫煙者に比し有意に大きいことが観察されている[66, 67]。同様に，喫煙本数と肥満度は有意な関連を示さないが，内臓脂肪量とはJまたはU字型の関連性を示すことも報告されている[68]。また，禁煙に伴い，体重増加を来しやすいことも知られている[19]。禁煙後に体重増加を来しやすい者の特徴として，禁煙前の喫煙本数が多いこと，禁煙補助薬を用いない

> **Statement**
>
> 1. 重度喫煙者は肥満度，ウエスト周囲長が大きい。　Level〉Ⅱ
>
> 2. 喫煙曝露量（本数と期間）が大きいと禁煙後の体重増加量が大きい。　Level〉Ⅱ
>
> 3. 禁煙に伴う体重増加は食事や運動介入により抑制される。　Level〉Ⅲ

こと，身体活動量が少ないこと，長期間の喫煙習慣をもっていたこと，などがあげられる。若年者は中年者に比し，禁煙に伴う体重増加が少ないことが報告されているが[69,70]，日本人男女における検討では，禁煙に伴い 3.5 kg 以上体重が増加した者の割合は，50 歳未満でそれ以上の年齢の者に比し大きいことが示されており[71]，禁煙に伴う体重増加の年代間差は明らかでない。禁煙開始期には，摂食量の増加が認められ[72]，禁煙によりインスリン感受性は改善するが，同時にある程度の体重増加が認められる[73]。一方，禁煙と同時に運動量を増加させることによって，禁煙に伴う体重増加が抑制されることが報告されていることから[74]，食事や運動に対する介入が体重維持に有効であると期待される。

6　心理社会的・社会経済的要因

> **Statement**
>
> 1. ストレスなどの心理的特性や，居住地域などの社会的特性も，食事や身体活動への影響を介し肥満度と関連する。　Level〉Ⅲ

　ストレス要因と肥満に関する 2 年以上の追跡期間を有するコホート研究 14 報のメタアナリシスで，ストレスは種類を問わず肥満と統計学的有意な正の関連を有するが，関連の大きさは非常に小さく，一方でその関連は，男性，より長期間の追跡の研究，より質の高い研究で強かったことが報告されている[75]。日本人においても，仕事ストレスや慢性のストレス自覚と，腹部肥満や肥満度との関連が報告さ

れている[76,77]。そのメカニズムとして，ストレスや不安などの心理的要因や社会経済的状況が個人の生活習慣を介して肥満度と関連することが考えられる[78]。また，視床下部下垂体副腎皮質系への影響から代謝面での変化を来す可能性もある[79]。実際，ストレス指標である起床後 1 時間の唾液コルチゾール濃度が高い肥満者ほど体重減少しにくかったことも報告されている[80]。これらのことは肥満者の割合を減少させるうえで，食事や身体活動に加え，さまざまな社会的・心理的要因への働きかけが重要であることを示唆している。

　なお，ストレス反応に関連した体重変化には性差が存在する可能性が報告されており，たとえば男性ではソーシャルサポートが少ないことが体重増加と関連し，女性では離婚歴が体重減少と関連したことなどが報告されている[81]。また，女性は男性に比し，肥満者は非肥満者に比し，慢性ストレス下で過食に陥りやすいという観察結果もある[82]。

　その他，居住地域の特性が肥満に与える影響も欧米[83,84]では報告されつつあり，食料品店へのアクセスや，ファストフード店の密度，公共交通機関の有無，自家用車の有無，居住地密度などが体重増加に影響を与える要因として検討されているが，わが国において明確な関係性は見出されていない[83]。

7　職業要因

> **Statement**
>
> 1. 労働時間の長さ，交代勤務の有無，職階は，食習慣や身体活動量を介して体重に影響する。　Level〉Ⅱ

　職業要因も肥満の形成に関連すると考えられる[85]。労働時間と肥満度には，横断研究では有意な関連性が認められないものの[86,87]，労働時間の長さはその後の体重やウエストヒップ比の増加と関連していた。時間外労働時間の長さが遅い夕食の時間と関連していたことが，職業要因と肥満との関係の一部を説明する可能性がある[87]。

　交代勤務と肥満の関連の結果は一定でないが[88,89]，

日本の一企業における 27 年超の追跡研究では，交替勤務が肥満と関連することが示されている[90]。1日の総エネルギー摂取量に勤務形態による差異はないものの，深夜勤務者では明け方のエネルギー摂取量，油脂ならびにアルコール摂取量が多く，1日の消費エネルギーは日勤者に比し深夜勤務者で有意に少なかったことが報告されている[91]。また，単身赴任者では朝食の欠食が有意に増加し，特に単身赴任に対して否定的な感情を抱く者では，飲酒量が増加していた[92]。しかし，単身赴任者と対照の群間で，肥満度および単身赴任前後の肥満度の変化には差異を認めなかった。

男性では職階の低さが肥満や内臓脂肪型肥満と関連するという報告が，国外では多い[93]。しかし，日本での報告は一貫せず，むしろ管理職でウエストヒップ比が大きかった[94]。この理由として管理職の飲酒量の多さや労働時間中の座位時間の長さが関与していることが推測されている[94]。

8 性ホルモン，加齢

Statement

1. 加齢に伴うエストロゲンやアンドロゲンの減少が体脂肪の増加を来す。 Level〉Ⅲ

性ホルモンは食欲や体重に影響するが，日本，欧州，北米，オーストラリアなどを除く多くの国では女性の方が肥満者の割合が大きく，体型に対する社会的規範の影響が大きいと考えられている。女性では妊娠や閉経を機に食欲や体重が変動することも知られている。国民健康・栄養調査データに基づき年齢ごとの肥満者割合の年次推移をみた報告では，男女ともに 30 〜 39 歳で急増し 40 〜 49 歳でも増加していた[95]。40 歳以上の中高年者を対象とした縦断研究では，体脂肪量は男性では 40 〜 70 歳代の全年代で，女性では 40 歳代，50 歳代で増加しており[96]，骨格筋量は特に男性で加齢とともに低下している[97]。男女ともに遊離テストステロンが四肢筋量と関連し

ていたことが報告されており[98,99]，性ホルモンが体組成に影響を与えていると考えられる。

性ホルモンと体脂肪との関連では，女性に比しエストロゲンが少ない男性や，閉経後エストロゲンが低下した女性では，閉経前女性に比し腹部や内臓脂肪量が増加しやすい。また男性では，加齢に伴うアンドロゲンの低下が総脂肪量や腹部脂肪量の増加を来し，テストステロンの投与によりこれら脂肪蓄積が抑制されたことが報告されている[51]。

9 胎児期および出生後の栄養状態

Statement

1. 妊娠期の母体の過剰な体重増加，喫煙や，母乳栄養期間の短さなどが，出生児のその後の肥満リスクと関連する。 Level〉Ⅲ

成長の過程でさまざまな要因が作用して将来の肥満の有無が決まるため，胎児期および出生後の栄養状態と肥満との因果関係を明らかにすることは容易でない。しかし，妊娠期の母体の過剰な体重増加やせ，および母体の喫煙が，出生児の幼少期の肥満リスクに関連することや，人工乳のみによる栄養，生後 6 ヵ月あるいは 1 歳半までの体重増加などが，その後の小児期の肥満リスクと関連することが報告されている[100-102]。さらに，出生後早期（6 ヵ月未満）の離乳完了がその後（1 〜 2 歳時点）での児の過体重と関連することも示されている[103]。喫煙や痩身願望などによる妊娠期母体の低栄養が，児の出生体重の低下につながり，将来の肥満や代謝異常・心血管病リスク上昇を来す可能性に注目が集まっているが[104]，低出生体重と児の肥満との関連を明確に示した報告はあまりない[105,106]。妊娠期の母体の喫煙は，出生児の過体重リスクを上昇させる[107]。特に男児においてその傾向が強いこと[108]，また，妊娠前または妊娠初期（14 週まで）に禁煙した場合，児の過体重リスクは認められなくなることが報告されている[109]。

3 肥満の健康障害への影響

1 高 血 圧

> ### *Statement*
>
> 1. 現在の BMI が高いこと，ウエスト周囲長が大きいこと，および BMI（体重）の経時的な増加は高血圧発症の危険因子である。　Level I
>
> 2. 体重の減量は血圧を低下させる：減量 1.0 kg あたり，収縮期血圧は約 1.0 mmHg 低下する。　Grade A　Level I

　BMI を中心とした肥満指標と高血圧発症リスク上昇との関連について，Framingham Study をはじめとした国内外のコホート研究において多くの報告がある（表 4-1）[110-123]。また，最近のメタアナリシスでは，BMI の 5 上昇ごとに約 1.5 倍，ウエスト周囲長 10 cm 増加ごとに約 1.3 倍，経時的な BMI 変化では 1 上昇ごとに約 1.2 倍，ウエストヒップ比，ウエスト身長比は 0.1 上昇あたり，それぞれ約 1.3 〜 1.4 倍，約 1.7 倍と報告されている[122, 123]（表 4-1）。ただ，BMI，ウエスト周囲長，ウエスト身長比，ウエストヒップ比などの肥満関連指標の高血圧発症の予測力については同程度との報告もあるが，人種による体型差や年齢による体型の変化，性差などの影響も大きく，結論に至っていない[115, 119, 124]。

　介入研究における減量の降圧作用に関するメタアナリシスとして，Neter らは 1966 〜 2002 年に行われた 25 件の無作為割付介入試験を集積し，体重 1.0 kg 減量あたり収縮期血圧は約 1.1 mmHg 低下，拡張期血圧は約 0.9 mmHg 低下すると推定している[125]。また，Aucott らも 1990 〜 2008 年に行われた 2 年以上の追跡期間がある 8 件の介入試験と 8 件のコホート研究を集積したメタアナリシスにおいて，体重 1.0 kg 減量あたり収縮期血圧は約 1.0 mmHg 低下すると推定している[126]。

2 脂質異常症

> ### *Statement*
>
> 1. 性別に関係なく，肥満と低 HDL-C 血症・高トリグリセライド血症との関連は，高コレステロール血症・高 LDL-C 血症との関連にくらべて強い。　Level II
>
> 2. 食事に対する介入による体重の減量は，脂質関連指標を改善させる。　Grade A　Level I

　肥満と脂質異常症に関しては，横断研究による報告が非常に多く，脂質異常症の発症をアウトカムとしたコホート研究は少ない。横断研究としては，Framingham Offspring Study において，非喫煙者（平均年齢 49 歳）を対象とした研究がある[127]。BMI の上昇に伴い，男女とも直線的にトリグリセライドは上昇，HDL-C は低下したが，総コレステロール・LDL-C は，男性では BMI 27.5 〜 29.9，女性では 25.0 〜 27.4 において最高値となり，それ以上の BMI では横ばいであることが示されている。BMI と高コレステロール血症（≧ 240 mg/dL）・高 LDL-C 血症（≧ 160 mg/dL）の関連にくらべ，BMI と高トリグリセライド血症（≧ 200 mg/dL）・低 HDL-C 血症（< 35 mg/dL）との関連はより強いことも示されている。

　アジア・オーストラリアの 18 地域の男女 222,975 人のデータ（個人ごと）を集積し，横断的に検討したメタアナリシス（Obesity in Asia Collaboration）において，Barzi らはいずれの肥満指標（BMI，ウエスト周囲長，ウエストヒップ比，ウエスト身長比）も，脂質の指標（総コレステロール，LDL-C，HDL-C，トリグリセライド）と直線的な関連があること，また，性別や地域に関係なく，HDL-C・トリグリセライドとの関連は，総コレステロール・LDL-C との関連にくらべて強いことを報告している。非アジア地域では，ウエストヒップ比と HDL-C・トリグ

表4-1 肥満関連指標と高血圧発症に関する国内外のおもなコホート研究（メタアナリシスを含む）

文献	報告年	方法	結果
海外研究			
110)	1998	30〜55歳の米国人女性82,473人を16年間追跡（Nurses' Health Study）	多変量調整相対リスク（BMI<20を基準）は，BMI 23.0〜23.9で1.8，25.0〜25.9で2.6，≧31で6.3。体重変化（18歳〜研究開始）1.0kg増加あたり1.1，体重変化±2kgを基準とした場合，5.0〜9.9kgの体重増加で1.7。
111)	2001	米国の男性46,060人（the Health Professionals Follow-up Study，平均55歳），女性77,690人（Nurses' Health Study，平均53歳）を10年間追跡	多変量調整相対リスク（BMI 18.5〜24.9を基準）は，BMI 25.0〜29.9で男性1.7，女性1.7，30.0〜34.9で男性2.7，女性2.1，≧35で男性3.0，女性2.3。
112)	2002	30〜62歳の米国人男性5,209人を44年間追跡（Framingham Study）	多変量調整相対リスク（BMI 18.5〜24.9を基準）は，BMI 25.0〜29.9で男性1.5，女性1.7，≧30.0で男性2.2，女性2.6。
113)	2005	30〜49歳の米国人男女623人，50〜65歳の米国人男女605人を48年間追跡（Framingham Study）	多変量調整相対リスク（ベースラインから4年間の体重変化について±1.8kg未満を基準）は，体重減少≧6.8kgで，30〜49歳が0.7，50〜65歳が0.6
114)	2008	20〜77歳の米国人女性5,296人を17年間追跡	多変量調整相対リスク（BMI 18.5〜20.0を基準）は，BMI 20.1〜21.2で1.2，21.3〜22.5で1.3，22.6〜24.7で1.4，≧24.8で2.0
115)	2008	25〜74歳のモーリシャス人男性1,658人，女性1,976人を5〜10年間追跡	1標準偏差増加あたりの多変量調整相対リスクは，BMIで1.2〜1.3，ウエスト周囲長，ウエスト身長比，ウエストヒップ比では1.1〜1.4で，肥満関連指標間では大きく異ならなかった
116)	2009	35歳以上の台湾人男性713人，女性853人を7年間追跡	ベースライン〜2年間のBMI 1.0増加あたりの多変量調整相対リスクは男性で1.2，女性で1.1。BMI減少≦−0.5を基準とすると男性でBMI増加>0.9で1.8，女性でBMI増加>1.1で1.5
117)	2012	米国人男性1,132人（平均23歳）を46年間追跡	BMI<25.0を基準とすると，多変量調整相対リスクは25.0〜29.9で1.5，≧30.0で2.8。25歳時・45歳時ともに<25.0を基準としたとき，25歳時≧25.0かつ45歳時<25.0では相対リスク（非調整）は0.9，25歳時<25.0かつ45歳時≧25.0では1.6，25歳時・45歳時ともに≧25.0では1.9
国内研究			
118)	2002	18〜59歳の日本人男性4,737人を4年間追跡	BMI<18.5を基準とすると，多変量調整相対リスクは21.0〜21.9で1.6，25.0〜25.9で2.3，27.0〜27.9で3.4。追跡期間中の体重変化≦±2kgを基準とすると，減少<−2.0kgで0.9，増加>2.0kgで1.2
119)	2008	40〜69歳の日本人2,790人（都市近郊：男性389人，女性911人と，農村地域：男性519人，女性971人）を10年間追跡	BMI，ウエスト周囲長，ウエスト身長比，ウエストヒップ比，皮下脂肪厚（肩甲骨下部）の多変量調整相対リスク（1標準偏差増加あたり）は，都市近郊の男性で1.3〜1.6，女性で1.1〜1.2，農村地域の男性で0.9〜1.1，女性で1.2〜1.3で，農村地域男性は関連を認めなかった。肥満関連指標間で相対リスクに大きな差はなかった。
120)	2011	30〜59歳の日本人男性5,201人を4年間追跡	BMI 23.0〜24.9を基準とすると，多変量調整相対リスクは18.5〜20.9で0.6，27.0〜29.9で1.4
121)	2012	40〜79歳の日本人男性18,336人，女性49,869人を4年間追跡	BMI<19.0を基準とすると，多変量調整相対リスクは23.0〜24.9で1.2〜1.3，25.0〜26.9で1.3〜1.5，27.0〜29.9で1.4〜1.6，≧30.0で1.7〜1.9

表4-1　肥満関連指標と高血圧発症に関する国内外のおもなコホート研究（メタアナリシスを含む）（続き）

文献	報告年	方法	結果
多国籍研究			
122)	2018	2017年までの，欧米やアジア，オセアニアなどの59コホート研究を総括（用量反応メタアナリシス）BMI：57研究，対象者830,685人。発症者125,071人 ウエスト周囲長：14研究，対象者94,953人。発症者9,898人 ウエストヒップ比：10研究，対象者50,308人。発症者6,998人	相対リスクは ・BMI 5.0増加あたり1.50（95%CI 1.40〜1.59）・ウエスト周囲長10 cm増加あたり1.25（95%CI 1.19〜1.32）・ウエストヒップ比0.1増加あたり1.27（95%CI 1.18〜1.37）
123)	2018	2017年までの，欧米やアジア，アフリカ，メキシコなどの57コホート研究を総括（用量反応メタアナリシス）BMI：50研究，対象者2,255,067人。発症者190,320人 体重増加：5研究，対象者134,247人。発症者4,984人 ウエスト周囲長：14研究，対象者111,370人。発症者31,214人 ウエストヒップ比：8研究，対象者57,007人。発症者7,050人 ウエスト身長比：4研究，対象者18,910人。発症者1,769人	相対リスクは ・BMI 5.0増加あたり1.49（95%CI 1.41〜1.58）・BMI 1.0増加と同等の体重増加あたり1.16（95%CI 1.09〜1.23）・ウエスト周囲長10 cm増加あたり1.27（95%CI 1.15〜1.39）・ウエストヒップ比0.1増加あたり1.37（95%CI 1.24〜1.51）・ウエスト身長比0.1増加あたり1.74（95%CI 1.35〜2.13）

リセライドとの関連は，他の肥満指標にくらべ，やや強い傾向を認めたが，肥満指標間で明らかな差を認めなかった[128]。

高コレステロール血症の発症リスク（BMI＜18.5を基準）については，Ishikawa-Takata らが18〜59歳の日本人男性4,737人を4年間追跡したコホート研究がある。BMI 21.0〜21.9で1.5倍，25.0〜25.9で1.9倍，27.0〜27.9で2.7倍，29.0〜29.9で4.1倍へと，BMIとともに上昇することを報告している。また，追跡期間中の体重変化±2.0 kg以内を基準とした場合，2.0 kgを上回る体重増加で2.1倍に上昇することも報告している[118]。

Dattlio らは，食事に対する介入を行った70件の研究を集積したメタアナリシスにおいて，体重1.0kg減量あたりの変化は，総コレステロール1.9 mg/dL低下，LDL-C 0.8 mg/dL低下，HDL-C（減量中）0.3 mg/dL低下，HDL-C（減量後安定時）0.3 mg/dL上昇，トリグリセライド1.3 mg/dL低下と推定している[129]。また，Poobalan らが追跡期間2年以上の13件のコホート研究を集積したメタアナリシスでは，体重が10 kg減少した場合，総コレステロールが約9 mg/dL低下すると推定している[130]。

3 2型糖尿病

Statement

1. 現在のBMIが高いこと，および，体重の経時的な増加は2型糖尿病発症の危険因子である。　Level I

2. 肥満を伴う耐糖能異常者に対する体重減少を目標とした強力な生活習慣改善は，糖尿病の発症リスクを低下させる。　Grade A　Level I

現在の肥満状態と2型糖尿病発症リスク上昇との関連については，数多くのコホート研究から報告があり，その結果に基づいたメタアナリシスが複数行われている（表4-2）。アジア，オセアニアの27件のコホート研究の個人ごとのデータを集積して行ったメタアナリシスである Asia Pacific Cohort Studies Collaboration[131]では，血糖値を繰り返し測定していた3コホート（ニュージーランド，オーストラリア，日本），16,621人のデータを解析し，BMI上昇に対して2型糖尿病発症リスクは直線的に上昇

表4-2 肥満関連指標と糖尿病発症リスクに関するおもなメタアナリシス

文献	報告年	対象	糖尿病発症リスクに関する結果
131)	2006	Asia Pacific Cohort Studies Collaborationで集積したアジア，オセアニアの27コホート研究のデータ（個人ごと）で，血糖値を繰り返し測定していたニュージーランド，オーストラリア，日本3コホート16,621人（糖尿病発症者数242人）	BMI上昇に対して，リスクは直線的に上昇。BMI 2.0低下ごとにリスクは27%低下（95%CI 23〜30），オーストラリアの研究を除外すると32%低下（95%CI 23〜40）。年齢階級別では，60歳未満でリスクは31%低下（95%CI 25〜37），70歳以上で19%低下（95%CI 11〜26）。
132)	2006	糖尿病の診断基準が大きく異ならない1980年以降に行われた31コホート研究を集積（対象者数405,197人，糖尿病発症者12,136人）	現在のBMI 1.0上昇あたり，リスクは1.19倍（95%CI 1.17〜1.21）に上昇
133)	2010	16コホート研究と2ネスティッドケースコントロール研究を集積（対象者数590,251人，糖尿病発症者数16,109人）	BMI 25.0未満を基準とした場合，過体重（25.0〜29.9）でリスクは3.0倍（95%CI 2.4〜3.7），肥満（≧30.0）で7.0倍（95%CI 5.7〜9.0）に上昇。良質な研究（BMIは実測，糖尿病は臨床的に診断，発症者数400人以上，主要交絡因子情報有り）に限定しても，結果は大きく変化せず。
134)	2007	1966〜2004年に公表された31コホート研究と1ネスティッドケースコントロール研究を集積（対象者数171,994人，糖尿病発症者数：罹患率で記載のため，記載なし）	現在のBMI（32研究），ウエスト周囲長（18研究），ウエストヒップ比（25研究）の相対リスクは，1標準偏差（BMI：4.3，ウエスト周囲長：11.6 cm，ウエストヒップ比：0.07）増加あたりいずれも1.9程度で，指標間で予測力に有意差なし。

し，BMI 2低下により27%低下すると推定している。また，60歳未満の若年層でBMIとの関連が強いことも示している。Harteminkらは，31件の研究を集積したメタアナリシスにおいて，現在のBMI 1.0上昇あたり1.2倍上昇すると推定している[132]。Abdullahらは，18研究を集積したメタアナリシスにおいて，BMI < 25.0を基準とした場合，過体重（25.0〜29.9）では3.0倍，肥満（≧30.0）では7.0倍に上昇すると推定している[133]。Vazquezらは32研究を集積したメタアナリシスにおいて，BMI，ウエスト周囲長，ウエストヒップ比の増加1標準偏差あたりの相対リスクは，いずれも1.9程度で，肥満指標間で明らかな差がないことを報告している[134]。以上のメタアナリシスの結果より，BMI，ウエスト周囲長，ウエストヒップ比が大きいことは2型糖尿病発症の危険因子であることについて十分なエビデンスがあると考えられる。

肥満指標の経時的な変化と2型糖尿病発症リスクとの関連については，Kodamaらが15のコホート研究を集積したメタアナリシスにおいて，18〜24歳の頃から25歳以降にかけてのBMIの増加5.0あたり3.1倍，25歳以降に同様に増加した場合は2.1倍に上昇すると報告しており，現在の体重だけでなく，体重の経時的な変化もリスクであること，特に若年時からの体重コントロールが重要であることが示唆されている[135]。

Hadaeghらはイランの一般住民男女4,029人において，6年間のウエスト周囲長の経時的な変化と糖代謝異常（耐糖能異常または2型糖尿病）の発症リスクとの関連を検討し，1標準偏差（男5.2 cm，女7.7 cm）増加あたり，それぞれ約1.6倍，約1.5倍と推定している[136]。また，Koh-Banerjeeらは米国人男性22,171人において，9年間のウエスト周囲長の変化とその後4年間の2型糖尿病発症リスクとの関連を検討し，ウエスト周囲長変化±2.5 cm以内を基準とした場合，同変化14.6 cm以上で約2.4倍，ウエストヒップ比の変化±0.01以内を基準とした場合，同変化0.1以上で約2.5倍に上昇すると推定している[137]。以上の結果より，ウエスト周囲長関連指標の経時的な増加も2型糖尿病発症の危険因子であることが示唆されるが，ウエスト周囲長は人種差が大きいことや加齢により変化すること，限られた集団からの報告しかないことを考慮すると，今後，さらにエビデンスの蓄積がまたれる。

肥満を伴う耐糖能異常者や空腹時血糖値異常者に対して体重減少を目標とした強力な生活習慣介入を行うことにより，2型糖尿病発症リスクが44〜58%低下することはFinnish Diabetes Prevention Study

表4-3　減量を目標とした生活習慣改善介入と糖尿病発症予防効果に関する無作為割付介入研究

文献	研究名（公表年・地域）	対象者特性	体重の目標	糖尿病発症リスク
138)	Diabetes Prevention Study（2001年・フィンランド）	耐糖能異常者522人。平均55歳, 平均BMI 31.0　研究デザイン：対照群, 生活習慣改善群, 薬剤（メトホルミン）介入群の3群に無作為割付（介入期間：平均3.2年）	生活習慣改善による5％以上の減量	対照群にくらべ, 生活習慣改善群で58％リスク低下
139)	Diabetes Prevention Program（2002年・米国）	耐糖能異常者3,234人。平均51歳, 平均BMI 34.0　研究デザイン：対照群, 生活習慣改善群の2群に無作為割付（介入期間：平均2.8年）	生活習慣改善による7％以上の減量	対照群にくらべ, 生活習慣改善群で58％リスク低下
140)	Zensharen Study（2011年・日本）	空腹時血糖値異常641人。平均48歳, 平均BMI 27.0　研究デザイン：対照群, 生活習慣改善群の2群に無作為割付（介入期間：3年）	生活習慣改善による5％の減量	対照群にくらべ, 生活習慣改善群で44％リスク低下

（フィンランド）[138], Diabetes Prevention Program（米国）[139], Zensharen Study of Prevention of Life Style Disease（日本）[140] などの無作為割付介入試験で示されており, 十分なエビデンスが存在している（表4-3）。

日本の研究である Zensharen Study の耐糖能レベル別サブグループ解析では, ベースラインの耐糖能が相対的に悪い集団（空腹時血糖値≧110 mg/dL, 75 g 経口ブドウ糖負荷試験で2時間値≧140 mg/dL, HbA1c≧6.0％）では, 介入群の2型糖尿病発症リスクは対照群より約50〜75％低下した。一方で, 耐糖能が悪くない集団ではリスク低下を認めず, 生活習慣介入は, HbA1c などで高リスク者を特定し, 実施することが合理的な可能性がある。これ以外の日本の研究としては, 2型糖尿病発症リスクに対する電話支援の有効性を検証した Japan Diabetes Outcome Intervention Trial-1（J-DOIT1）がある。空腹時血糖値異常の2,607人を対象に, 適正体重の維持を目標（肥満者；5％減量, 非肥満者；3％減量）に電話支援による介入を行い, その減量効果は対照群より大きかったが, 発症リスク低下効果には差を認めなかった。ただし, 介入頻度レベル別のサブグループ解析において, 高頻度支援（10回）群では約40％リスクが低下していた[141]。前述の Zensharen Study でも介入群の介入頻度が9回であることを考えると, 生活習慣改善でリスクを低下させるには一定レベル以上の介入頻度が必要な可能性がある。

4 その他の疾患

高血圧, 脂質異常症, 糖尿病以外にも, 肥満関連指標と心房細動, 心不全, 心臓突然死, 胆囊疾患, 悪性腫瘍などに関するメタアナリシスが行われており[142-148], 心房細動, 心不全, 心臓突然死については, BMI 上昇ごとにリスクが約1.2〜1.4倍上昇すると報告されている。直腸結腸がんや膵臓がんでは, 日本の地域コホートにおけるデータ（個人ごと）を集積したメタアナリシスもあり, いずれのがんも男性では BMI≧30 でリスクが約1.7〜1.8倍上昇すると推定されている[147, 148]。また, 49論文の204メタアナリシスを包括的にレビューし, 肥満関連指標と悪性腫瘍の関連について関連の強弱を4段階に分類した Umbrella Review も存在しており, 肺がんや食道扁平上皮がんなど一部の悪性腫瘍では BMI 上昇によりリスクが低下することが示されているが, 多くの悪性腫瘍で肥満関連指標の増加とともにリスクが上昇することが示されている[149]（表4-4）。

表4-4　肥満関連指標とその他の疾患リスクに関するメタアナリシス（コホート研究のみ）

文献	疾患・イベント	報告年	対象	発症リスクに関する結果
142)	心房細動	2017	2016年までの, 欧米, アジア, オーストラリアの29コホート研究を総括した用量反応メタアナリシス BMI：25研究, 対象者2,405,381人。発症者83,006人 ウエスト周囲長：5研究, 対象者80,752人。発症者6,120人 ウエストヒップ比：4研究, 対象者67,837人。発症者4,259人	・BMI 5上昇ごとに1.28倍 　（95%CI 1.20～1.38） ・ウエスト周囲長10cm上昇ごとに1.18倍 　（95%CI 1.12～1.25） ・ウエストヒップ比0.1上昇ごとに1.09倍 　（95%CI 1.02～1.16）
143)	心不全	2016	2014年までの欧米やオーストラリアの28コホート研究を総括した用量反応メタアナリシス BMI：23研究, 対象者647,388人。発症者15,905人 ウエスト周囲長：12研究, 対象者362,450人。発症者9,865人 ウエストヒップ比：6研究, 対象者186,458人。発症者7,611人	・BMI 5.0上昇ごとに1.41倍 　（95%CI 1.34～1.47） ・ウエスト周囲長10cm上昇ごとに1.29倍 　（95%CI 1.21～1.37） ・ウエストヒップ比0.1上昇ごとに1.28倍 　（95%CI 1.12～1.47）
144)	心臓突然死	2018	2017年までの欧米やアジアの14コホート研究を総括した用量反応メタアナリシス BMI：14研究, 対象者406,079人。発症者3,376人 ウエスト周囲長：2研究, 対象者15,972人。発生者312人 ウエストヒップ比：3研究, 対象者179,117人。発生者817人	・BMI 5.0上昇ごとに1.16倍 　（95%CI 1.05～1.28） ・ウエスト周囲長10cm上昇ごとに1.03倍 　（95%CI 0.93～1.15） ・ウエストヒップ比0.1上昇ごとに1.82倍 　（95%CI 1.61～2.07）
145)	胆嚢疾患 （摘出術含む）	2015	2015年までの欧米やアジアの17コホート研究を総括した用量反応メタアナリシス BMI：17研究, 対象者1,921,103人。発症者55,670人 ウエスト周囲長：5研究, 対象者284,095人。発症者15,523人 ウエストヒップ比：4研究, 対象者230,166人。発症者14,458人	・BMI 5.0上昇ごとに1.63倍 　（95%CI 1.49～1.78） ・ウエスト周囲長10cm上昇ごとに1.46倍 　（95%CI 1.24～1.72） ・ウエストヒップ比0.1上昇ごとに1.44倍 　（95%CI 1.26～1.64）
146)	子宮内膜がん	2015	2015年までの欧米やアジアの30コホート研究を総括した用量反応メタアナリシス BMI：30研究, 対象者6,445,402人。発症者22,320人 ウエスト周囲長：4研究, 対象者315,770人。発症者1,524人 ウエストヒップ比：5研究, 対象者394,340人。発症者2,447人 体重増加：7研究, 対象者460,901人。発症者2,806人	・BMI 5上昇ごとに1.54倍 　（95%CI 1.47～1.61） ・ウエスト周囲長10cm上昇ごとに1.27倍 　（95%CI 1.17～1.39） ・ウエストヒップ比0.1上昇ごとに1.21倍 　（95%CI 1.13～1.29） ・体重増加5kgごとに1.16倍 　（95%CI 1.12～1.20） 　（※体重増加は18～20歳から研究開始時で算出）
147)	結腸直腸がん	2012	日本の8つの地域コホートのデータ（個人ごと）を集積し解析 対象者：341,384人（男性157,927人, 女性183,457人） 発症者：4,979人（男性3,055人　女性1,924人） 追跡期間：平均11.0年	結腸がん：調整ハザード比（早期発症除く） 　（BMI 23～25を基準としたときに） ・男性：BMI 30以上で1.81 　（95%CI 1.20～2.72） ・女性：BMI 25～27で1.24 　（95%CI 1.00～1.53）
148)	膵臓がん	2018	日本の9つの地域コホートのデータ（個人ごと）を集積し解析 対象者：345,799人（男性160,488人, 女性185,311人） 発症者：1,593人（男性885人, 女性708人） 追跡期間：平均13.0年	調整ハザード比 　（BMI 23～25を基準としたときに） ・男性：BMI 30以上で1.71 　（95%CI 1.03～2.86） ・女性：BMI 21～23で0.80 　（95%CI 0.64～1.00）

4 肥満, 肥満症を対象とした生活習慣介入研究

Statement

1. 行動カウンセリングによる介入で, 肥満および肥満関連リスクの改善が得られる。
   Grade A **Level** I

2. 有酸素運動トレーニングを食事療法に加えると, 腹腔内脂肪の減少効果が大きくなる。
   Grade A **Level** I

3. 有酸素運動トレーニングを食事療法に加えると, 摂取エネルギー制限中の骨格筋量の減少が抑制される。
   Grade A **Level** II

4. 食事の調理方法や提供方法を工夫することで, 肥満および肥満関連リスクの改善が得られる。
   Grade B **Level** II

5. Web ベースの介入は, 体重減少効果はあるが, 体重維持効果はない。
   Grade B **Level** I

6. 歯科的介入は生活習慣の指導と組み合わせることで, 肥満を改善する。
   Grade B **Level** II

過体重, 肥満の成人を対象とした生活習慣の改善を行う行動カウンセリングの有効性は, わが国の非無作為化比較試験[150], 無作為化比較試験[151-153]で示されており, ナショナルデータベースを用いた研究で, 腹部肥満に対する全国規模の生活習慣介入により, 特定保健指導の対象者がウエスト周囲長, BMI, および心血管代謝リスクの有意な減少を達成したこと[154], 体重が3％以上減少したグループで肥満関連パラメータが有意に改善されたことが示されている[155]。行動カウンセリングは, 通常3〜6ヵ月行われるが, 約2時間の動機付け講義を1回受講することでも短期的に緩やかな体重減少を促すことがわが国の無作為化比較試験で報告されている[156]。また, 数回のトレーニングを受けた地域ボランティアが減量介入を主導する場合と, 運動および食事処方の専門家が主導する場合の効果を比較した非無作為化比較試験において, コースを完了した参加者の

割合は, 専門家主導のグループの方が有意に高かったが, 体重の変化に差はなかったことが報告されている[157]。

生活習慣病予防のための減量介入は, 腹部骨格筋量を減少させる可能性があることがわが国の無作為化対照介入試験で報告されているが[158], 有酸素運動を加えることで, 内臓脂肪型肥満を有するエネルギー制限中の成人の骨格筋量の減少を抑制することが, わが国の無作為化対照介入試験で報告されている[159]。また, 食事制限と有酸素運動を行うことにより, おもに腹腔内脂肪の減少による体重減少が得られることがわが国の無作為化対照介入試験で報告されている[160, 161]。9つの無作為化対照試験と7つの非無作為化対照試験を用いたメタアナリシスで, 肥満関連疾患がなく肥満のみを有する被験者においては, 有酸素運動による内臓脂肪の減少に量反応関係があることが示唆されている[162]。

食事のポーションサイズをコントロールするためにヘルシープレートを用いることで, 過体重および肥満の糖尿病患者の体重を減少させることがわが国の無作為化比較試験で報告されている[163]。また, いわゆる1975年型日本食, すなわち, ①さまざまな食材を少しずつ食べる。主菜と副菜を合わせて3品以上を揃える, ②「煮る」「蒸す」「生（なま）」を優先し, 次いで「茹でる」「焼く」を使う。「揚げる」「炒める」は控えめにして, カロリーや脂肪を抑えるように調理法を工夫する, ③大豆製品や魚介類, 野菜（漬物を含む）, 果物, 海藻, きのこ, 緑茶を積極的に摂取し, 卵, 乳製品, 肉も適度に（食べ過ぎにならないように）摂取する, ④だしや発酵系調味料（醤油, 味噌, 酢, みりん, 酒）を上手に使用し, 塩や糖分（砂糖）の摂取量を抑える, ⑤一汁三菜［主食（米）, 汁物, 主菜, 副菜×2］を基本として, さまざまな食材を摂取する, という特徴を有する食事と現代食を比較した無作為化比較試験では, 前者でBMI, 体脂肪量, ウエスト周囲長, LDL-C, HbA1cが有意に低下した[164]。

Web ベースの介入は, 低コストで多くの個人にア

プローチできるため，プライマリケアにおいて魅力的な選択肢である。23 件の無作為化対照試験を対象としたメタアナリシスでは，Web ベースの介入は肥満治療の補助として有効であるが，対面支援の代替としては有効ではないこと，初期の体重減少を目的とする場合には有効であるが，体重維持目的には有効でないことが示された [165]。わが国の無作為化比較試験でも，電話やメールによる介入が体重減少に有効であること [166]，行動目標を決めてその変化と体重をモニタリングすることにコンピュータープログラムによる生活習慣アドバイスを加えることで体重減少効果が高まること [167, 168]，スマートフォンアプリを用いたグループチャットで管理栄養士によ

る食事指導を受けることで体重減少効果があること [169]，Web で参加者が他の参加者の体重変化や生活習慣，栄養指導内容を見ることができるようにすることで短期的な体重減少効果が大きくなること [170] が報告されている。しかし，3 ヵ月の保健指導の後で Web ベースの介入実施群と非実施群では 1 年後，2 年後の体重に有意な差はなかった [171]。

わが国の住民コホート研究で，咀嚼能力とメタボリックシンドロームとの関連が報告されているが [172]，歯科補綴や歯周病治療などの歯科的介入を食事・運動指導と併用することで，より体重減少することがわが国の無作為化比較試験で報告されている [173]。

COLUMN 肥満とGWAS

　この十数年でゲノムデータを比較的廉価に取得できるようになったことから，サンプルサイズの大きな Genome-Wide Association Study（GWAS）が行われ，肥満についてもさまざまな感受性領域が同定されてきた。2017年に報告された日本人約 17 万人を対象とした GWAS では，BMI と関連する 51 の新規領域が発見され，欧米人約 32 万人を対象とした GWAS とのメタアナリシスを追加することで最終的に 112 の新規領域が同定された [1]。これらの変異がどの組織での遺伝子発現調整に関わっているか評価したところ，過去に報告された中枢神経系の細胞以外に，免疫系細胞や脂肪組織も体重調整に関わっており，免疫系については特に CD19 陽性B細胞における遺伝子調整や血中リンパ球数が肥満と関係していることがわかった。また，33 疾患を対象として行われた GWAS の結果と組み合わせて遺伝学的相関を調べたところ，2 型糖尿病や心血管疾患以外に喘息や後縦靱帯骨化症が肥満と正の相関をもち，思春期特発性側弯症や統合失調症，関節リウマチが負の相関をもつという新たな知見が得られた。

　GWAS で得られた情報を基に肥満と疾患の関連を評価する試みはさまざまな手法で行われており，メンデルランダム化（Mendelian randomization: MR）解析はそのひとつである。MR 解析は遺伝子多型が無作為に分配されるという仮定に基づく疫学的な解析法であり，従来の観察研究とくらべて背景因子が均等化され交絡の影響を受けにくいという特徴がある。近年，日本人集団を対象とした GWAS

データの MR 解析により，肥満と種々の疾患の統計的な関連が示されてきた。日本人における婦人科疾患 5 種の検討を行った報告では，子宮体がんが肥満の影響を受けることが明らかになった [2]。また，欧州人集団と日本人集団から得られた MR 解析の結果を統合することで，乾癬と肥満の因果関係を示した報告もある [3]。肥満の病態は人種によって異なるため，このような報告は日本人の肥満診療において有意義な情報となる。

　このように，現在は GWAS で得られたデータを生物学的に意味のある情報に結び付けることが課題となっている。今後も MR 解析を含めたさまざまな手法によって，肥満の病態，各疾患との関連について解明されることが期待される。

文 献

1) Akiyama M, et al. Genome-wide association study identifies 112 new loci for body mass index in the Japanese population. Nat Genet. 2017; 49: 1458-1467. PMID: 28892062
2) Masuda T, et al. A Mendelian randomization study identified obesity as a causal risk factor of uterine endometrial cancer in Japanese. Cancer Sci. 2020; 111: 4646-4651. PMID: 32981178
3) Ogawa K, et al. A Transethnic Mendelian Randomization Study Identifies Causality of Obesity on Risk of Psoriasis. J Invest Dermatol. 2019; 139: 1397-1400. PMID: 30528826

第4章の文献

1) Katanoda K, et al. National Nutrition Survey in Japan—Its methodological transition and current findings. J Nutr Sci Vitaminol (Tokyo). 2002; 48: 423-432. PMID: 12656220

2) Ikeda N, et al. Data Resource Profile: The Japan National Health and Nutrition Survey (NHNS). Int J Epidemiol. 2015; 44: 1842-1849. PMID: 26239276

3) 厚生労働省. 令和元年国民健康・栄養調査報告.（令和2年12月）https://www.mhlw.go.jp/stf/seisakunitsuite/bunya/kenkou_iryou/kenkou/eiyou/r1-houkoku_00002.html （2021年5月19日閲覧）

4) 厚生労働省. 平成28年国民健康・栄養調査報告.（平成29年12月）https://www.mhlw.go.jp/bunya/kenkou/eiyou/h28-houkoku.html （2021年5月19日閲覧）

5) 西信雄ほか. 国民健康・栄養調査の協力率とその関連要因. 厚生の指標. 2012；59：10-15.

6) 国立健康・栄養研究所. 健康日本21（第二次）分析評価事業：国民健康・栄養調査. https://www.nibiohn.go.jp/eiken/kenkounippon21/eiyouchousa/keinen_henka_shintai.html （2021年5月26日閲覧）

7) NCD Risk Factor Collaboration (NCD-RisC). https://ncdrisc.org/ （2021年5月26日閲覧）

8) NCD Risk Factor Collaboration (NCD-RisC). Worldwide trends in body-mass index, underweight, overweight, and obesity from 1975 to 2016: a pooled analysis of 2416 population-based measurement studies in 128·9 million children, adolescents, and adults. Lancet. 2017; 390: 2627-2642. PMID: 29029897

9) United Nations, Department of Economic and Social Affairs, Population Division. World Population Prospects 2019, Online Edition. Rev. 1. https://population.un.org/wpp/Download/Standard/Population/ （2021年5月25日閲覧）

10) Fallah-Fini S, et al. Trends in energy imbalance gap and body weight status in the Japanese adult population: A system dynamics approach. J Epidemiol. 2021; 31: 335-342. PMID: 32595180

11) Anderson JW, et al. Long-term weight-loss maintenance: a meta-analysis of US studies. Am J Clin Nutr. 2001; 74: 579-584. PMID: 11684524

12) Tsai AG, et al. The evolution of very-low-calorie diets: An update and meta-analysis. Obesity (Silver Spring). 2006; 14: 1283-1293. PMID: 16988070

13) 厚生労働省. 平成29年国民健康・栄養調査報告.（平成30年12月）https://www.mhlw.go.jp/stf/seisakunitsuite/bunya/kenkou_iryou/kenkou/eiyou/h29-houkoku.html （2021年5月14日閲覧）

14) Bazzano LA, et al. Effects of low-carbohydrate and low-fat diets: A randomized trial. Ann Intern Med. 2014; 161: 309-318. PMID: 25178568

15) Wycherley TP, et al. Effects of energy-restricted high-protein, low-fat compared with standard-protein, low-fat diets: a meta-analysis of randomized controlled trials. Am J Clin Nutr. 2012; 96: 1281-1298. PMID: 23097268

16) Skov AR, et al. Randomized trial on protein vs carbohydrate in ad libitum fat reduced diet for the treatment of obesity. Int J Obes Relat Metab Disord. 1999; 23: 528-536. PMID: 10375057

17) Johansson K, et al. Effects of anti-obesity drugs, diet, and exercise on weight-loss maintenance after a very-low-calorie diet or low-calorie diet: a systematic review and meta-analysis of randomized controlled trials. Am J Clin Nutr. 2014; 99: 14-23. PMID: 24172297

18) Liu S, et al. Relation between changes in intakes of dietary fiber and grain products and changes in weight and development of obesity among middle-aged women. Am J Clin Nutr. 2003; 78: 920-927. PMID: 14594777

19) Koh-Banerjee P, et al. Prospective study of the association of changes in dietary intake, physical activity, alcohol consumption, and smoking with 9-y gain in waist circumference among 16 587 US men. Am J Clin Nutr. 2003; 78: 719-727. PMID: 14522729

20) Mytton OT, et al. Systematic review and meta-analysis of the effect of increased vegetable and fruit consumption on body weight and energy intake. BMC Public Health. 2014; 14: 886. PMID: 25168465

21) Kaiser KA, et al. Increased fruit and vegetable intake has no discernible effect on weight loss: a systematic review and meta-analysis. Am J Clin Nutr. 2014; 100: 567-576. PMID: 24965308

22) Zemel MB, et al. Calcium and dairy acceleration of weight and fat loss during energy restriction in obese adults. Obes Res. 2004; 12: 582-590. PMID: 15090625

23) Lopez-Garcia E, et al. Changes in caffeine intake and long-term weight change in men and women. Am J Clin Nutr. 2006; 83: 674-680. PMID: 16522916

24) Schulze MB, et al. Sugar-sweetened beverages, weight gain, and incidence of type 2 diabetes in young and middle-aged women. JAMA. 2004; 292: 927-934. PMID: 15328324

25) Tada Y, et al. Association of body mass index with lifestyle and rotating shift work in Japanese female nurses. Obesity (Silver Spring). 2014; 22: 2489-2493. PMID: 25251576

26) Chia CW, et al. Chronic Low-Calorie Sweetener Use and Risk of Abdominal Obesity among Older Adults: A Cohort Study. PLoS One. 2016; 11: e0167241. PMID: 27880832

27) Banel DK, et al. Effects of walnut consumption on blood lipids and other cardiovascular risk factors: a meta-analysis and systematic review. Am J Clin Nutr. 2009; 90: 56-63. PMID: 19458020

28) Schulze MB, et al. Dietary patterns and changes in body weight in women. Obesity (Silver Spring). 2006; 14: 1444-1453. PMID: 16988088

29) Buckland G, et al. Obesity and the Mediterranean diet: a systematic review of observational and intervention studies. Obes Rev. 2008; 9: 582-593. PMID: 18547378

30) Djuric Z, et al. A Mediterranean dietary intervention in healthy American women changes plasma carotenoids and fatty acids in distinct clusters. Nutr Res. 2009; 29: 156-163. PMID: 19358929

31) Nakade M, et al. Changes in food intake patterns associated with body weight loss during a 12-week health promotion program and a 9-month follow-up period in a Japanese population. Obes Res Clin Pract. 2009; 3: I-II. PMID: 24345562

32) Akter S, et al. Dietary patterns and metabolic syndrome in a Japanese working population. Nutr Metab (Lond). 2013; 10: 30. PMID: 23537319

33) Otsuka R, et al. Eating fast leads to obesity: findings based on self-administered questionnaires among middle-aged Japanese men and women. J Epidemiol. 2006; 16: 117-124. PMID: 16710080

34) Otsuka R, et al. Eating fast leads to insulin resistance: findings in middle-aged Japanese men and women. Prev Med. 2008; 46: 154-159. PMID: 17822753

35) Nakamura Y, et al. Diurnal variation of human sweet taste recognition thresholds is correlated with plasma leptin levels. Diabetes. 2008; 57: 2661-2665. PMID: 18633111

36) Goto M, et al. Lifestyle risk factors for overweight in Japanese male college students. Public Health Nutr. 2010; 13: 1575-1580. PMID: 20025829

37) Sun Y, et al. Lifestyle and overweight among Japanese adolescents: the Toyama Birth Cohort Study. J Epidemiol. 2009; 19: 303-310. PMID: 19776497

38) Timlin MT, et al. Breakfast frequency and quality in the etiology of adult obesity and chronic diseases. Nutr Rev. 2007; 65: 268-281. PMID: 17605303

39) Lampuré A, et al. Associations between liking for fat, sweet or salt and obesity risk in French adults: a prospective cohort study. Int J Behav Nutr Phys Act. 2016; 13: 74. PMID: 27378200

40) French SA, et al. Portion size effects on weight gain in a free living setting. Obesity (Silver Spring). 2014; 22: 1400-1405. PMID: 24510841

41) Wannamethee SG, et al. Alcohol intake and 8-year weight gain in women: a prospective study. Obes Res. 2004; 12: 1386-1396. PMID: 15483203

42) Sayon-Orea C, et al. Alcohol consumption and body weight: a systematic review. Nutr Rev. 2011; 69: 419-431. PMID: 21790610

43) Bendsen NT, et al. Is beer consumption related to measures of abdominal and general obesity? A systematic review and meta-analysis. Nutr Rev. 2013; 71: 67-87. PMID: 23356635

44) Johnson W, et al. Is the positive relationship of infant weight gain with adolescent adiposity attenuated by moderate-to-vigorous physical activity in childhood? Evidence from the Millennium Cohort Study. Int J Obes (Lond). 2021; 45: 84-94. PMID: 32826971

45) Leskinen T, et al. Comparison between recent and long-term physical activity levels as predictors of cardiometabolic risk: a cohort study. BMJ Open. 2020; 10: e033797. PMID: 32066606

46) Barzin M, et al. Incidence of abdominal obesity and its risk factors among Tehranian adults. Public Health Nutr. 2018; 21: 3111-3117. PMID: 30221618

47) 川上諒子ほか. 健康づくりのための身体活動基準2013による身体活動評価とメタボリックシンドローム. 日本公衆衛生雑誌. 2014；61：705-717.

48) 中村誉ほか. 特定保健指導による運動量・エネルギー摂取量の変化と体重減少・検査値変化の関連. 東海公衆衛生雑誌. 2013；1：64-70.

49) Curioni CC, et al. Long-term weight loss after diet and exercise: a systematic review. Int J Obes (Lond). 2005; 29: 1168-1174. PMID: 15925949

50) Nanri A, et al. Effect of six months lifestyle intervention in Japanese men with metabolic syndrome: randomized controlled trial. J Occup Health. 2012; 54: 215-222. PMID: 22790524

51) Lovejoy JC, et al.; Stock Conference 2008 Working Group. Sex differences in obesity and the regulation of energy homeostasis. Obes Rev. 2009; 10: 154-167. PMID: 19021872

52) Sedentary Behaviour Research Network. Letter to the editor: Standardized use of the terms "sedentary" and "sedentary behaviours". Appl Physiol Nutr Metab. 2012; 37: 540-542. PMID: 22540258

53) Levine JA, et al. Interindividual variation in posture allocation: possible role in human obesity. Science. 2005; 307: 584-586. PMID: 15681386

54) Nicholas JA, et al. Leisure-Time Physical Activity Does not Attenuate the Association Between Occupational Sedentary Behavior and Obesity: Results From Alberta's Tomorrow Project. J Phys Act Health. 2015; 12: 1589-1600. PMID: 25830327

55) Hu FB, et al. Television watching and other sedentary behaviors in relation to risk of obesity and type 2 diabetes mellitus in women. JAMA. 2003; 289: 1785-1791. PMID: 12684356

56) Inoue S, et al. Television viewing time is associated with overweight/obesity among older adults, independent of meeting physical activity and health guidelines. J Epidemiol. 2012; 22: 50-56. PMID: 22156288

57) Helajärvi H, et al. Exploring causality between TV viewing and weight change in young and middle-aged adults. The Cardiovascular Risk in Young Finns study. PLoS One. 2014; 9: e101860. PMID: 25028965

58) Itani O, et al. Association of onset of obesity with sleep duration and shift work among Japanese adults. Sleep Med. 2011; 12: 341-345. PMID: 21377926

59) Kobayashi D, et al. Association between weight gain, obesity, and sleep duration: a large-scale 3-year cohort study. Sleep Breath. 2012; 16: 829-833. PMID: 21892668

60) Watanabe M, et al. Association of short sleep duration with weight gain and obesity at 1-year follow-up: a large-scale prospective study. Sleep. 2010; 33: 161-167. PMID: 20175399

61) Taheri S, et al. Short sleep duration is associated with reduced leptin, elevated ghrelin, and increased body mass index. PLoS Med. 2004; 1: e62. PMID: 15602591

62) Heilmann A, et al. Longitudinal associations between television in the bedroom and body fatness in a UK cohort study. Int J Obes (Lond). 2017; 41: 1503-1509. PMID: 28566749

63) Gangwisch JE, et al. Inadequate sleep as a risk factor for obesity: analyses of the NHANES I. Sleep. 2005; 28: 1289-1296. PMID: 16295214

64) Nagai M, et al. Association between sleep duration, weight gain, and obesity for long period. Sleep Med. 2013; 14: 206-210. PMID: 23218534

65) Fu J, et al. Childhood sleep duration modifies the polygenic risk for obesity in youth through leptin pathway: the Beijing Child and Adolescent Metabolic Syndrome cohort study. Int J Obes (Lond). 2019; 43: 1556-1567. PMID: 31285522

66) Bamia C, et al. Tobacco smoking in relation to body fat mass and distribution in a general population sample. Int J Obes Relat Metab Disord. 2004; 28: 1091-1096. PMID: 15197410

67) Chiolero A, et al. Association of cigarettes smoked daily with obesity in a general adult population. Obesity (Silver Spring). 2007; 15: 1311-1318. PMID: 17495208

68) Kim JH, et al. Cigarette smoking increases abdominal and visceral obesity but not overall fatness: an observational study. PLoS One. 2012; 7: e45815. PMID: 23029258

69) Kasteridis P, et al. Smoking cessation and body weight: evidence from the Behavioral Risk Factor Surveillance Survey. Health Serv Res. 2012; 47: 1580-1602. PMID: 22356600

70) Prod'hom S, et al. Predictors of weight change in sedentary smokers receiving a standard smoking cessation intervention. Nicotine Tob Res. 2013; 15: 910-916. PMID: 23048177

71) Taniguchi C, et al. Factors associated with weight gain after smoking cessation therapy in Japan. Nurs Res. 2013; 62: 414-

421. PMID: 24165217

72) Caan B, et al. Women gain weight 1 year after smoking cessation while dietary intake temporarily increases. J Am Diet Assoc. 1996; 96: 1150-1155. PMID: 8906140

73) Eliasson B, et al. Smoking cessation improves insulin sensitivity in healthy middle-aged men. Eur J Clin Invest. 1997; 27: 450-456. PMID: 9179554

74) Kawachi I, et al. Can physical activity minimize weight gain in women after smoking cessation? Am J Public Health. 1996; 86: 999-1004. PMID: 8669525

75) Wardle J, et al. Stress and adiposity: a meta-analysis of longitudinal studies. Obesity (Silver Spring). 2011; 19: 771-778. PMID: 20948519

76) Ishizaki M, et al.; Japan Work Stress and Health Cohort Study Group. Influence of job strain on changes in body mass index and waist circumference—6-year longitudinal study. Scand J Work Environ Health. 2008; 34: 288-296. PMID: 18815715

77) Toyoshima H, et al. Effect of the interaction between mental stress and eating pattern on body mass index gain in healthy Japanese male workers. J Epidemiol. 2009; 19: 88-93. PMID: 19265270

78) Moore CJ, et al. Social position, psychological stress, and obesity: a systematic review. J Acad Nutr Diet. 2012; 112: 518-526. PMID: 22709702

79) Sominsky L, et al. Eating behavior and stress: a pathway to obesity. Front Psychol. 2014; 5: 434. PMID: 24860541

80) Himeno A, et al. Salivary cortisol levels are associated with outcomes of weight reduction therapy in obese Japanese patients. Metabolism. 2012; 61: 255-261. PMID: 21871641

81) Oliveira AJ, et al. The influence of social relationships on obesity: sex differences in a longitudinal study. Obesity (Silver Spring). 2013; 21: 1540-1547. PMID: 23818388

82) Greeno CG, et al. Stress-induced eating. Psychol Bull. 1994; 115: 444-464. PMID: 8016287

83) Hanibuchi T, et al. Neighborhood food environment and body mass index among Japanese older adults: results from the Aichi Gerontological Evaluation Study (AGES). Int J Health Geogr. 2011; 10: 43. PMID: 21777439

84) Kivimäki M, et al. Neighbourhood socioeconomic disadvantage, risk factors, and diabetes from childhood to middle age in the Young Finns Study: a cohort study. Lancet Public Health. 2018; 3: e365-e373. PMID: 30030110

85) Solovieva S, et al. Psychosocial factors at work, long work hours, and obesity: a systematic review. Scand J Work Environ Health. 2013; 39: 241-258. PMID: 23592217

86) Ishizaki M, et al. The influence of work characteristics on body mass index and waist to hip ratio in Japanese employees. Ind Health. 2004; 42: 41-49. PMID: 14964617

87) Nakamura K, et al. Increases in body mass index and waist circumference as outcomes of working overtime. Occup Med (Lond). 1998; 48: 169-173. PMID: 9659726

88) Suwazono Y, et al. Long-term longitudinal study on the relationship between alternating shift work and the onset of diabetes mellitus in male Japanese workers. J Occup Environ Med. 2006; 48: 455-461. PMID: 16688001

89) Parkes KR. Shift work and age as interactive predictors of body mass index among offshore workers. Scand J Work Environ Health. 2002; 28: 64-71. PMID: 11871855

90) Kubo T, et al. Retrospective cohort study of the risk of obesity among shift workers: findings from the Industry-based Shift Workers' Health study, Japan. Occup Environ Med. 2011; 68: 327-331. PMID: 20884794

91) de Assis MA, et al. Food intake and circadian rhythms in shift workers with a high workload. Appetite. 2003; 40: 175-183. PMID: 12781167

92) Nakadaira H, et al. Mental and physical effects of Tanshin funin, posting without family, on married male workers in Japan. J Occup Health. 2006; 48: 113-123. PMID: 16612040

93) Rosmond R, et al. Occupational status, cortisol secretory pattern, and visceral obesity in middle-aged men. Obes Res. 2000; 8: 445-450. PMID: 11011911

94) Ishizaki M, et al. The relationship between waist-to-hip ratio and occupational status and life-style factors among middle-aged male and female Japanese workers. Occup Med (Lond). 1999; 49: 177-182. PMID: 10451599

95) 山北満哉ほか. 日本人成人の肥満者割合および脂肪エネルギー比率の年次推移に対する年齢–時代–コホートの影響. 日本公衆衛生雑誌. 2014; 61: 371-384.

96) Kitamura I, et al. Six-year longitudinal changes in body composition of middle-aged and elderly Japanese: Age and sex differences in appendicular skeletal muscle mass. Geriatr Gerontol Int. 2014; 14: 354-361. PMID: 23809775

97) Shimokata H, et al. Age-related changes in skeletal muscle mass among community-dwelling Japanese: A 12-year longitudinal study. Geriatr Gerontol Int. 2014; 14 Suppl: 85-92. PMID: 24450565

98) Yuki A, et al. Low free testosterone is associated with loss of appendicular muscle mass in Japanese community-dwelling women. Geriatr Gerontol Int. 2015; 15: 326-333. PMID: 24629182

99) Yuki A, et al. Relationship between low free testosterone levels and loss of muscle mass. Sci Rep. 2013; 3: 1818. PMID: 23660939

100) Weng SF, et al. Systematic review and meta-analyses of risk factors for childhood overweight identifiable during infancy. Arch Dis Child. 2012; 97: 1019-1026. PMID: 23109090

101) Haga C, et al. Developmental trajectories of body mass index among Japanese children and impact of maternal factors during pregnancy. PLoS One. 2012; 7: e51896. PMID: 23272187

102) Zhou J, et al. Rapid Infancy Weight Gain and 7- to 9-year Childhood Obesity Risk: A Prospective Cohort Study in Rural Western China. Medicine (Baltimore). 2016; 95: e3425. PMID: 27100435

103) Weyermann M, et al. Duration of breastfeeding and risk of overweight in childhood: a prospective birth cohort study from Germany. Int J Obes (Lond). 2006; 30: 1281-1287. PMID: 16505835

104) Gluckman PD, et al. Low birthweight and subsequent obesity in Japan. Lancet. 2007; 369: 1081-1082. PMID: 17398304

105) Tamakoshi K, et al. Birth weight and adult hypertension: Cross-sectional study in a Japanese workplace population. Circ J. 2006; 70: 262-267. PMID: 16501290

106) Harder T, et al. Where is the evidence that low birthweight leads to obesity? Lancet. 2007; 369: 1859. PMID: 17544762

107) Oken E, et al. Maternal smoking during pregnancy and child overweight: systematic review and meta-analysis. Int J Obes (Lond). 2008; 32: 201-210. PMID: 18278059

108) Suzuki K, et al. Maternal smoking during pregnancy and childhood growth trajectory: a random effects regression analysis. J Epidemiol. 2012; 22: 175-178. PMID: 22277789

109) Suzuki K, et al. Effect of maternal smoking cessation before and during early pregnancy on fetal and childhood growth. J

Epidemiol. 2014; 24: 60-66. PMID: 24335086

110) Huang Z, et al. Body weight, weight change, and risk for hypertension in women. Ann Intern Med. 1998; 128: 81-88. PMID: 9441586

111) Field AE, et al. Impact of overweight on the risk of developing common chronic diseases during a 10-year period. Arch Intern Med. 2001; 161: 1581-1586. PMID: 11434789

112) Wilson PW, et al. Overweight and obesity as determinants of cardiovascular risk: The Framingham experience. Arch Intern Med. 2002; 162: 1867-1872. PMID: 12196085

113) Moore LL, et al. Weight loss in overweight adults and the long-term risk of hypertension: The Framingham study. Arch Intern Med. 2005; 165: 1298-1303. PMID: 15956011

114) Shuger SL, et al. Body mass index as a predictor of hypertension incidence among initially healthy normotensive women. Am J Hypertens. 2008; 21: 613-619. PMID: 18437123

115) Nyamdorj R, et al. Comparison of body mass index with waist circumference, waist-to-hip ratio, and waist-to-stature ratio as a predictor of hypertension incidence in Mauritius. J Hypertens. 2008; 26: 866-870. PMID: 18398327

116) Chen PC, et al. Two-year change in body mass index and subsequent risk of hypertension among men and women in a Taiwan community. J Hypertens. 2009; 27: 1370-1376. PMID: 19412132

117) Shihab HM, et al. Body mass index and risk of incident hypertension over the life course: The Johns Hopkins Precursors Study. Circulation. 2012; 126: 2983-2989. PMID: 23151344

118) Ishikawa-Takata K, et al. Obesity, weight change and risks for hypertension, diabetes and hypercholesterolemia in Japanese men. Eur J Clin Nutr. 2002; 56: 601-607. PMID: 12080398

119) Chei CL, et al. Body fat distribution and the risk of hypertension and diabetes among Japanese men and women. Hypertens Res. 2008; 31: 851-857. PMID: 18712039

120) Matsuo T, et al. Long-term stable obesity increases risk of hypertension. Int J Obes (Lond). 2011; 35: 1056-1062. PMID: 21042324

121) Tsujimoto T, et al. Impact of obesity on incident hypertension independent of weight gain among nonhypertensive Japanese: the Ibaraki Prefectural Health Study (IPHS). J Hypertens. 2012; 30: 1122-1128. PMID: 22487734

122) Zhou W, et al. Body mass index, abdominal fatness, and hypertension incidence: a dose-response meta-analysis of prospective studies. J Hum Hypertens. 2018; 32: 321-333. PMID: 29581553

123) Jayedi A, et al. Body mass index, abdominal adiposity, weight gain and risk of developing hypertension: a systematic review and dose-response meta-analysis of more than 2.3 million participants. Obes Rev. 2018; 19: 654-667. PMID: 29334692

124) Huxley R, et al. Body mass index, waist circumference and waist:hip ratio as predictors of cardiovascular risk—a review of the literature. Eur J Clin Nutr. 2010; 64: 16-22. PMID: 19654593

125) Neter JE, et al. Influence of weight reduction on blood pressure: A meta-analysis of randomized controlled trials. Hypertension. 2003; 42: 878-884. PMID: 12975389

126) Aucott L, et al. Long-term weight loss from lifestyle intervention benefits blood pressure?: A systematic review. Hypertension. 2009; 54: 756-762. PMID: 19704106

127) Lamon-Fava S, et al. Impact of body mass index on coronary heart disease risk factors in men and women: The Framingham Offspring Study. Arterioscler Thromb Vasc Biol. 1996; 16: 1509-1515. PMID: 8977456

128) Barzi F, et al. The discrimination of dyslipidaemia using anthropometric measures in ethnically diverse populations of the Asia-Pacific Region: The Obesity in Asia Collaboration. Obes Rev. 2010; 11: 127-136. PMID: 19493299

129) Dattilo AM, et al. Effects of weight reduction on blood lipids and lipoproteins: a meta-analysis. Am J Clin Nutr. 1992; 56: 320-328. PMID: 1386186

130) Poobalan A, et al. Effects of weight loss in overweight/obese individuals and long-term lipid outcomes—a systematic review. Obes Rev. 2004; 5: 43-50. PMID: 14969506

131) Asia Pacific Cohort Studies Collaboration. Body mass index and risk of diabetes mellitus in the Asia-Pacific region. Asia Pac J Clin Nutr. 2006; 15: 127-133. PMID: 16672195

132) Hartemink N, et al. Combining risk estimates from observational studies with different exposure cutpoints: a meta-analysis on body mass index and diabetes type 2. Am J Epidemiol. 2006; 163: 1042-1052. PMID: 16611666

133) Abdullah A, et al. The magnitude of association between overweight and obesity and the risk of diabetes: A meta-analysis of prospective cohort studies. Diabetes Res Clin Pract. 2010; 89: 309-319. PMID: 20493574

134) Vazquez G, et al. Comparison of body mass index, waist circumference, and waist/hip ratio in predicting incident diabetes: a meta-analysis. Epidemiol Rev. 2007; 29: 115-128. PMID: 17494056

135) Kodama S, et al. Quantitative relationship between body weight gain in adulthood and incident type 2 diabetes: a meta-analysis. Obes Rev. 2014; 15: 202-214. PMID: 24165305

136) Hadaegh F, et al. Change in general and central adiposity measures in prediction of incident dysglycemia; Tehran Lipid and Glucose Study. Prev Med. 2012; 55: 608-612. PMID: 23046898

137) Koh-Banerjee P, et al. Changes in body weight and body fat distribution as risk factors for clinical diabetes in US men. Am J Epidemiol. 2004; 159: 1150-1159. PMID: 15191932

138) Tuomilehto J, et al.; for the Finnish Diabetes Prevention Study Group. Prevention of type 2 diabetes mellitus by changes in lifestyle among subjects with impaired glucose tolerance. N Engl J Med. 2001; 344: 1343-1350. PMID: 11333990

139) Diabetes Prevention Program Research Group. Reduction in the incidence of type 2 diabetes with lifestyle intervention or metformin. N Engl J Med. 2002; 346: 393-403. PMID: 11832527

140) Saito T, et al.; for the Zensharen Study for Prevention of Lifestyle Diseases Group. Lifestyle modification and prevention of type 2 diabetes in overweight Japanese with impaired fasting glucose levels: A randomized controlled trial. Arch Intern Med. 2011; 171: 1352-1360. PMID: 21824948

141) Sakane N, et al. Effects of telephone-delivered lifestyle support on the development of diabetes in participants at high risk of type 2 diabetes: J-DOIT1, a pragmatic cluster randomised trial. BMJ Open. 2015; 5: e007316. PMID: 26289448

142) Aune D, et al. Body mass index, abdominal fatness, fat mass and the risk of atrial fibrillation: a systematic review and dose-response meta-analysis of prospective studies. Eur J Epidemiol. 2017; 32: 181-192. PMID: 28194602

143) Aune D, et al. Body Mass Index, Abdominal Fatness, and

Heart Failure Incidence and Mortality: A Systematic Review and Dose-Response Meta-Analysis of Prospective Studies. Circulation. 2016; 133: 639-649. PMID: 26746176

144) Aune D, et al. Body mass index, abdominal fatness, and the risk of sudden cardiac death: a systematic review and dose-response meta-analysis of prospective studies. Eur J Epidemiol. 2018; 33: 711-722. PMID: 29417316

145) Aune D, et al. Body mass index, abdominal fatness and the risk of gallbladder disease. Eur J Epidemiol. 2015; 30: 1009-1019. PMID: 26374741

146) Aune D, et al. Anthropometric factors and endometrial cancer risk: a systematic review and dose-response meta-analysis of prospective studies. Ann Oncol. 2015; 26: 1635-1648. PMID: 25791635

147) Matsuo K, et al.; for the Development and Evaluation of Cancer Prevention Strategies in Japan. Association between body mass index and the colorectal cancer risk in Japan: pooled analysis of population-based cohort studies in Japan. Ann Oncol. 2012; 23: 479-490. PMID: 21597097

148) Koyanagi YN, et al. Body-Mass Index and Pancreatic Cancer Incidence: A Pooled Analysis of Nine Population-Based Cohort Studies With More Than 340,000 Japanese Subjects. J Epidemiol. 2018; 28: 245-252. PMID: 29225297

149) Kyrgiou M, et al. Adiposity and cancer at major anatomical sites: umbrella review of the literature. BMJ. 2017; 356: j477. PMID: 28246088

150) 江川賢一ほか. 過体重・肥満成人における運動と食習慣の改善による体重減少を目的とした地域保健プログラムの有効性. 日本公衆衛生雑誌. 2007; 54: 847-856.

151) Nakade M, et al. Behavioral change during weight loss program and one-year follow-up: Saku Control Obesity Program (SCOP) in Japan. Asia Pac J Clin Nutr. 2012; 21: 22-34. PMID: 22374557

152) Watanabe M, et al. Effects of a lifestyle modification programme to reduce the number of risk factors for metabolic syndrome: a randomised controlled trial. Public Health Nutr. 2017; 20: 142-153. PMID: 27469421

153) Tsukinoki R, et al. One-year weight loss maintenance outcomes following a worksite-based weight reduction program among Japanese men with cardiovascular risk factors. J Occup Health. 2019; 61: 189-196. PMID: 30734418

154) Nakao YM, et al. Effectiveness of nationwide screening and lifestyle intervention for abdominal obesity and cardiometabolic risks in Japan: The metabolic syndrome and comprehensive lifestyle intervention study on nationwide database in Japan (MetS ACTION-J study). PLoS One. 2018; 13: e0190862. PMID: 29315322

155) Muramoto A, et al. Three percent weight reduction is the minimum requirement to improve health hazards in obese and overweight people in Japan. Obes Res Clin Pract. 2014; 8: e466-e475. PMID: 25263836

156) Nakata Y, et al. A Single Motivational Lecture Can Promote Modest Weight Loss: A Randomized Controlled Trial. Obes Facts. 2020; 13: 267-278. PMID: 32289804

157) Mizushima R, et al. Comparison between volunteer- and expert-led versions of a community-based weight-loss intervention. Prev Med Rep. 2021; 22: 101370. PMID: 33854907

158) Tanaka NI, et al.; Saku Control Obesity Program (SCOP) Study Group. Effects of 1-year weight loss intervention on abdominal skeletal muscle mass in Japanese overweight men and women. Asia Pac J Clin Nutr. 2019; 28: 72-78. PMID: 30896417

159) Yoshimura E, et al. Aerobic exercise attenuates the loss of skeletal muscle during energy restriction in adults with visceral adiposity. Obes Facts. 2014; 7: 26-35. PMID: 24457527

160) Shinkai S, et al. Effects of 12 weeks of aerobic exercise plus dietary restriction on body composition, resting energy expenditure and aerobic fitness in mildly obese middle-aged women. Eur J Appl Physiol Occup Physiol. 1994; 68: 258-265. PMID: 8039523

161) Okura T, et al. Effects of aerobic exercise and obesity phenotype on abdominal fat reduction in response to weight loss. Int J Obes (Lond). 2005; 29: 1259-1266. PMID: 15925951

162) Ohkawara K, et al. A dose-response relation between aerobic exercise and visceral fat reduction: systematic review of clinical trials. Int J Obes (Lond). 2007; 31: 1786-1797. PMID: 17637702

163) Yamauchi K, et al. Efficacy of a 3-month lifestyle intervention program using a Japanese-style healthy plate on body weight in overweight and obese diabetic Japanese subjects: a randomized controlled trial. Nutr J. 2014; 13: 108. PMID: 25418542

164) Asano M, et al. Abdominal Fat in Individuals with Overweight Reduced by Consumption of a 1975 Japanese Diet: A Randomized Controlled Trial. Obesity (Silver Spring). 2019; 27: 899-907. PMID: 30985996

165) Kodama S, et al. Effect of Web-based lifestyle modification on weight control: a meta-analysis. Int J Obes (Lond). 2012; 36: 675-685. PMID: 21694698

166) Takada A, et al. The relationship between weight loss and time and risk preference parameters: a randomized controlled trial. J Biosoc Sci. 2011; 43: 481-503. PMID: 21223623

167) Adachi Y, et al. A randomized controlled trial on the long-term effects of a 1-month behavioral weight control program assisted by computer tailored advice. Behav Res Ther. 2007; 45: 459-470. PMID: 16713991

168) Tanaka M, et al. Effects of a non-face-to-face behavioral weight-control program among Japanese overweight males: a randomized controlled trial. Int J Behav Med. 2010; 17: 17-24. PMID: 19685190

169) Tanaka K, et al. Professional dietary coaching within a group chat using a smartphone application for weight loss: a randomized controlled trial. J Multidiscip Healthc. 2018; 11: 339-347. PMID: 30038502

170) Imanaka M, et al. Effectiveness of web-based self-disclosure peer-to-peer support for weight loss: randomized controlled trial. J Med Internet Res. 2013; 15: e136. PMID: 23838533

171) Nakata Y, et al. Web-based intervention to promote weight-loss maintenance using an activity monitor: A randomized controlled trial. Prev Med Rep. 2019; 14: 100839. PMID: 30906687

172) Kikui M, et al. Relationship between metabolic syndrome and objective masticatory performance in a Japanese general population: The Suita study. J Dent. 2017; 56: 53-57. PMID: 27793706

173) Doke M, et al. Effect of dental intervention on improvements in metabolic syndrome patients: a randomized controlled clinical trial. BMC Oral Health. 2021; 21: 4. PMID: 33407371

第5章 肥満症の治療と管理

1 治療目標

Statement

1. 減量は肥満症治療の目的ではなく，手段である。
   Grade▶A Level▷Ⅲ

2. 肥満症の治療目的は，肥満に起因・関連する健康障害の予防・改善である。
   Grade▶A Level▷Ⅰ

3. 健康障害の予防・改善には内臓脂肪の減少が有効である。
   Grade▶A Level▷Ⅰ

4. 減量目標の達成，リバウンドの防止のためには，患者のパーソナリティを把握し，生活習慣の改善に向けた行動変容を促す行動療法が有効である。
   Grade▶A Level▷Ⅰ

5. 肥満症の減量目標は3〜6ヵ月で現体重の3％。
   Grade▶A Level▷Ⅰ

6. 高度肥満症の減量目標は，合併疾患により異なる。
   Grade▶A Level▷Ⅰ

7. 肥満症治療にあたりスティグマを排除する。
   Grade▶A Level▷Ⅲ

肥満症は"肥満に起因ないし関連する健康障害を合併するか，その合併が予測される場合で，医学的に減量を必要とする病態"と定義されている[1]。すなわち，肥満症は体重（BMI）が大きいから疾患とされるのではなく，肥満に基づく健康障害を合併しているために，疾患とされる。したがって治療の目的は体重を大きく減量することではなく，減量によって健康障害を予防・改善することである。

肥満症は，肥満に起因ないし関連する健康障害を複数合併することが多い点が特徴であり，その原因は内臓脂肪の過剰蓄積であることが判明している。したがって，内臓脂肪を減少させることは，内臓脂肪蓄積に起因する複数の健康障害（肥満の合併症）の改善に有効である[2]。すなわち，肥満症と診断したら，肥満に合併する糖尿病や高血圧，脂質異常症などを，個々の疾患に対する薬物で治療する前に，まず減量治療を行い，合併疾患を改善することが推奨される。

肥満症患者は，一旦減量に成功し健康障害の改善がみられても，リバウンドしやすく再悪化しやすい。減量の達成，リバウンドの防止には，患者のパーソナリティを把握し，食事，運動など生活習慣の改善に向けた行動変容を促す行動療法が有効である[3]。それでも不十分な場合に，減量を目的とした薬物療法を行うべきである。

肥満症診療ガイドライン2006では，肥満症では健康障害の改善のため，現体重の5％減を目標としたが，当時そのエビデンスは明確ではなかった[4]。しかし，2013年に公表された特定健康診査・特定保健指導の結果では，肥満症に該当する人に対し減量指導を6ヵ月間行い，血糖，血圧，脂質，尿酸，肝機能の変化をみたところ，体重の減少が大きいほど各疾患の改善度は大きかった。特に介入時の体重からわずかに3％減量させただけで，介入時と比較して，それぞれの病態について有意な改善が認められたので[5]，肥満症診療ガイドライン2016では，肥満症の減量目標を3％に設定した[6]。

高度肥満症は，肥満症診療ガイドライン2016で設けられた疾患概念で，BMI≧35の肥満で心不全や呼吸不全，血栓症，運動器疾患などを合併している肥満症である。同ガイドラインでは，減量目標は5〜10％と，肥満症の減量目標よりも大きく設定さ

れたが，実際にはそれぞれの合併疾患の病態改善の
ための減量目標は異なる[7]。日本では高度肥満症の
患者数が限られ，これまで減量目標の検討は十分で
なかった。肥満外科（減量・代謝改善）手術につい
ては，最近，多施設共同研究で減量効果とその有効
性が報告されており[8]，内科療法による減量効果と
その有効性についても現在行われている SLIM-
TARGET 試験などの解析結果がまたれる。なお，
肥満症で現体重の 3%以上，高度肥満症で現体重の
5〜10%の減量目標を達成した場合でも，合併する
健康障害の状態をふまえて目標を再設定し，治療を
継続する。

　肥満症治療にあたっては，肥満に対するスティグ
マをいかにして排除，解消させるかが重要である[9]。
肥満者，肥満症患者は，肥満であるために社会的蔑
視や差別を受けていると感じている。また，肥満者
は，自分自身の怠慢や努力不足により肥満が生じて
いるという否定的な自己像をもっているため，受診
を躊躇し診療の機会を逃していたり，治療を開始し
ても減量効果が乏しいと脱落することが多い。一方，
医療者にも肥満を否定的にとらえる傾向が強く，肥
満症患者に必要で適切な対応，治療を行っていると
はいえない。肥満は自己責任によって起こるもので
はなく，社会的，心理的要因が関与して生じる。肥
満症と診断されれば，治療の必要があるという認識
を患者も医療者ももつ必要がある。医療者は，肥満
症は適切な治療で改善することを肥満症患者に伝
え，肥満症患者が適切な治療を継続して受けられる
よう取り計らうべきである。

COLUMN ｜ SLIM-TARGET

　日本肥満学会では，肥満症の減量目標を現体重から 3%
以上，高度肥満症においては 5〜10%以上にそれぞれ設
定している。一方，どの程度の減量が，どの健康障害を，
どのくらい改善し得るかというエビデンスは国内外を通じ
ていまだに乏しい。そこで，肥満症患者に対する減量が複
数の健康障害を改善すること，および健康障害の改善に有
効な減量の数値目標を明らかにすることを目的として，
SLIM-TARGET (Study of weight Loss Intervention
to find effective strategy for obesity Management
and the TARGET of weight loss amount for
reducing health disorders) が，日本肥満学会の主導
で開始された[1]。

　対象は，耐糖能障害，高血圧症，脂質異常症，高尿酸
血症，脂肪肝，肥満関連腎臓病という定量評価が可能な
健康障害のうち 2 つ以上を有する 18〜74 歳の肥満症患者
で，12 ヵ月で 3%以上（高度肥満症では 5%以上）の減
量を目指す標準治療群 180 例と 7%以上（高度肥満症で
は 10%以上）の減量を目指す強化治療群 180 例を比較す
る多施設共同並行群間無作為化比較試験である。主要評
価項目は，介入 12 ヵ月において体重が減少し，かつ上述
の健康障害が 2 つ以上改善された症例の割合とした。
24 ヵ月まで追跡を継続し，副次評価項目としては，12 ヵ月，
24 ヵ月における健康障害が改善された症例の割合や内臓
脂肪面積，代謝パラメータ，体重・血圧の変化率，減薬率
や治療意欲などを検証する。

　介入方法としては，肥満症診療ガイドライン 2016 に準
じた食事・運動療法を行い，強化治療群では頻回の栄養
指導を実施する。また，減量目標の達成が困難と予測さ
れた場合には，積極的に食事・運動療法の強化や薬物療
法などの追加治療を考慮する。被験者には，Internet of
Things (IoT) 通信対応の体重・体組成計や活動量計，血
圧計を貸与し，標準治療群と強化治療群のそれぞれ半数
ずつにこれらの機器とスマートフォンを連携する食事健康
管理アプリを導入，その有用性を併行して検証できるデザ
インとなっている。

　全国の日本肥満学会認定肥満症専門病院が参加する多
施設試験であり，減量介入の手段のひとつとして IoT 通信
機能を備えた機器やアプリを用いていることも本試験の特
徴である。2022 年度中に観察期間を終了し解析へと進む
予定となっている。肥満症の適切かつ有効な治療法の開発
や今後の肥満症診療ガイドライン改訂への貢献を通して，
診療の質を向上させ，日本国民の健康寿命の延伸や医療
費の適正化に資することが期待される。

文　献
1) SLIM-TARGET 試験概要. https://center6.umin.ac.jp/cgi-
open-bin/icdr/ctr_view.cgi?recptno=R000036374

2 食事療法

Statement

1. 肥満症の治療は食事療法が基本となる。食事療法を実行することで内臓脂肪の減少が得られ，肥満に伴う健康障害の改善が期待できる。
   Grade A **Level I**

2. 体重減少のためには，食事摂取エネルギーの減量が有効である。 **Grade A** **Level I**

3. 肥満症（25 ≦ BMI < 35）では，1 日の摂取エネルギー量の算定基準は 25 kcal × 目標体重（kg）以下である。 **Grade A** **Level III**

4. 高度肥満症（BMI ≧ 35）では，1 日の摂取エネルギー量の算定基準は 20 ～ 25 kcal × 目標体重（kg）以下である。減量が得られない場合は超低エネルギー食（VLCD，600 kcal/日以下）の選択を考慮する。 **Grade B** **Level II**

5. 指示エネルギー量の内訳は，炭水化物 50 ～ 65 %，蛋白質 13 ～ 20 %，脂肪 20 ～ 30 % とする。 **Grade A** **Level III**

6. 肥満症の食事療法では必須アミノ酸を含む蛋白質，ビタミン，ミネラルの十分な摂取が必要である。 **Grade A** **Level II**

7. フォーミュラ食を 1 日 1 食だけ食事と交換することで有効な肥満関連病態の改善を期待できる。 **Grade B** **Level II**

8. 合併症改善にはリバウンドを伴わない継続した減量がもっとも有効である。 **Grade A** **Level I**

9. 食事療法として全飢餓療法は危険である。 **Grade D** **Level II**

10. 減量のための食事療法を実践するうえで，個別化した栄養指導が有用である。 **Grade B** **Level III**

食事療法の目的・効果・減量目標

食事療法は体重を減らし，内臓脂肪量を減少させる肥満症治療の基本療法であり，その目的は肥満に伴う種々の健康障害を改善することにある。肥満症を認める特定健診受診者 3,480 名を対象として積極的支援を 6 ヵ月間行った結果，体重減少率が 3 ～ 5 % 以上であった場合に収縮期血圧，拡張期血圧，LDL-C，HDL-C，トリグリセライド，空腹時血糖，HbA1c，AST，ALT，γ GTP のすべてにおいて有意な改善を認めた [5]。体重減少率が 5 ～ 10 % であった場合にはこれらの値にさらに大幅な改善を認めた。この結果から，減量の目標として肥満症では 3 ～ 6 ヵ月で現体重の 3 % 以上が臨床上意義のある減量と考える。BMI < 25 であっても内臓脂肪面積 ≧ 100 cm^2 とそれに伴う健康障害を認める場合は，内臓脂肪蓄積症として合併する健康障害の改善に向けた食事療法を行う。

エネルギー量の設定

減量のためには，摂取エネルギー量を制限することがもっとも有効で確立された方法である [10-12]。一般に，摂取エネルギーを消費エネルギーより少なくする必要がある。

わが国の臨床においては，目標体重に基づき推定目標とする摂取エネルギー量を定める方法が一般的に用いられてきた。目標とする 1 日の摂取エネルギー量は 25 kcal × 目標体重（kg）以下（高度肥満症の場合には 20 ～ 25 kcal × 目標体重［kg］以下）とする。当初の指示エネルギー量で減量が得られなくなった場合には，さらに低い摂取エネルギー量を再設定する。十分な減量が得られない場合は 600 kcal/日以下の超低エネルギー食（very low-calorie diet：VLCD）の選択を考慮する [13]。従来，標準体重（BMI 22）を目標体重としてきたが，アジア人におけるもっとも死亡率が低い BMI は 20 ～ 25 であり，年齢により異なる [14] ことから，BMI 22 を一

表5-1 目標体重の目安

年齢（歳）	目標とするBMIの目安
<65	22
65〜74	22≦BMI<25
≧75	22≦BMI<25

律に目標とするのではなく，個々の患者に応じた目標体重を定めることが望ましい（表5-1）。

　海外の報告では，目標体重に基づく推定ではなく，患者のこれまでの摂取エネルギー量から 500 kcal/日 [15] 〜 750 kcal/日 [12] 減量する，あるいは30％減量する [16] といった方法で減量に向けた目標とする摂取エネルギー量が設定されている。実臨床では，25 kcal ×目標体重（kg）以下の摂取エネルギー目標量と，実際の摂取エネルギー量とのあいだに大きな乖離がある場合もしばしば見受けられ，一律に目標体重に基づいた摂取エネルギー量の遵守を促すことが現実的ではない場合もある。患者のエネルギー摂取状況や病状を含む特性に応じて，個々の肥満症患者に適した摂取エネルギー量を選択する。

エネルギー産生栄養素の比率

　各栄養素のバランスとしては，指示エネルギーのうち，炭水化物 50 〜 65％，蛋白質 13 〜 20％，脂肪 20 〜 30％とするのが一般的である [17]。体重減少のためには糖質の制限が有効であり，短期的であれば指示エネルギーの40％程度までの糖質制限も個々の患者の特性に応じて指示可能であるとの報告もある [11]。2020年のメタアナリシスでは，糖質制限食，脂肪制限食は通常のエネルギー制限食より減量効果が大きいこと，糖質制限食と脂肪制限食による6ヵ月間の減量効果が同程度であることが報告された [18]。しかし，いずれの食事療法においても 12 ヵ月間の減量効果は減退していた。糖質摂取制限の短期的な減量効果は報告されているものの，長期的な有効性を示すエビデンスはないため，患者の年齢，身体活動量，合併症の状態，嗜好性などに応じて柔軟に対処する必要がある。

フォーミュラ食と超低エネルギー食（very low-calorie diet: VLCD）

1）フォーミュラ食

　1960 年代に「全飢餓療法」や「少量蛋白摂取療法」が試みられたが，後にいずれも筋肉組成の減少がみられ危険であると判断された。1,000 kcal/日未満の食事療法では，蛋白質，ビタミン，ミネラルが不足しがちになるため，窒素バランスが負になりアミノ酸の分解など異化亢進しないよう，必須アミノ酸を十分に含む蛋白質とビタミン，ミネラルを含んだ食事である必要がある。必要な蛋白質，ビタミン，ミネラル，微量元素を含んだフォーミュラ食は肥満症食事療法の補助として有用である [19, 20]。フォーミュラ食（約 180 kcal/袋）は，糖質と脂質が少ない一方で，蛋白質を十分摂取でき（約 20 g/袋），必要なビタミンやミネラル，微量元素も含んだ調整品であり，必要な蛋白質を保持しながら低エネルギー食（low-calorie diet: LCD）療法を簡便に行うために有効である。現在，医学的に安全性が検証されたフォーミュラ食がわが国にいくつかあり，VLCD の際は1日3〜4袋利用すれば栄養学的には問題がない。これによって1日約300 g，1ヵ月で 5 〜 10 kg 程度の体重減少効果が期待できる。重度の睡眠時無呼吸症候群がある場合や，肥満外科手術前に脂肪肝をできるだけ軽減させておく必要がある場合など，急速な減量が求められる際に適応となり，継続期間は1〜3週間が一般的であるが，必要に応じて2〜3ヵ月間まで可能との報告もある。VLCD 療法を中止するときは，1袋ずつ減らし，LCD に徐々に戻していく [21-23]。

2）超低エネルギー食（VLCD）

　VLCD と LCD の治療食を比較した海外のメタアナリシスでは，VLCD は短期間の急速な体重減少には優れた効果を発揮するが，長期的な減量の維持は困難であり，1年後では両治療食の減量効果には差がみられなかった [24]。高度肥満者は精神的問題や社会的問題を抱えていることが多いため，一般に治療の継続が難しく，一旦減量に成功してもリバウンドをしやすい傾向がある。VLCD 後にリバウンドをしないための方法を検討するために，欧米ではさまざ

まな試験が行われており，肥満症治療薬の併用やフォーミュラ食などを利用した食品交換，高蛋白食による効果を示した報告がある [19, 25, 26]。

3）超低エネルギー食療法実施上の注意点

VLCD療法は禁忌症例（**表5-2**）を除外し副作用に注意して実施する必要があり，入院管理下で開始されるべきである。副作用としては，空腹感，嘔気，下痢，便秘などの消化器症状のほか，うつ，ケトン体や尿酸の増加，低血糖，不整脈などが知られている。空腹感はVLCD導入後数日を経て次第に訴えが減少することが多く，脂肪組織の燃焼に伴い血中に増加したケトン体が食欲を抑制するためと考えられている。尿ケトン体排泄の増加に伴い尿酸排泄が低下することで血中尿酸濃度が上昇するため，排泄促進のためにも水分を 2 L/日摂取することが推奨される。精神症状を訴える場合もあるため心理面のサポートは必須で，時に精神科医あるいは臨床心理士の関わりが必要である。インスリンやインスリン分泌促進薬を使用している場合，低血糖予防のためにそれらをあらかじめ減量，もしくは中止する必要がある。また，不整脈が生じやすいとされていることも，入院監視下での開始が望ましい理由である。急性冠症候群（発症 3 ヵ月以内）では不整脈助長のリスク，脳梗塞急性期では脱水による脳血流不安定となるリスク，肝硬変患者では肝性脳症の誘発のリスクがある。その他,悪性腫瘍罹患患者やフォーミュラ食の成分にアレルギーのある患者，安全性に関するデータが乏しい妊婦も VLCD 療法は控えるべきである。腎疾患に対してはフォーミュラ食を控える傾向にあるが，肥満関連腎臓病が疑われる例では減量により尿蛋白量が減少する可能性があり，フォーミュラ食がむしろ勧められることもある [27]。うつ病などの精神疾患を有する患者に関しては，十分な水分摂取などの食事療法の遵守が難しい可能性や治療中の症状悪化リスクなども考慮し，慎重に実施することが望ましい。

表5-2 VLCDの禁忌
1. 心筋梗塞, 脳梗塞発症時および直後
2. 重症不整脈およびその既往
3. 冠不全, 重篤な肝・腎障害
4. 1型糖尿病
5. 全身性消耗疾患
6. 妊婦および授乳中の女性

食物繊維

Statement

1. 十分な食物繊維の摂取は減量に有用である。

Grade ▶ A　Level ▶ I

食物繊維とは「小腸で消化・吸収されずに，大腸まで達する食品成分」と定義される [28]。食物繊維が生体に及ぼす作用を検証した介入試験58件をまとめたメタアナリシスでは，食物繊維の摂取量が多い人は，体重，収縮期血圧，総コレステロール，LDL-C，トリグリセライドが有意に低いことが示された [29]。また，全粒粉穀物の摂取が多い人も，有意に体重が減少していた。1 日の食物繊維摂取量が25 ～ 29 gの場合に最大の効果を得られていた [29]。

介入期間が 4 週間以上の 62 件の無作為化比較試験（RCT）をまとめたメタアナリシスでは，水溶性食物繊維を食事に追加することで，エネルギー制限とは独立して体重，BMI，腹囲が有意に減少した [30]。

日本人の食事摂取基準（2020 年版）では，18 歳～ 64 歳は男性21 g 以上，女性18 g 以上，65 歳以上は男性20 g 以上，女性17 g 以上を摂取目標量として定めている [17]。日本人は食物繊維摂取量の不足している人が多く，これらの目標量を満たすよう指導することが重要である。

人工甘味料

わが国で認可されている人工甘味料には，アスパルテーム，アセスルファムカリウム，サッカリン，

スクラロース，ネオテームがある[31]。肥満女性 163人を対象とした RCT で，19 週間の減量プログラムのうちアスパルテームを使った甘い物や飲み物を摂取した群（アスパルテームあり群）と摂取しなかった群（アスパルテームなし群）で減量の効果を検討している[32]。19 週間後，両群とも約 10% 減量できた。アスパルテームあり群では，アスパルテーム摂取量が多いほど，減量率が高かった。1 年後，2 年後のリバウンド率もアスパルテームあり群のほうが低かった。これらの結果より，アスパルテームの使用の短期減量およびその後の減量維持への有効性が示唆される。RCT をまとめたメタアナリシスでも，人工甘味料の使用による減量効果が示されており，特に食事制限を行っていない肥満者で効果が高いと報告されている[33]。

　一方，観察期間中央値 6.75 年の前向きコホート研究をまとめたメタアナリシスでは，人工甘味料を含んだ飲料 250 mL を飲むと，肥満リスクが 21% 上昇した[34]。別の観察研究のメタアナリシスでは，通常の清涼飲料水を摂取している人では肥満リスクが 19% 上昇していたのに対し，人工甘味料を含んだ清涼飲料水を摂取している人では肥満リスクが 59% 増加した[35]。別の観察研究のメタアナリシスでも，人工甘味料を習慣的に摂取する人で体重増加や腹囲長の増大リスクが高く，肥満，高血圧，メタボリックシンドローム，2 型糖尿病，心血管イベントのリスクが高かった[36]。

　以上から，介入試験では人工甘味料が減量に有用であるとの報告もあるが，観察研究では人工甘味料の摂取が肥満リスクを上昇させるという報告も多く，積極的に人工甘味料の摂取を推奨すべき十分なエビデンスはないと判断した。

減量・代謝改善手術前後

　海外の報告では長期的な減量効果という点では，内科的治療よりも外科的治療のほうが優れており[37]，減量・代謝改善手術の実施件数は増えている。わが国においても，腹腔鏡下スリーブ状胃切除術が保険適用となり，高度肥満症や肥満 2 型糖尿病に対する治療法として広がりつつある。しかし，外科治療のみで長期的に減量維持ができるわけではなく，実際には術後長期にわたり厳格な食事療法が必須である。

　現在，わが国における減量・代謝改善手術の多くは腹腔鏡下で行われるが，肥満外科治療が考慮される高度肥満症患者は，内臓脂肪の蓄積や肝腫大のため，腹腔内の視野や作業空間が限られており，手術操作を困難にする場合が多い。そのため，術前に 5% 程度の減量を行うことが望まれる[38-40]。高度肥満手術前にフォーミュラ食を用いた 1 日 1,000 kcal の食事療法を 7 ～ 11 ヵ月行うことで約 9% の体重減少が得られ，血圧，空腹時血糖値，空腹時インスリン値などさまざまな代謝指標に有意な改善を認めたとの報告がある[41]。一方，高度肥満者に対する術前減量介入の効果を検討した RCT および観察研究をま

とめたメタアナリシスでは，介入により術前に約 7 kg の有意な減量が得られ，在院日数が有意に短縮したが，術後 30 日死亡率には影響せず，術後合併症の発症率の改善は有意ではなかった[42]。肥満外科手術の術前減量についてはさまざまな意見があるが[43]，術前から正しい食習慣を身につけるよう介入を行うことは重要と考えられる。

減量・代謝改善手術の対象となる高度肥満症患者では，高い確率で術前からさまざまな栄養素の不足が見受けられる[44]。術後は食事量の減少や吸収障害，嘔吐などの消化器症状などによりさらに栄養素の不足が助長され，術後半年時点では，患者の約 89% が推奨される蛋白質量を充足していなかったとの報告もある[44]。蛋白質の不足は血清アルブミン値などの内臓蛋白の指標だけでなく，骨格筋量などの除脂肪体重の減少を惹き起こす。術後に蛋白質摂取量を十分に確保することで，減量に伴う除脂肪体重の減少を抑え，体脂肪の減少を促すことができる可能性が示唆されており[45]，十分な蛋白質の摂取が重要である。

さらに，術後は亜鉛欠乏症をはじめ，マグネシウム，カルシウム，鉄などの血中濃度の低下もみられる[44]。減量・代謝改善手術の術後は，摂取エネルギー量が有意に減少し，特に体重減少率 15% 以上の患者では 1 日あたりのエネルギー摂取量が約 1,200〜1,300 kcal の状態が術後 2 年間において持続する[46]。よって，食事中の栄養素密度を高めた食事療法が求められる。わが国において，術後にフォーミュラ食を取り入れることで蛋白質，鉄，亜鉛，ビタミン A，D，B12 の摂取量の増加につながる可能性が報告されており[47]，術後にフォーミュラ食を取り入れることも有用と考えられる。

COLUMN | 食欲調節機構

食欲は基本的には中枢神経と消化管や脂肪組織などの末梢組織とのあいだで，神経や液性因子を介して調節されている。中枢神経系での食欲調節の中心は視床下部や脳幹であり，多くの食欲亢進／抑制物質が発現してネットワークを形成している。末梢組織で産生される食欲亢進物質は胃からのグレリンと脂肪細胞からのアスプロシンだけで，その他は脂肪組織からのレプチン，小腸からの GLP-1 など，ほとんどが食欲抑制物質である。視床下部には末梢組織からの恒常的調節シグナルだけでなく，大脳辺縁系など上位中枢からの快楽的調節シグナルも入力されており，それらが統合されて最終的な摂食行動が決定される。野生動物は満腹になれば目の前に餌があっても食べないが，ヒトでは目の前に"美味しそうな食物"が現れての追加摂食や，ストレスを紛らわすための摂食もみられる。特に肥満者では快楽的調節機構の作用が強く，摂食量過多になりやすい。

食欲調節に関わる分子メカニズムを応用して（日本では認可されていないが），GLP-1 受容体作動薬リラグルチドの高用量製剤は肥満症治療薬として米国で使用中である。一方でグレリン様作用のアナモレリンはがんカヘキシアによる体重低下，食欲不振，疲労または倦怠感，全身の筋力低下の改善を目的として，世界に先駆けてわが国で 2021 年に承認された。また，GLP-1 受容体と GIP 受容体の共受容体作動薬であるチルゼパチドには強力な血糖低下作用とともに体重減少効果を認めることが最近の日本人を含め

た臨床試験で報告された[1]。グレリン受容体に関しては，LEAP2 が内因性の拮抗物質であることが近年報告された[2]。LEAP2 は，肥満代謝手術のひとつであるスリーブ状胃切除術を高脂肪食飼育下マウスに行い，胃や腸管で変動する遺伝子として同定された。実際に LEAP2 は，グレリン投与によるグレリン受容体依存性の摂食亢進，血糖上昇，成長ホルモン分泌亢進などを抑制しており，今後の臨床応用も期待される。

食欲調節には上記以外にも多数の物質が複雑に関与しているほか，肥満に伴う炎症，腸内細菌叢，シナプス可塑性，体温，概日リズムなども影響を与えている。食事を 24 時間中の 10 時間に限定することによるメタボリックシンドローム患者の体重減少や血圧低下なども報告されているが，食欲調節機構のより詳細な解明と，副作用の少ない肥満症治療法の開発がまたれる。

文 献

1) Rosenstock J, et al. Efficacy and safety of a novel dual GIP and GLP-1 receptor agonist tirzepatide in patients with type 2 diabetes (SURPASS-1): a double-blind, randomised, phase 3 trial. Lancet. 2021; 398: 143-155. PMID: 34186022
2) Mani BK, et al. LEAP2 changes with body mass and food intake in humans and mice. J Clin Invest. 2019; 129: 3909-3923. PMID: 31424424

高齢者肥満症

Statement

1. サルコペニアやフレイルの予防のためには，蛋白質を 1.0 g/kg 目標体重/日以上摂取することが望ましい。　Grade▶A　Level▶I

2. 高齢者肥満症では，可能であれば，食事療法と運動療法の併用が望ましい。　Grade▶A　Level▶I

　高齢者では，減量に伴いフレイルやサルコペニアなどを惹き起こすリスクにも配慮し，摂取エネルギー量や減量目標を設定する。65 歳以上の肥満高齢者を対象に，介入期間 1 年間に及ぶ食事療法，運動療法，食事＋運動療法併用の効果を検討した RCT では，食事療法群，食事＋運動療法併用群で 9 〜 10％の体重減少を認めた[48]。食事療法単独とくらべて，食事＋運動療法併用において，減量に伴う除脂肪体重の減少や骨密度の低下が抑制された。食事＋運動療法併用では，筋力，バランス能，歩行速度にも改善を認めた。また，2005 〜 2015 年までの高齢者の減量に関する RCT をまとめたシステマティックレビューでは，運動療法単独の場合では身体機能は向上するものの減量は得られにくく，一方，食事＋運動療法併用の場合に減量の効果が大きいことが示された。さらに，食事＋運動療法併用の場合には，減量のみならず，身体機能や QOL の向上，骨格筋量や骨密度減少の防止効果も認められた[49]。フレイルを予防しつつ減量を進めていくには，有酸素運動＋レジスタンス運動の併用が有用であると報告されている[50]。

　高齢者肥満症では，減量に伴うフレイルやサルコペニアなどのリスクを最小限にするため，食事療法単独ではなく，個々の患者の身体機能に合わせて運動療法を併用した減量指導をすすめていくことが重要である。

3　運動療法

Statement

1. 運動療法は肥満症に関連する死亡/心血管疾患発症・重症化リスクを低下させる。　Grade▶A　Level▶I

2. 運動療法は肥満予防に有用である。　Grade▶A　Level▶I

3. 運動療法は減量（体重減少）にはあまり効果的ではない。　Grade▶A　Level▶I

4. 運動療法は減量体重の維持に有用である。　Grade▶A　Level▶II

5. 運動療法は時間・頻度がガイドライン推奨レベルに達していなくても，心血管疾患発症・重症化リスクを低下させる。　Grade▶A　Level▶II

6. 座位行動の減少は死亡/心血管疾患発症・重症化リスクを低下させる。　Grade▶A　Level▶II

身体活動と死亡/疾患リスクの量反応関係

　肥満症治療の基本となるのは運動療法と食事療法である。近年，身体活動量（運動を含む）と死亡/疾患リスクに関する大規模なコホート研究が報告されるようになった。本項では身体活動量が増えるほど死亡/心血管疾患リスクが低下する「量反応関係」を報告した研究について述べる。

　カナダ McMaster 大学を中心とするグローバルな疫学研究である PURE study[51] では，経済レベルの異なる 21 ヵ国 155,722 名のデータから，身体活動量と全死亡リスクおよび心血管疾患発症リスクの関係を報告している。身体活動量がもっとも多い群を基準として，身体活動量が減少するほど，全死亡リスク（図 5-1A）および心血管疾患発症リスク（図 5-1B）は増加を示した。

　また，Nurses' Health Study I および II に登録された女性 143,410 名を対象に，追跡調査期間 22 〜 24

図5-1　身体活動量と死亡/疾患リスクに関する量反応関係

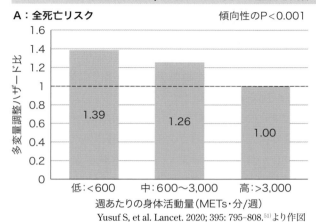

A：全死亡リスク　　傾向性のP＜0.001

Yusuf S, et al. Lancet. 2020; 395: 795-808.[51]より作図

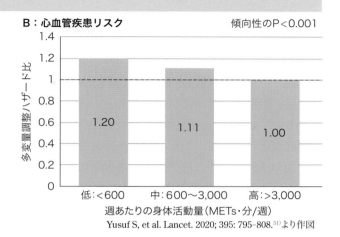

B：心血管疾患リスク　　傾向性のP＜0.001

Yusuf S, et al. Lancet. 2020; 395: 795-808.[51]より作図

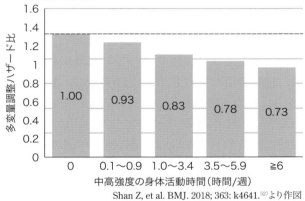

C：2型糖尿病発症リスク

Shan Z, et al. BMJ. 2018; 363: k4641.[52]より作図

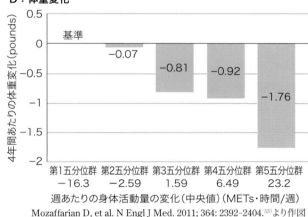

D：体重変化

Mozaffarian D, et al. N Engl J Med. 2011; 364: 2392-2404.[53]より作図

年間の前向きコホート研究が実施され，週あたりの中・高強度の身体活動時間が増加するほど，2型糖尿病の発症リスクが低下することが報告されている（図5-1C）[52]。

体重変化については，Nurses' Health Study I・II，および Health Professionals Follow-up Study に参加した男女120,877名の報告がなされている。身体活動量の変化を五分位点で5等分し，身体活動量がもっとも低下した群を基準として，身体活動量の増加が多いほど，体重減少も多いことが示されている（図5-1D）[53]。

現在，わが国の身体活動・運動のガイドラインである「健康づくりのための身体活動指針（アクティブガイド）」[54]では，少しでも身体活動・運動量を増やすため，「＋10（プラステン）：今より10分多く体を動かそう」というメインメッセージが掲げられている。本項で紹介したコホート研究は，この「＋

10」の考えを支持するものである。

肥満予防・解消のための運動療法に対するエビデンスへの見解とその評価レベル

米国スポーツ医学会（American College of Sports Medicine: ACSM）は2001年版の勧告[55]を改訂し，肥満と身体活動・運動に関する声明を2009年[56]に発表した。そのなかで，体重増加を予防する身体活動・運動量について「大部分の成人では，週150～250分（1,200～2,000 kcal/週）の身体活動・運動が3％以上の体重増加を予防する（エビデンスレベルA）」，身体活動・運動量と減量効果について「身体活動・運動量が多いほど減量効果が高い。週150分未満の身体活動・運動ではごくわずかしか体重減少は見込めない。週150分超では約2～3 kg，

週225〜420分以上では5〜7.5 kgの体重減少量があり，身体活動・運動量と体重減少のあいだには量反応関係がある（エビデンスレベルB），減量後の体重を維持するための身体活動・運動量について「約200〜300分/週の身体活動・運動が体重再増加を最小限に抑えるのに有用であるとの報告も散見されるが，身体活動・運動は多ければ多いほど結果は良好なようである。現在のところ，減量後の体重再増加の予防に必要な身体活動・運動量に関し，高いエビデンスで示す優れたデザインの研究はない（エビデンスレベルB），日常的な運動については「各文献で定義があいまいであり，エビデンスを評価するには改善が求められる。しかし，大部分の成人において，肥満に結びつく微妙なエネルギーのアンバランスの改善には役立つようである（エビデンスレベルB），「食事制限が適切であるならば，運動は体重減少を促進する（厳しいエネルギー制限の場合，運動は体重減少を促進しない）（エビデンスレベルA），レジスタンストレーニングについては，「食事制限併用の有無にかかわらず，レジスタンストレーニングは体重減少に無効である。しかし，一部のデータは，レジスタンストレーニングがエネルギー制限時に除脂肪量の増加・維持および体脂肪の減少を促進することを示唆しているが，明確ではない。さらに，レジスタンストレーニングは，HDL-C，LDL-C，インスリン感受性，血圧などの慢性疾患の危険因子を改善する可能性がある（エビデンスレベルB）」と述べている。

なお，このなかで述べられている「中強度」とは3 METs（metabolic equivalents）を意味し，普通歩行（4 km/時）の強度に相当する。また，欧米の運動に対しての定義であるが，余暇時間身体活動（leisure-time physical activity: LTPA）であることがほとんどであり，わが国のアクティブガイドで，生活活動と運動を含めて身体活動としている定義とは異なる。したがって，ACSMの勧告の運動は「現在の生活に加えて実施する運動」と捉えるべきである。

2020年11月にWHO[57]が発表したWHO Guidelines on physical activity and sedentary behaviour（運動・身体活動および座位行動に関するガイドライン）では，一般的な成人に対して150〜300分/週の中強度の有酸素運動，もしくは75〜150分/週の高強度の有酸素運動を行うことを勧めている。一方，ACSMの2009年の声明では，中強度の運動を150〜250分/週実施することが体重増加の予防には有効であるが，体重減少にはあまり効果的でないことが記されている[56]。

肥満症の患者を対象とした場合には，運動による減量効果を期待するが，150分/週未満ではごくわずかしか体重減少は望めず，体重減少量は150分/週以上では約2〜3 kg，225〜420分/週以上では5〜7.5 kgとのことである[56]。減量後の体重維持には約200〜300分/週の運動が有用であるとの見解を示している（減量後の体重維持に関する先行研究のエビデンスレベルは高くないとも述べている）[56]。150分/週は30分の運動を週5日，300分/週は60分の運動を週5日実施することに相当する。実際に，肥満者男女を対象にした研究では，減量には300分/週の運動が必要であったことが報告されている[58]。また，内臓脂肪の有意な減少には，現在の生活に加えて10 METs・時/週以上の運動が必要であり，これは30分間の速歩（4 METs）を週5日行うことに相当する[59]。

これらの見解・報告は，肥満症の患者に対してはかなりハードルが高いものと思われる。したがって，最終的な目標値と位置づけたほうが賢明であろう。

運動療法のプログラム

肥満症に関連する疾患に対し，運動療法の降圧[60-62]，血清脂質の改善[63-65]，血糖コントロールの改善[66-68]などの効果がメタアナリシスにより数多く報告されている。これらを検証し，わが国の複数の学会より，肥満症に関連する運動療法に関するガイドラインが示されている。日本動脈硬化学会[69]，日本高血圧学会[70]，日本糖尿病学会[71]，日本老年医学会[72]の運動療法の推奨を表5-3にまとめた。4学会の見解は，それぞれの疾患の特性に応じた部分もあるが，共通する内容が多く，「有酸素運動を中心に（レジスタンス運動の併用も望ましい）」「軽〜中強度の運動を」「1日30分以上（短時間の積み重ねでもよい）」「毎日あるいは週150分以上」といっ

表5-3　わが国のおもな関連学会における運動療法の推奨

	日本動脈硬化学会 (動脈硬化性疾患予防 ガイドライン2022年版)[69]	日本高血圧学会 (高血圧治療ガイドライン 2019)[70]	日本糖尿病学会 (糖尿病診療ガイドライン 2019)[71]	日本老年医学会 (高齢者肥満症の診療 ガイドライン2018)[72]
種類	有酸素運動を中心に実施(ウォーキング, 速歩, 水泳, エアロビクスダンス, スロージョギング, サイクリング, ベンチステップ運動など)	有酸素運動(速歩, ステップ運動, スロージョギング, ランニングなど)	有酸素運動	1)有酸素運動が主体となる 2)レジスタンス運動, バランス運動, コンディショニング・エクササイズ, ストレッチングなどを併用する。とくに有酸素運動とレジスタンス運動の併用を行うことが望ましい 3)フレイルがある肥満高齢者では多要素の運動を行うことが望ましい 4)日常生活活動を増やし, 座位時間を減らす 5)集団による運動教室は運動のアドヒアランスの向上につながる
強度	中強度(3METsであるが個々人の体力により異なる。ボルグスケールの11〜13の「楽である〜ややきつい」)以上を目標にする	軽強度(最大酸素摂取量の40〜60%程度, ボルグスケール12〜13の「ややきつい」)	中強度(最大酸素摂取量の40〜60%程度)導入期は最大心拍数の50〜60%, ボルグスケール11〜12の「楽である」程度。慣れてきたら最大心拍数の60〜70%, ボルグスケールの12〜13の「ややきつい」程度, 4〜6METs程度	低〜中強度の運動から開始する
時間	1日合計30分以上を目標にする(短時間の運動を数回に分け, 合計30分でもよい)	毎日30分, または180分/週以上	1日10分以上, 最終的には10〜30分程度かそれ以上, 週に150分以上(運動をしない日が2日間以上続かないように週に3日以上運動する)	1日30〜60分, 週150〜300分実施する(1日10分未満の中強度の運動をつみかさねるのでもよい)
頻度	毎日続けることが望ましい(少なくとも週3日は実施する)			
その他	運動療法以外の時間もこまめに歩くなど, できるだけ座ったままの生活を避ける。成人では, レジスタンス運動は血清脂質の改善, 動脈硬化性疾患の予防効果があり推奨される。	レジスタンス運動やストレッチングを加えるとさらに有用。運動療法の対象者はⅡ度高血圧以下の血圧値で脳心血管病のない高血圧患者。Ⅲ度高血圧では十分な降圧後に運動療法を開始する。	レジスタンス運動は, 連続しない日程で週2〜3日, 上半身, 下半身の筋肉を含んだ8〜10種類行う。負荷としては, 10〜15回繰り返すことのできる程度の負荷を1セット行う程度から開始する。その後, 負荷を徐々に増加し8〜12回繰り返す負荷で1〜3セット行うことを目標とする。日常の座位時間が長くならないようにして, 軽い運動を合間に行うことが勧められる。	運動療法開始前にメディカルチェックを行う(脳心血管病の既往や徴候, 症状, Ⅲ度高血圧, 糖尿病とその合併症, 筋骨格系炎症など)。サルコペニアと骨量減少に注意が必要である。運動の際には水分を補給し, 脱水に注意する。レジスタンス運動は週2〜3回とする。

た項目が運動療法のガイドラインとなる。これらの基準は前述したACSM[56], WHO[57]のガイドライン, および本学会の「肥満症診療ガイドライン2016」[6]の内容と同様であり, 国際的なコンセンサスと判断される。

しかしながら, 厚生労働省の令和元年国民健康・栄養調査[73]によれば, 肥満であっても, 男女ともに約35%が運動習慣改善の意思に対して「改善することに関心が無い」「関心はあるが改善するつもりはない」と回答しており, 運動療法を促すには工夫が必要であろう。150分/週未満の運動で, 有意な体重減少が認められない, あるいは僅かな体重減少で

表5-4　運動療法のプログラムの原則

	原則	実践のヒント
種類	・肥満症ではエネルギー消費量を増やすことが重要であるため,「有酸素運動」を中心に実施する。	・レジスタンス運動(筋力トレーニング)を併用すると, サルコペニア肥満の予防・改善に効果的である。 ・座位行動(座りすぎ)を減らすことも運動療法のひとつと考える。
強度	・低~中強度(最大酸素摂取量の40~60%程度), ボルグスケールの11~13(「楽である~ややきつい」)以上を推奨する。	・導入段階では, あまり強度を強調しない。 ・運動に慣れてきたら強度を上げることも考慮する。
時間・頻度	・1日30分以上(短時間の運動を数回に分け, 合計30分でもよい)。 ・毎日(週5日以上)あるいは週150分以上。 ・運動に慣れてきたら1日60分以上, 週300分以上としてもよい。	・運動の急性効果を期待しなくてもよい場合, 運動量が十分であれば, 週5日未満でまとめて運動してもよい。
その他	・運動の強度や時間を強調せず,「座位行動(座りすぎ)を減らすこと」「細切れでもいいので今より1日10分(1000歩)歩行を増やすこと」を呼びかける。 ・近年, 仕事上の高強度身体活動は心血管イベントを増加させるとの報告もあり, 仕事上の身体活動が多いのにもかかわらず健康障害を有する人々には, 余暇時間のリラックスした状態での運動(散歩など)を呼びかける。	

あった場合でも，トリグリセライド，HDL-C の改善や血糖コントロールの改善が報告されている[66, 74]。また，日本人を対象とした研究で，通勤の片道における歩行時間を「0 ～ 10 分」「11 分~20 分」「21 分以上」の 10 分刻みで 3 群に分類したコホート研究により，歩行時間が長くなるほど，高血圧罹患率[75]や糖尿病罹患率[76] が低下することが報告されている。したがって，肥満症患者への運動療法導入段階では，アクティブガイド（健康づくりのための身体活動指針）[54] のメインメッセージである「＋10（プラステン）：今より 10 分多く体を動かそう」を推奨し，運動に対する抵抗感や無関心を軽減することが肝心である。なお，10 分の運動は約 1,000 歩の歩行に相当する。

また，近年は「座位行動（sedentary behavior）」に新たな関心が集まっている。座位行動とは「座位および臥位におけるエネルギー消費量が 1.5 METs 以下のすべての覚醒行動」と定義されている[77]。肥満者に座位行動が多く認められることや[78]，身体活動とは独立して座位行動が全死亡リスクに関連することが報告されている[79]。一方，立位を強いられる仕事では心血管リスクが高まるとの報告もある[80]。これらの論争に対して，21 名の身体活動と座位行動の研究者は「長時間の（静止状態の）立位と座位行動は健康を阻害する」との結論に至っており，姿勢の変化と身体活動を伴った座位行動からの開放は，

健康に有益である[81]。WHO のガイドラインも，座位行動は最小限にとどめ，低強度でもよいので身体活動を取り入れることを推奨している[57]。したがって，座位行動を減らすことも運動療法のひとつとして捉えるべきであろう。

最近になり，「仕事上の身体活動は健康に貢献しない（身体活動パラドックス）」とのレビューが相次いで発表されるようになった[82-84]。これらは，運動疫学・身体活動疫学の古典とも言える 1950 年代の Morris JN ら[85] によるロンドンバスの運転手と車掌の虚血性心疾患の死亡率に関するコホート研究とは矛盾する内容である。仕事上の身体活動（特に高強度以上）は，「繰り返されるレジスタンス運動」「単調で低持久性の運動」「長期間の血圧上昇」「不十分な回復」「心理的ストレス」「自律神経系への障害」「環境負荷（環境を選べない）」などの負担が多く，心血管イベントの発症を増加させることが示唆されており，仕事上の身体活動が多いのにもかかわらず健康障害を有する人々には，上述したような背景があることも考えられるので適切なアドバイスが必要である。

上記のような報告より，「肥満症診療ガイドライン 2016」の運動療法[6] から，運動への動機づけや継続のための TIPS，身体活動パラドックスに関してアップデートし，表5-4 の原則に従って実施するものとする。

運動療法開始時のメディカルチェック

運動中の心血管イベントのおもな原因は，急性心筋梗塞とそれによる突然死である。したがって，運動の可否を判断する必要がある。日本糖尿病学会の糖尿病診療ガイドライン2019では[71]，「運動療法を開始する前に，網膜症，腎症，神経障害などの併発症や，整形外科的疾患などを含む身体状態を把握し，運動制限の必要性を検討する」「心血管疾患のスクリーニングに関しては，一般的には無症状，かつ，行う運動が軽度～中強度の運動（速歩や日常生活活動の範囲内）であれば必要ないが，普段よりも高強度の運動を行う場合や，心血管疾患リスクの高い患者では，主治医によるスクリーニングと，必要に応じて運動負荷試験などを考慮する」と記載されている。

心血管イベント発症予防のため，メディカルクリアランスとして医師による問診と運動負荷試験を実施する。ACSMの運動処方ガイドライン第11版[86]に掲載された，日常的な運動習慣（最近3ヵ月以内に，週3回以上，1回30分以上，中強度以上の身体活動を行っている）の有無による運動可否のメディカルチェック・アルゴリズムによれば，運動習慣がなく，有疾患で無症状の患者に対してはメディカルクリアランスを推奨している。しかしながら，米国糖尿病学会（American Diabetes Association: ADA）の「Standards of Medical Care in Diabetes–2021」[87]と「糖尿病診療ガイドライン2019」[71]では，無症状で軽度～中強度の運動療法を糖尿病患者に実施するのであれば，メディカルクリアランスは不要であるとしている。この点について『糖尿病診療ガイドライン2019』[71]では，「医学的スクリーニングを行う必要性を示すエビデンスは乏しいことも示唆されており結論が出ていない」と述べている。なお，3学会[71, 86, 87]とも，これまでの運動より強度を上げる場合や，心血管リスクが高い場合にはメディカルクリアランス実施を推奨している。

また，運動器疾患に関しては，自覚症状，整形外科受診の有無を確認し，必要に応じて整形外科医と相談しつつ進める。

4 行動療法

Statement

1. 肥満症治療において行動療法は有用である。
   Grade A Level I

2. 食行動質問表の記載は治療の方向性や効果を検討するために有用である。**Grade** B Level III

3. グラフ化生活日記やグラフ化体重日記の実施と継続は，生活リズムの修正と安定化を可能にする。　**Grade** B Level III

4. 咀嚼法の実践は早食いや過食の予防に有用である。　　**Grade** B Level III

5. モバイルツールによる食事内容や体重のモニタリングは，その継続率を高め，少なくとも6ヵ月間の短期的減量には有効である。
   Grade B Level I

わが国の肥満症治療における行動療法の意義

行動療法の併用には，減量と減量した体重の維持に一定の効果があることが示されており[88]，諸外国のガイドラインでは，高いエビデンスを示すものとして，その併用を推奨している[89-91]。一方で，それらでは体重がどれだけ減ったかが焦点となっており，質的な改善にはほとんど触れられていない。わが国における肥満症は内臓脂肪型肥満のタイプが多く，減量目的は肥満に起因・関連する健康障害の予防・改善にある。つまり，肥満症治療のターゲットはおもに内臓脂肪であり，比較的軽度な減量とその長期的維持にある。

肥満症患者にライフスタイルを詳細に尋ねると，効果が上がらない患者は生活リズムが乱れているこ

とが多い。実際に、シフトワーカーは内臓脂肪型肥満になりやすく[92]、体内時計が乱れると肥満やメタボリックシンドロームを発症することが報告されている[93, 94]。生産効率を上げるための食事時間や睡眠時間の短縮は、早食い・荒噛みとなり、食事の深夜化、睡眠不足に伴う朝食の欠食や固め食いに連動し、概日リズム障害の原因になる。つまり、肥満症治療においては、過食や運動不足の改善だけでなく、生活リズムの修正も非常に重要な要素となる。

食事、運動、薬物、外科治療はいずれも、ラットやマウスにおいては劇的に効く。一方で、ヒトは上記4つの治療法に加え、思考へのアプローチが可能である。それは日常生活を振り返り、体重増加となる問題行動があれば、自ら気づき、そして修正することである。この自己フィードバックと自己啓発による行動修正は、ヒトだけにできる病態改善方法である。このように、行動療法は生活リズムの修正と内臓脂肪燃焼をターゲットとした質的な減量をめざし、従来の治療法を強化し、継続させることを目的としている。

行動療法の具体的な手法

日本肥満学会では、米国国立衛生研究所（NIH）の肥満症治療ガイドラインの行動療法[95]をもとに、わが国の治療条件に合わせて7つの留意点（①セルフモニタリング、②ストレス管理、③先行刺激のコントロール、④問題点の抽出と解決、⑤修復行動の報酬による強化、⑥認知の再構築、⑦社会的サポート）を示している[96]。これをふまえて、具体的な治療技法を4つ示す。

1) 食行動質問表

食行動質問表[97]の目的は生活習慣の基盤になる食習慣を把握することにある（表5-5）。肥満症患者に肥満になった理由を尋ねると“寝る前の間食がやめられない”といった具体的な返答があることは稀で、患者があまり認識していない食習慣の問題点を抽出するためには、現実的かつ具体的で、そして客観的な評価法が必要である。食行動質問表は肥満症患者が実際に発した言葉や感想から作成されてい

るので、質問に答える過程で「言われてみれば、確かにそうだ」と患者自身が食行動の問題点に気づくことができる。回答にあたっては、「はい」「いいえ」の2択ではなく、「1. そんなことはない」「2. ときどきそういうことがある」「3. そういう傾向がある」「4. まったくそのとおり」の4択で答えさせる。たとえば、項目51の“それほど食べてないのにやせない”や、項目34の“果物やお菓子が目の前にあるとつい手が出てしまう”といった項目は、誰もがもつ感覚であり、食行動異常といえるほど異常性が強いものではない。しかし、点数が高いと、食に対する認識や思考に特徴があることを示している。つまり、食行動質問表の意義は、食行動が異常か健常かといった判別をするのではなく、食習慣における感覚の「ずれ」や食行動の悪い「くせ」について質の程度と強さを認識させることにある。

そして、食行動質問表により得られた情報を領域別に得点化したものが食行動ダイアグラム[98, 99]である（図5-2）。得点の集計は男女別に行う（表5-6, 5-7）[100]。ダイアグラムによって患者の食生活や食思考の特徴が一度に視覚化でき、どの領域にどの程度の問題点（歪み）があるかが把握できて、その食行動を修正する際の目安になる。食行動ダイアグラムを治療前後に用いることで、患者も医療従事者も食行動の具体的な変化が客観的に把握できる。食行動質問表や食行動ダイアグラムは、青年層における体重増加に関わる因子の解析や肥満症患者の薬物治療の効果の判定にも有用である[101, 102]。一方で、binge eating disorderや神経性過食症など心身症的食行動異常が疑われる場合には、速やかに精神科や心療内科の専門医に紹介するべきである。

2) グラフ化体重日記

肥満症治療において体重測定が重要であることは疑いなく、諸外国の肥満症治療のガイドラインにも必ず取り上げられている[89-91, 103]。体重を測定した場合には、それを記載し、視覚化すると減量効果が上がることが実証されている[104]。また、モバイルツールによるセルフモニタリングは、食事や運動内容よりも体重測定のモニタリングの方が履行率が高いことや、48件の体重測定の介入試験のうち、毎

表5-5　食行動質問表

氏名（　　　　　　　　　　　　　　）　年齢（　　　　　）　性別（男・女）
身長（　　　　cm）　体重（　　　　kg）
次に示す番号で以下の問いにお答え下さい。
　（1．そんなことはない　　2．ときどきそういうことがある　　3．そういう傾向がある　　4．まったくそのとおり）

1. 早食いである（　　）	30. ハンバーガーなどのファストフードをよく利用する（　　）
2. 肥るのは甘いものが好きだからだと思う（　　）	31. 何もしていないとついものを食べてしまう（　　）
3. コンビニをよく利用する（　　）	32. たくさん食べてしまった後で後悔する（　　）
4. 夜食をとることが多い（　　）	33. 食料品を買うときには、必要量よりも多めに買っておかないと気がすまない（　　）
5. 冷蔵庫に食べ物が少ないと落ち着かない（　　）	34. 果物やお菓子が目の前にあるとつい手が出てしまう（　　）
6. 食べてすぐ横になるのが肥る原因だと思う（　　）	35. 1日の食事中, 夕食が豪華で量も多い（　　）
7. 宴会・飲み会が多い（　　）	36. 肥るのは運動不足のせいだ（　　）
8. 人から「よく食べるね」といわれる（　　）	37. 夕食をとるのが遅い（　　）
9. 空腹になるとイライラする（　　）	38. 料理を作る時には、多めに作らないと気がすまない（　　）
10. 風邪をひいてもよく食べる（　　）	39. 空腹を感じると眠れない（　　）
11. スナック菓子をよく食べる（　　）	40. 菓子パンをよく食べる（　　）
12. 料理があまるともったいないので食べてしまう（　　）	41. 口一杯詰め込むように食べる（　　）
13. 食後でも好きなものなら入る（　　）	42. 他人よりも肥りやすい体質だと思う（　　）
14. 濃い味好みである（　　）	43. 油っこいものが好きである（　　）
15. お腹一杯食べないと満腹感を感じない（　　）	44. スーパーなどでおいしそうなものがあると予定外でもつい買ってしまう（　　）
16. イライラしたり心配事があるとつい食べてしまう（　　）	45. 食後すぐでも次の食事のことが気になる（　　）
17. 夕食の品数が少ないと不満である（　　）	46. ビールをよく飲む（　　）
18. 朝が弱い夜型人間である（　　）	47. ゆっくり食事をとる暇がない（　　）
19. 麺類が好きである（　　）	48. 朝食をとらない（　　）
20. 連休や盆, 正月はいつも肥ってしまう（　　）	49. 空腹や満腹感がわからない（　　）
21. 間食が多い（　　）	50. お付き合いで食べることが多い（　　）
22. 水を飲んでも肥るほうだ（　　）	51. それほど食べていないのにやせない（　　）
23. 身の回りにいつも食べ物を置いている（　　）	52. 甘いものに目がない（　　）
24. 他人が食べているとつられて食べてしまう（　　）	53. 食前にはお腹が空いていないことが多い（　　）
25. よく噛まない（　　）	54. 肉食が多い（　　）
26. 外食や出前が多い（　　）	55. 食事の時は食べ物を次から次へと口に入れて食べてしまう（　　）
27. 食事の時間が不規則である（　　）	
28. 外食や出前を取るときは多めに注文してしまう（　　）	
29. 食事のメニューは和食よりも洋食が多い（　　）	

大隈和喜ほか. 日本肥満学会記録14回. 1994;316-8.[97], 吉松博信. 第2章初期操作. 坂田利家. 肥満症治療マニュアル. 医歯薬出版；1996. p.17-38 [98] より改変

図5-2　食行動ダイアグラム

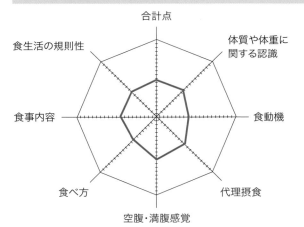

食行動質問表から得られた患者の回答をもとに, 7領域における各項目の合計点と総合計点を算出してプロットし, 線で結ぶ。ダイアグラムが外側に近いほど問題点が多いことを意味する。

吉松博信. 第2章初期操作. 坂田利家. 肥満症治療マニュアル. 医歯薬出版；1996. p.17-38 [98], 吉松博信ほか. Practice 1996; 13: 138-48 [99] より改変

表5-6　食行動質問表の集計（女性用）	
体質や体重に関する認識	
2(　)6(　)10(　)22(　)36(　)42(　)	小計(　)
食動機	
12(　)13(　)17(　)24(　)28(　)33(　)38(　) 44(　)50(　)	小計(　)
代理摂食	
5(　)16(　)23(　)31(　)	小計(　)
空腹, 満腹感覚	
9(　)15(　)32(　)39(　)49(　)53(　)	小計(　)
食べ方	
1(　)8(　)25(　)41(　)55(　)	小計(　)
食事内容	
3(　)19(　)26(　)30(　)40(　)43(　)54(　)	小計(　)
食生活の規則性	
4(　)18(　)20(　)21(　)27(　)35(　)37(　) 48(　)	小計(　)
	合計(　)

番号はそれぞれ, 表5-5 食行動質問表の質問番号を示している

大隈和喜ほか. 日本臨牀. 2003 増刊；61：631-639. [100)より改変

表5-7　食行動質問表の集計（男性用）	
体質や体重に関する認識	
2(　)6(　)10(　)22(　)36(　)42(　)51(　)	小計(　)
食動機	
12(　)13(　)24(　)28(　)33(　)34(　)38(　) 44(　)45(　)50(　)	小計(　)
代理摂食	
5(　)16(　)23(　)31(　)	小計(　)
空腹, 満腹感覚	
9(　)15(　)32(　)53(　)	小計(　)
食べ方	
1(　)8(　)25(　)41(　)55(　)	小計(　)
食事内容	
11(　)14(　)26(　)29(　)30(　)40(　)43(　) 52(　)54(　)	小計(　)
食生活の規則性	
4(　)7(　)20(　)21(　)27(　)35(　)37(　) 47(　)	小計(　)
	合計(　)

番号はそれぞれ, 表5-5 食行動質問表の質問番号を示している

大隈和喜ほか. 日本臨牀. 2003 増刊；61：631-639. [100)より改変

日の測定を推奨したものは48％（23件），週に1回測定が38％（18件），測定回数は任意としたものが4％（2件），推奨する測定頻度の記載がないものが10％（5件）であり，毎日の測定を推奨したものが一番多かったことが報告されている[105)]。

朝昼夕の3度の食事，そして入眠・起床の5点は1日の生活リズムの根幹をなすもので，生活リズムを把握し，その修復を考えるのであれば，欠かせないポイントである。日勤労働者では，昼食時は勤務時間内のため，体重測定が難しい方が多い。グラフ化体重日記[106)]は，昼食時以外の起床直後，朝食直後，夕食直後，就寝直前の1日4回の体重を測定させ，体重の日内変動ならびに1週間の体重変動をグラフにして記載させるものである（図5-3）。体重の記載は体重測定のたびに行い，1週間分をまとめて記載するような方法はとらない。3回の食事を適量に，かつリズム正しく摂取した日の体重波形はきれいな山型になる。一方で，過度な運動や外食，夜更かしに伴う夜間の飲食，便秘なども体重波形の乱れとして現れるので，生活活動や排便の状態とともに，生活リズムの問題点が抽出できる。特に，夕食直後から就寝直前の体重減少幅が大きいほど，内臓脂肪が減ることが報告されている[107)]。現在の体重を上から2番目くらいの太線に設定すれば，上方には体重記録ができなくなるため，おのずから体重増加には歯止めがかかる（図5-3）。

生活リズムの把握と修正のためには，上記の時間帯と4回の体重測定がベストである。一方で，測定の簡略化をはかるとすれば，起床直後の1回を推奨する。起床直後の体重は1日の活動を決定する基点となり，また測定条件のバイアスがもっとも少ないからである。グラフ化体重日記の意義は，生活リズムの乱れに伴う体重変化の把握と自己修正にあり，体重測定を習慣化させることでもある。グラフ化体重日記を用いて減量に成功した患者に共通してみられる変化は，体重波形の規則化と早い時間帯での夕食の摂取である[107)]。このことは患者の食生活や日常生活のリズムの改善がエネルギー収支に好影響を与えていることを示唆している。グラフ化体重日記の記載と継続は生活リズムの矯正と安定化にも寄与している。

3）グラフ化生活日記

不健康なライフスタイルが生活リズム異常の原因

図5-3　グラフ化体重日記

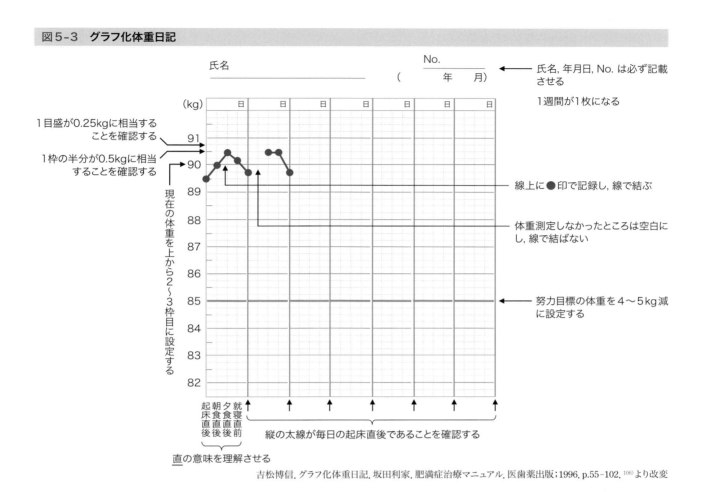

吉松博信. グラフ化体重日記. 坂田利家. 肥満症治療マニュアル. 医歯薬出版；1996. p.55-102. [106] より改変

図5-4　グラフ化生活日記 記載例

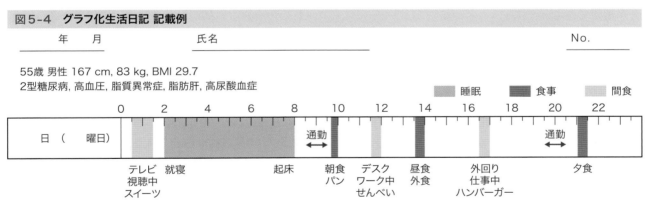

大隈和喜. 治療のステップと各治療技法の導入法. 坂田利家. 肥満症治療マニュアル. 医歯薬出版；1996. p.157-167. [108] より作図

になっているかを把握するには，時間軸を含めた調査が必要である。グラフ化生活日記[108]はエネルギー代謝を支配する生活イベント，特に睡眠，食事・間食，ならびに通勤・通学，勤務，入浴などの具体的な生活活動について，どの時間帯に，どの程度の所要時間かがわかるように帯で記載するものである（図5-4）。定期的な運動習慣があれば，それも記載する。たとえば，図5-4からは遅い夕食，深夜のテレビの視聴ならびに間食，そして遅い就寝，それに連動する朝食と昼食の遅れ，また仕事中の間食

図5-5　ボウル（bowl）法による治療の流れ

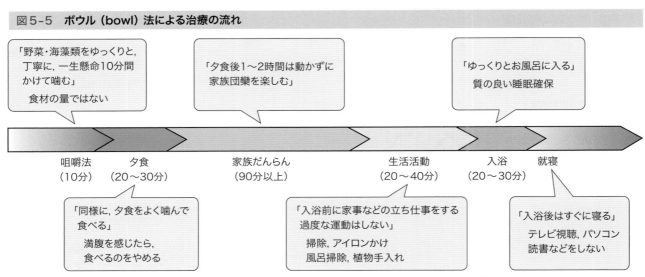

坂田利家. 臨牀と研究 2019；96：611-616. [113)]より作図

などが見えてくる。平日と土日・祝日のパターンも分けて聴取しておくと，平日は睡眠時間が少ないが，休みの日には朝寝坊が過ぎるといった特徴が把握できたりする。朝食の欠食が常習化している患者では，肥満症治療を希望して受診した早い段階で導入し，生活背景を理解しておくとよい。生活リズム異常が不用意な体重増加に寄与していることを繰り返し説明し，修復が可能な点を患者と一緒に探っていくことが重要である。

4）咀嚼法

肥満症患者は荒噛みで早食いであることが多い。早食いについては「時々そういうことがある」というレベルでも，体重増加が観察されている[101)]。また，食べる速さが遅い人のほうが，速い人よりもメタボリックシンドロームの割合が少ないことも報告されている[109)]。しっかりとした咀嚼は早食いの是正のみならず，食本来のもつ歯ごたえや味覚の回復，オーラルフレイルの予防，そして満腹感覚の改善による食事量の減少，さらに内臓脂肪特異的な脂肪分解まで期待できる[110, 111)]。

一方で，学童期からの癖になっている早食いを成人期になって修正することは容易ではない。高度肥満症に超低カロリー食を導入する時のように，空腹感の絶対的な緩和を期待する場合には，しっかりと型にはめた練習で矯正していくことも必要である。

30回咀嚼法[112)]は，食事の際に一度口に運んだものは30回咀嚼してから飲みこむ，これができれば○，29回や31回の咀嚼でも×とする。このように咀嚼回数を一度30回と決めたら，その回数を変えずに単純化した作業として特化する。咀嚼法による満腹感（satiety）の充足は，肥満外科治療前後の食事指導においても利用価値が高い。

食事は生命活動に必須であるので，咀嚼法を主体とした治療法の構築には持続性が期待できる。食事のウエイトは夕食がもっとも高いのが一般的であり，内臓脂肪は夜に蓄積されることを考えると，夕食への介入が効果的である。このような観点から，咀嚼法の利点を最大限に発揮させ，同時に生活リズムの修正を狙った治療法が「ボウル法」である[113, 114)]。図5-5に具体的な内容と大まかな時間配分を示す。ポイントは以下の4点である。①夕食時の咀嚼の重要性を強化し，咀嚼に適した食材を，ゆっくりと丁寧に，そして一生懸命に噛むことに集中する。②メインディッシュも同様によく噛んで食べるが，満腹感を感じたら，速やかに箸を置く。③夕食後の1〜2時間は家族団欒にあて，そのあとに過度にならないレベルの生活活動を入れる。④良質な睡眠を確保するために，ゆっくりと入浴し，入浴後はすぐに就寝する。軽い生活活動から入浴，睡眠を連動させることが重要である。行動療法の目的は，生活リズムの修正と内臓脂肪燃焼をターゲットとした質的な改

善にある。ボウル法はこれらのすべてが盛り込まれており，行動療法を遂行するうえで，ひとつの指針となる。

行動療法に関する最近の知見

肥満症治療において，セルフモニタリングの有用性は諸外国のガイドラインでも指摘されている[89-91, 103]。一方で，紙面上の記載は退屈で長続きしないことや，自己申告となっている点も問題視されている。そのようななか，モバイルツールを使用したセルフモニタリングの有用性が報告されている。食事・運動を mHealth（スマートフォンやタブレット端末などの携帯端末を利用して行う医療行為や診療サポート行為）でモニタリングした論文を対象にしたメタアナリシスでは，紙媒体と比較し，アドヒアランスの向上と，少なくとも半年以内の短期であれば，顕著な減量効果があったことが報告されている[115]。一方で，デジタル機器での健康介入は，遠隔配信のみと比較して，対面での介入が含まれている場合には，その効果が限定的であったこと[116]，また介入が長期になってくると，紙媒体での介入と同様にセルフモニタリングの実施率や効果はやはり薄れてくることも指摘されている[105]。ただし，デジタルツールは受容性，利便性，遵守率，継続率のいずれにも優れており，その有効性はモニタリング技術やフィードバックシステムに関するアプリの開発により，さらに改善される可能性がある[117]。一方で，わが国の診療は基本的に対面であり，諸外国にくらべると経済格差も少ないこと，また，内臓脂肪型肥満が主体であることから，わが国独自のモバイルツールを用いたエビデンスの構築がまたれるところである。

5 薬物療法

肥満症に対する薬物療法を開始する前に，原発性肥満に対しては食事療法，運動療法および行動療法を実施すること，二次性肥満に対しては確定診断し，原因疾患の治療や原因の除去を優先することが重要である。これらを 3 ～ 6 ヵ月行い，1 ヵ月あたり 0.5 ～ 1 kg 程度の減量が得られるようであれば薬物療法は開始せず，同じ治療を継続する。非薬物療法で有効な減量が得られない場合，あるいは合併症の重篤性から急速な減量が必要な場合には，薬物療法の併用を検討する。

高度肥満症で合併症（肥満症の診断に必要な健康障害）を 1 つ以上，または肥満症で内臓脂肪面積 $\geq$ 100 cm^2 かつ合併症を 2 つ以上有する症例に対し，薬物療法の適応がある。肥満症の程度，合併症や併存疾患，非薬物療法の有効性および減量の必要性とその数値的な評価（目標体重）を総合的に判断して，薬物療法を併用するかどうかを慎重に判断する必要がある。薬物療法を併用する場合でも，非薬物療法を継続して行う必要がある。

長期に薬物療法を必要とする高度肥満症に対しては，外科療法により薬物が中止できる可能性があるため，外科療法を積極的に検討すべきである。外科療法を施行しても減量効果が不十分な場合や，外科療法後のリバウンドに対して，薬物療法の追加を検討する必要も時に生じる。

肥満症に対する薬物療法は，それぞれの国によって用いられている薬物の種類や適応が大きく異なっている。これは，肥満の定義自体のみならず，人種，疫学データ，食事を含む文化的背景や生活習慣，また肥満者の割合や重症度が国によって大きく異なることと同時に，肥満症に対する薬剤では副作用が生じることが比較的多いことに起因している。このことから，自由診療や海外からの個人輸入を用いた，安全性や有効性のデータが不十分な薬剤使用が横行しやすい現状であることにも留意すべきである。

肥満症の治療薬を作用機序で分類すると，中枢神経に作用して摂食を抑制するもの，交感神経を活性化させて代謝を促進するもの，エネルギーの腸管か

らの吸収を抑制するもの，摂取したエネルギーの排出を促進するもの，エネルギーの細胞内における利用効率を低下させるものなどに分けられる。一方で，投与条件から分類すると，糖尿病のある患者にのみ使用できるもの[118]と，糖尿病がなくても使用できるものの 2 つに分けられる。

GLP-1受容体作動薬

小腸の L 細胞から分泌される GLP-1 は膵インスリン分泌促進作用とグルカゴン分泌抑制作用のほか，中枢神経における摂食抑制作用や腸管運動抑制作用をもつ。内因性の GLP-1 は DPP-4 により短時間で分解され，非活性型となるが，この DPP-4 による分解に抵抗性の GLP-1 類似分子が薬物として開発されており，GLP-1 受容体作動薬（GLP-1RA）とよばれる。ペプチド製剤のため，現在日本で販売されている薬剤はおもに注射製剤であり，自己注射の指導が必要である。副作用としては悪心，嘔吐，便秘，下痢，脈拍上昇があげられる。低用量から開始し，徐々に増量することにより悪心・嘔吐の副作用を低減で

きるタイプも多い。糖尿病の治療薬であり，肥満症に対する減量作用は保険適用上の効果ではないことに留意が必要である。また，体重減少作用の大きいものと小さいものがあり，中枢神経への移行度が体重減少作用の大きさと関連すると考えられている。

1）セマグルチド

セマグルチドは，週 1 回投与の皮下注射製剤と，毎日 1 回投与の経口内服製剤の 2 剤形をもつ GLP-1RA であり，2 型糖尿病に対し保険適用をもつ。注射製剤は 0.25 mg，0.5 mg および 1 mg の製剤が，経口薬は 3 mg，7 mg および 14 mg の製剤が上市されている。いずれも，初期量から導入し，副作用がないことを確認したのちに増量が可能である。ペプチドであるにもかかわらず経口投与可能なのは，胃酸による分解を阻害する物質を利用しているためである。

大規模臨床試験では，週 1 回 1 mg（日本では 2 型糖尿病のみ保険適用）および 2.4 mg（未認可）の皮下注射は，2 型糖尿病を合併する肥満患者の体重をプラセボと比較して 68 週間で約 3.5% および 6.2% 減少させた[119]。また，肥満症を対象とした国際共同治験において，2.4 mg の皮下注射は糖尿病のない肥満患者の体重をプラセボと比較して 12.4% ポイント減少させた[120]。日本人を含む東アジア人肥満症患者（非 2 型糖尿病患者も含む）を対象とした臨床試験では，週 1 回 2.4 mg の皮下注射により 68 週間で体重変化率 −13.2% と，プラセボの −2.1% に対し有意な体重減少を達成した[121]。また，CT による内臓脂肪面積も評価されており，週 1 回 2.4 mg の皮下注射により 40.0% の減少を認めた。なお，本試験は日本肥満学会の定める肥満症の診断基準に基いて作成されたプロトコールで実施されており，日本人の肥満症に対して治療薬の効果を評価した試験として重要である。この薬剤は，2 型糖尿病患者の心血管イベントを 26% 有意に減らすことも示されているため[122]，2 型糖尿病を合併する肥満症に対しては有用と考えられる。経口薬については，14 mg のセマグルチドはプラセボと比較して 2 型糖尿病患者で 2.3 kg[123]，日本人 2 型糖尿病患者で 1.6 kg 減少させたことが報告されている[124]。経口薬は注射薬に比

較して体重への作用は弱いものの，自己注射が不可能な肥満 2 型糖尿病患者に有用と考えられる。ただし，1 日のうち最初の食事または飲水の前に 120 mL 以下の水で服用し，少なくとも 30 分間は飲食をしないという服用方法に注意を要する。

2）リラグルチド

日本においては 2 型糖尿病に対して 1 日 1 回 1.8 mg 皮下注射が保険適用されているが，欧米においては糖尿病のない肥満患者に対して 3 mg が承認されており，1 日 1 回 1.8 mg および 3 mg の皮下注にてプラセボと比較し，20 週の使用でそれぞれ 2.8 kg および 4.4 kg の体重減少が示されている [125]。1.8 mg による減量作用は投与開始 1 年後にプラトーに達し，2 年後もほぼ維持された [126]。

3）その他の GLP-1RA

デュラグルチドは週 1 回製剤で血糖降下作用は強く，心血管イベント抑制効果も報告されている．しかし，体重に対する作用はセマグルチドやリラグルチドと比較して弱く（メタアナリシスでは，平均体重変化がセマグルチド皮下注で−3.80 kg，セマグルチド経口で−2.41 kg，リラグルチドで−2.37 kg に対し，デュラグルチドは−0.80 kg）[118]，中枢神経移行が少ないためと考えられている。ほかに，リキシセナチドおよびエキセナチドが上市されている。

4）チルゼパチド

GLP-1 と同様に腸管から分泌され，膵 β 細胞のインスリン分泌を促進する GIP は，基礎研究の結果からは体重を増加させると考えられていたのに反し，GIP と GLP-1 の両方の受容体作動薬チルゼパチドが強い血糖降下作用と体重減少作用をもつことが臨床的に示されている [127]。第 III 相の臨床試験が進行中であり，新たな糖尿病・肥満症の治療薬として期待されている。

マジンドール

視床下部に作用して食欲を抑制する薬剤である。弱いノルアドレナリン放出作用と，ノルアドレナリン・アドレナリンの取込み抑制作用により，脳内カテコラミン濃度を増加させることが作用機序と考えられている。日本における使用の保険適用は高度肥満症または肥満度〔（実体重−標準体重）/ 標準体重 × 100）〕が＋70％以上で，食事療法や運動療法の効果が不十分な患者に限る。覚醒剤と一部作用機序が類似していることから，安全性と依存性について慎重に観察しながら使用すべきであるため，連続の使用は 3 ヵ月以内，また 1 回の処方は 14 日間の制限がある。ただし，多幸感や依存性は臨床的には認められない。禁忌として不安・抑うつ・異常興奮状態の患者および統合失調症などの精神障害のある患者，薬物・アルコール濫用歴，脳血管障害，重症の心・肝・腎・膵障害，重症高血圧，閉塞隅角緑内障などがある。発生率の高い副作用として，口渇，便秘，不眠，悪心などがあげられる。また，肺高血圧の副作用に注意が必要である。

西川らの研究では，超低エネルギー食で減量した後にマジンドールを用いて，さらに 6.9 kg の減量達成を報告している [128]。また，最近の報告では，生活指導に加えてマジンドールを投与することにより，プラセボの 3.1 kg 減量とくらべ有意に大きい 7.4 kg の減量を認めた [129]。ほかに徐放製剤の注意欠陥多動障害（ADHD）に対する有用性が報告されており [130]，ADHD を合併する高度肥満症の患者に対する投与が検討される。ADHD 治療薬であるメチルフェニデート徐放剤にも体重減少作用があり，合併例には有用である。

GLP-1RA以外の糖尿病治療薬

SGLT2 阻害薬は，近位尿細管でブドウ糖を再吸収する SGLT2 を阻害することにより尿中にブドウ糖を排出させ，血糖を低下させる。1 日あたり約 80 g のブドウ糖を尿中に排泄させるため，負のエネルギーバランスとなり減量につながる。複数の研究において，プラセボと比較して 1.5 ～ 2 kg の追加減量が報告されている [131]。尿中のエネルギー喪失と比較して減量が軽度にとどまる理由として，補完的に食欲が亢進することがあげられる。GLP-1RA と組み合わせることにより相加的な減量効果が期待される。

また，糖尿病患者の心血管イベントを抑制すること，心不全・腎障害の進行を抑制することが報告されている。副作用としては性器感染症（女性のみならず男性でもみられる）が知られており，特に高度肥満症の患者では多い印象があり，このコントロールがつかずに中止せざるを得ないことも稀ではない。

ほかに，ビグアナイドやαグルコシダーゼ阻害薬も，軽度ではあるが体重減少作用を認めるため（メタアナリシスではそれぞれ -0.62 kg および -0.39 kg）[118]，肥満2型糖尿病では使いやすい。逆に，スルホニル尿素薬，インスリン，チアゾリジン関連薬については体重増加作用を認めるため（メタアナリシスではスルホニル尿素薬は $+2.36$ kg，インスリンは種類により $+2.24 \sim 2.91$ kg，ピオグリタゾンは $+2.97$ kg）[118]，肥満症を合併する患者への使用は必要性のあるときにとどめる[118]。ただし，著明な高血糖に対するインスリン投与は肥満症を理由にためらってはならない。

糖尿病がなくても使用できるマジンドール以外の薬剤

腸管でトリグリセライドを分解するリパーゼの阻害薬について，今後 OTC 医薬品として販売される可能性がある。

過食性障害に対する薬剤

過食性障害は短時間に通常の食事と比較して多量の食物を摂取し，苦痛や罪悪感を抱く症状を特徴とする食行動異常である。抗てんかん薬トピラマートは過食性障害における過食回数を減少させ，体重をプラセボと比較して有意に減少させたと報告されている[132]。食行動のパターンを聞き取り過食性障害と診断した場合，基本となる行動療法に加え，本薬剤の投与も検討に値する。副作用としては代謝性アシドーシス，自殺企図や自殺念慮のあるうつ病の症状増悪，また双極性障害の患者における急性の躁症

 COLUMN ## COVID-19と肥満

2019 年末頃から始まった SARS-CoV-2 による新型コロナウイルス感染症（COVID-19）のパンデミックは，心理的あるいは経済的な負担も含めて，世界中の人々の生命と幸福に大きな影響を与え続けている。COVID-19 に罹患した人の数は，WHO の報告によると 2022 年 4 月 20 日時点で，世界中で 5 億人以上にのぼり，死者も 600 万人以上となっている。

COVID-19 と診断された人のうち重症化しやすいのは高齢者と基礎疾患のある方で，重症化の危険因子となる基礎疾患には，慢性閉塞性肺疾患などの呼吸器系疾患や喫煙歴のほか，高血圧，心血管疾患，糖尿病，肥満などが知られている。このなかで，肥満が独立した危険因子であるかを明らかにする疫学研究も数多く行われている。英国で行われた研究では，20 歳以上の COVID-19 と診断された 6.9 万人のデータをもとに BMI と COVID-19 による重症化の関連を調べたところ，BMI が 23 を超えると COVID-19 による入院や重症化のリスクが増加すること，また BMI が 28 を超えると COVID-19 による死亡リスクが増加することが報告されている[1]。

肥満の人が重症化しやすい理由としては，いくつかの因子が考えられている[2]。肥満の脂肪組織では，肥大化した脂肪細胞の周囲に炎症細胞が浸潤し慢性炎症の状態を呈

しているが，この肥満による慢性炎症が，全身の免疫機能を障害する可能性や，重症化に影響を与えるサイトカインストームの発生に関連する可能性が示唆されている。また，SARS-CoV-2 が細胞内に侵入する際に働く ACE2 受容体が脂肪細胞で多く発現しており，肥満により過剰発現することでウイルスが体内に侵入しやすくなる可能性が示唆されている。

COVID-19 のパンデミックに対する対策としてステイホームや在宅勤務が推奨されているが，外出しなくなることで運動不足になり体重が増えている人が増加している。また，高齢者では，感染を心配して外出を控えることにより，運動量が減少してサルコペニアやフレイルを来してしまう。このような状況下では，食事内容の見直しや家庭内でもできる運動療法の指導などを通じて，肥満やサルコペニア，フレイルの発症を予防することが非常に重要になると思われる。

文　献
1) Gao M, et al. Associations between body-mass index and COVID-19 severity in 6.9 million people in England: a prospective, community-based, cohort study. Lancet Diabetes Endocrinol. 2021; 9: 350-359. PMID: 33932335
2) Zhou Y, et al. Obesity and diabetes as high-risk factors for severe coronavirus disease 2019 (Covid-19). Diabetes Metab Res Rev. 2021; 37: e3377. PMID: 32588943

状などが報告されており，注意が必要である。

薬剤性肥満の治療

　肥満を来しうる薬剤の種類は多く，特にステロイド，抗うつ薬（アミトリプチリン，ミルタザピン，パロキセチンなど），非定型抗精神病薬（オランザピン，クロザピン，クエチアピン，リスペリドンなど）[133]，神経障害性疼痛治療薬（プレガバリン，ミロガバリン），など使用頻度の高いものが含まれている。現病の治療のために中止ができない場合も多いが，類似薬で肥満の副作用が軽度の薬剤に変更するなどの工夫が望ましい。

6 外科療法

Statement

1. 肥満症に対する外科療法では，医師，看護師，管理栄養士，公認心理師，理学療法士，その他の医療スタッフによるチーム医療が必須である。 **Grade A** **Level Ⅱ**

2. 減量・代謝改善手術は，減量効果と代謝改善効果を有し，手術前後の適切なサポート体制と安全性が確保されれば，減量や血糖コントロールに難渋する肥満症に対して有効である。 **Grade B** **Level Ⅰ**

3. 受診時に BMI ≧ 32 の 2 型糖尿病では，糖尿病専門医や肥満症専門医による治療で，6 ヵ月以内に 5％以上の体重減少が得られないか，得られても血糖コントロールが不良（HbA1c ≧ 8.0％）な場合には，減量・代謝改善手術を治療選択肢として検討すべきである。 **Grade B** **Level Ⅱ**

4. 高度肥満症に対する減量・代謝改善手術は，内科療法に比較して効果的な体重減少が長期的に維持でき，肥満関連健康障害の改善効果も良好である。 **Grade A** **Level Ⅰ**

　無作為化比較試験および観察研究のメタアナリシスでは，肥満症に対する外科療法により体重減少および 2 型糖尿病の改善が認められることが報告されている[134, 135]。また高度肥満症に対する外科療法は，内科療法に比較して効果的な体重減少が長期的に維持でき，肥満関連健康障害の改善効果も良好であることが海外では証明されており[37, 136, 137]，わが国でも同等の成績が報告されている[46, 138, 139]。最近では，外科療法は，体重減少が起こる前の術後早期から代謝改善と種々の消化管ホルモンの変化などが確認され，減量・代謝改善手術（metabolic surgery）とよぶことが一般的となっている[140, 141]。高度肥満症は内科療法が極めて困難な疾患で，高度肥満症においては，食事療法，運動療法，認知行動療法，薬物療法を含む内科療法に加えて，外科療法が治療選択肢として国内外で推奨されている[140, 141]。

　減量・代謝改善手術の実施にあたっては，安全な手術の提供と周術期管理に加えて，術後長期にわたるフォローアップなどの診療体制が重要で，医師，看護師，管理栄養士，公認心理師，理学療法士，その他の医療スタッフによるチーム医療が必須である[46, 134, 138, 139, 141, 142]。

手術適応

　第 2 回糖尿病外科サミットでは，アジア人においては，BMI ≧ 37.5 では血糖コントロールの如何に関わらず，BMI 32.5 ～ 37.4 では血糖コントロールが不良な 2 型糖尿病に，減量・代謝改善手術を推奨する治療アルゴリズムが提唱されている[140]。Standards of Medical Care in Diabetes–2021 においても，アジア人では，BMI ≧ 37.5 の 2 型糖尿病患者と，BMI 32.5 ～ 37.4 で非外科的治療により持続的な体重減少と高血糖を含む合併症の改善が得られない 2

型糖尿病患者では，治療選択肢として減量・代謝改善手術が推奨されている[89]。この基準では，アジア人は欧米人と比較して軽度の BMI で肥満関連健康障害が起こりやすいことを考慮し，適応基準の BMI 値が欧米より低く設定されている。

わが国では，人種差と最近の世界の動向を考慮し，日本肥満症治療学会から「日本における高度肥満症に対する安全で卓越した外科治療のためのガイドライン（2013 年版）」が公表されている[142]。手術適応基準は，年齢が 18 〜 65 歳の原発性肥満で，6 ヵ月以上の内科治療で有意な体重減少および肥満関連健康障害の改善が得られない高度肥満症である。体重減少が主目的の場合には BMI ≧ 35，肥満関連健康障害の治療が主目的の場合には糖尿病，または糖尿病以外に 2 つ以上の肥満関連健康障害を合併した BMI ≧ 32 の肥満症としている。ただし，BMI ＜ 35 への適応は，臨床研究としての位置づけとなっている。肥満症診療ガイドライン 2016 では減量目標について，肥満症では現体重の 3％以上，高度肥満症では 5 〜 10％としているが，内科的治療で有意な体重減少および肥満関連健康障害の改善が得られない高度肥満症を外科手術の適応としている[6]。糖尿病診療ガイドライン 2019 では，肥満外科療法は減量効果や糖尿病の改善効果などを有し，手術前後における適切なサポート体制と安全性が確保された場合，体重減少に難渋する高度肥満を伴う 2 型糖尿病に対して有効とされている[71]。

2014 年に保険収載された腹腔鏡下スリーブ状胃切除術の適応は，6 ヵ月以上の内科的治療によっても十分な効果が得られない BMI ≧ 35 で，糖尿病，高血圧，脂質異常症，または閉塞性睡眠時無呼吸症候群のうち 1 つ以上を合併した高度肥満症である。その後 BMI の範囲は拡大され，最新の 2022 年の診療報酬改定では，6 ヵ月以上の内科治療によっても十分な効果が得られない BMI 32.0 〜 34.9 の肥満症患者も対象となった。ただし，算定条件では，①HbA1c ≧ 8.0％の糖尿病，②高血圧症（6 ヵ月以上降圧薬による薬物治療を行っても管理が困難な収縮期血圧 ≧ 160 mmHg のものに限る），③脂質異常症（6 ヵ月以上スタチン製剤などによる薬物治療を行っても管理が困難な LDL-C ≧ 140 mg/dL または non-

HDL-C ≧ 170 mg/dL のものに限る），④閉塞性睡眠時無呼吸症候群（AHI ≧ 30 の重症のものに限る）のうち，2 つ以上を合併している患者に限定され，臨床的に適応が拡大されていないのが現状である。

日本人の肥満 2 型糖尿病患者に対する減量・代謝改善手術の適応基準については，日本肥満症治療学会・日本糖尿病学会・日本肥満学会の 3 学会合同委員会よりコンセンサスステートメントが作成され，糖尿病の治療の選択肢に外科療法が加えられた[141]。受診時に BMI ≧ 35 の 2 型糖尿病で，糖尿病専門医や肥満症専門医による 6 ヵ月以上の治療でも BMI ≧ 35 が継続する場合には，血糖コントロールの如何に関わらず減量・代謝改善手術が治療選択肢として推奨されている。また，受診時に BMI ≧ 32 の 2 型糖尿病では，糖尿病専門医や肥満症専門医による治療で，6 ヵ月以内に 5％以上の体重減少が得られないか，得られても血糖コントロールが不良（HbA1c ≧ 8.0％）な場合には，減量・代謝改善手術を治療選択肢として検討することが提案されている。

手 術 法

胃を小さく形成することで食事摂取量を制限する手術法として，調節性胃バンディング術やスリーブ状胃切除術がある。食事摂取制限手術に加え，消化管（小腸）をバイパスすることで消化吸収を抑制する手術法として，ルーワイ胃バイパス術やスリーブ状胃切除術および十二指腸空腸バイパス術（スリーブバイパス術）がある（図 5-6）[142]。これらの術式は腹腔鏡下に施行されているが，2022 年現在，わが国で保険収載されている術式はスリーブ状胃切除術のみであり，これが 2020 年に実施された減量・代謝改善手術の 95％を占め[143]，海外でももっとも多く施行されている。本術式は，糖尿病罹患歴が短く，インスリン分泌能がよく保持されている肥満 2 型糖尿病患者に推奨されている[46,138,139,141,144]。

胃バイパス術後では，空置された遠位の胃は内視鏡での観察が困難であり，胃がんの早期発見が遅れることが懸念されており[145]，胃がんの発生率が高い日本人に対して，胃バイパス術を導入している施

図5-6 手術の種類

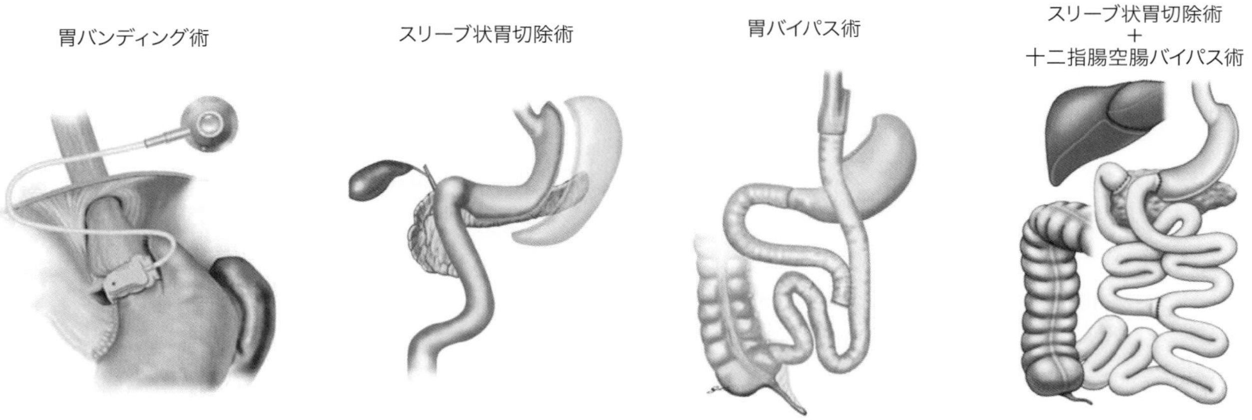

胃バンディング術 スリーブ状胃切除術 胃バイパス術 スリーブ状胃切除術
＋
十二指腸空腸バイパス術

日本肥満症治療学会. 日本における高度肥満症に対する安全で卓越した外科治療のためのガイドライン（2013年版）[142]より

表5-8 日本肥満症治療学会における肥満症外科手術認定施設の申請資格

認定施設として, 次の各号（1～13）に定める要件を必要とする。

1	肥満症外科手術の導入においては, 肥満症外科手術認定施設での研修, または肥満症外科手術に熟練した指導医のもとで実施することが望ましい。
2	施設における肥満症外科手術症例数が20例以上行われていること。
3	肥満症外科治療に専念する外科医が決められていること。
4	ACLSまたは同等の生命維持に関する資格を持つ医師が存在すること。
5	高度肥満症患者を安全に管理するために必要な設備が備えられていること。
6	肥満症外科治療に対してチーム医療が実践され, 専門的看護, 栄養指導, 運動指導, 精神的・心理的サポートなどが総合的に行なえる体制が整っていること。
7	肥満症外科治療に対するクリニカルパスと手技の定型化が行われていること。
8	肥満症外科治療についての教育行事（症例検討会, 合併症検討会等）が, 定期的に開かれていること。
9	フォローアップ体制が構築され, その成績を報告できる体制にあること。
10	患者サポートグループ（患者会）が組織されていること。
11	肥満症外科手術を行った患者について, 本学会データベースに登録を行っていること。
12	申請施設から最近5年間で本学会学術集会の発表（100単位以上）と教育セミナーの受講歴（50単位以上）を認めること。
13	申請施設から最近5年間で, 1編以上の肥満症・肥満外科手術に関する論文発表を認めること。

ACLS：advanced cardiovascular life support（二次心肺蘇生法）

監修：日本肥満症治療学会・日本糖尿病学会・日本肥満学会. 日本人の肥満2型糖尿病患者に対する減量・代謝改善手術に関するコンセンサスステートメント. p.37. コンパス出版局, 2021.[141]より

設は少ない。スリーブバイパス術は内視鏡での残胃の観察も容易であり, インスリン分泌能が低下している患者の糖尿病寛解率は, 食事摂取制限手術よりもスリーブバイパス術などの吸収抑制付加手術のほうが高い[139, 146]。スリーブバイパス術は, 日本人に適合したバイパス術と考えられているが, 現在は先進医療Aとして実施されている[146, 147]。最終的には,

各術式の特徴, 合併症や修正手術を十分に理解し, 患者の病態に応じた術式選択が重要である。

施設基準としては, 日本肥満症治療学会の肥満症外科手術認定施設の要件に準じる必要がある（表5-8）[141, 148]。減量・代謝改善手術の導入時には, 多職種チーム医療の構築のために, 日本肥満症治療学会が認定する肥満症総合治療セミナーなどの教育プ

ログラムに定期的に参加し，肥満症外科手術認定施設を目指すことが望ましい[141, 148]。外科的治療にあたる術者の基準としては，初期症例では，減量・代謝改善手術 20 例以上の経験をもつ指導医の下で執刀医としての経験を有し，日本外科学会，または日本消化器外科学会の専門医であることなどが要件とされている[141]。

周術期管理とフォローアップ

1）術前管理

　高度肥満症患者は，手術と術後管理に際し障害となる合併疾患が多いため，手術の安全性を確保するために，十分に合併症の術前管理がなされるべきである[6, 23, 141, 149, 150]。減量・代謝改善手術が対象となる高度肥満症患者では，うつ病，双極性障害を含む気分障害などの精神疾患の合併が高率であることが報告されている[46, 151]。精神疾患の存在，パーソナリティ特性，および行動的・心理社会的問題が術後成績に影響を及ぼす可能性があることから，メンタルヘルスの術前評価は不可欠であり[152, 153]，米国の減量・代謝改善手術のガイドラインでは，全患者を対象に実施されるべきと提唱されている[152]。術前のメンタル評価で，精神疾患を治療中の場合は，適切な治療を受けているか，術前に症状が安定しているかを確認するが，術前に初めて精神疾患が認められた場合は，手術の計画は保留とし，精神疾患の治療を優先する[141, 154]。

　栄養管理では，肥満症患者は潜在的な栄養欠乏症を合併していることが多い。手術前には血液生化学検査に加え，食事内容や食習慣などから栄養状態を評価し[141, 155]，5％程度の体重減少を目指して，低エネルギー食による減量を行うことが推奨されている。術前減量期間中における行動様式の観察と評価ができるだけではなく，内臓脂肪や肝肥大も軽減されることから，安全な手術が可能となる[38, 141, 156, 157]。

　高度肥満症患者では，閉塞性睡眠時無呼吸症候群（OSAS）の合併率が高いため，術前には可能な限り全例にスクリーニングを行い，OSAS の診断と重症度の評価には終夜睡眠ポリソムノグラフィを行うことが望ましい[141, 158, 159]。未治療の OSAS では，周術期合併症のリスクが高いため，術前から持続気道陽圧呼吸（CPAP）の導入を検討する[160, 161]。また，喫煙は呼吸器合併症の増加に関連することが示されており，1 日 20 本の喫煙は OSAS の軽～中等症の予後と同等と考えられているので，手術前 6 週間は禁煙することが望ましい[141]。

2）術後管理

　わが国では 2005 ～ 2019 年に施行された腹腔鏡下スリーブ状胃切除術 2,865 名の術中・術後合併症は，開腹移行率 0.2％，術後総合併症率 16.6％，死亡率 0.03％であった。術後早期合併症は，再手術の必要な出血 0.7％，縫合不全 0.5％，腹腔内膿瘍 0.2％，創感染 1.2％，30 日以内の早期再手術率は 1.1％と報告され，スリーブ状胃切除術は胃バイパス術に比較して，早期合併症が少なく安全な術式と評価できる[147]。晩期合併症は，逆流性食道炎 12.1％，胃管狭窄 1.1％，修正手術を含めた 30 日以降の晩期再手術率は 1.6％で，特に逆流性食道炎の管理に注意が必要である。

3）フォローアップ

　術後は，体重の変化，栄養状態，肥満関連健康障害と手術合併症などを多職種チームにより定期的に評価し，長期にわたりフォローアップを行う必要があり，術後 5 年のフォローアップ率は 75％以上を目標とする[23, 142]。また，腹腔鏡下スリーブ状胃切除術の施設基準には，当該保険医療機関において当該手術を実施した患者に対するフォローアップ（年に 1 回，体重，生活習慣病の重症度などを把握することをいう）を行っており，フォローアップの内容が一元的に記録されていること，術後 5 年目の捕捉率が 7 割 5 分以上であることが望ましいと記載されている。

　減量・代謝改善手術後には摂取エネルギーの低下のみならず，蛋白質，ビタミン・ミネラルの摂取も低下する。蛋白質摂取を推奨するとともに，ビタミン・ミネラル補充のためにサプリメントの使用も指導する[23, 162, 163]。減量・代謝改善手術後には，ビタミン D およびカルシウム欠乏に伴う続発性副甲状腺機能亢進によって，骨量減少を生じることが報告されており，骨塩定量も重要である[164]。

　術後の心理的変化では，術後半年から１年を過ぎるころから体重低下のスピードが落ち，容姿の変化した自分への周りからの対応や人間関係の変化に混乱する時期が来る。術後患者には，メンタルヘルスを扱う精神科，心療内科などの主治医と連携しながら，心理的評価とケアを行う[141, 165]。

第5章の文献

1) 松澤佑次ほか. 新しい肥満の判定と肥満症の診断基準. 肥満研究. 2000；6：18-28.
2) 厚生労働省.「今後の生活習慣病対策の推進について（中間とりまとめ）（平成17年9月15日）」について. https://www.mhlw.go.jp/shingi/2005/09/s0915-8.html
3) Barrett S, et al. Integrated motivational interviewing and cognitive behaviour therapy for lifestyle mediators of overweight and obesity in community-dwelling adults: a systematic review and meta-analyses. BMC Public Health. 2018; 18: 1160. PMID: 30290793
4) 日本肥満学会肥満症治療ガイドライン作成委員会. 肥満症治療ガイドライン2006. 肥満研究. 2006；12 臨時増刊：1-91.
5) Muramoto A, et al. Three percent weight reduction is the minimum requirement to improve health hazards in obese and overweight people in Japan. Obes Res Clin Pract. 2014; 8: e466-e475. PMID: 25263836
6) 日本肥満学会. 肥満症診療ガイドライン2016. ライフサイエンス出版；2016.
7) Garvey WT, et al. American Association of Clinical Endocrinologists and American College of Endocrinology Comprehensive Clinical Practice Guidelines For Medical Care of Patients with Obesity Endocr Pract. 2016; 22 Suppl: 1-203. PMID: 27219496
8) Saiki A, Japanese Survey of Morbid and Treatment-Resistant Obesity Group (J-SMART Group). Background characteristics and postoperative outcomes of insufficient weight loss after laparoscopic sleeve gastrectomy in Japanese patients. Ann Gastroenterol Surg 2019; 3: 638-647. PMID: 31788652
9) Phelan SM, et al. Impact of weight bias and stigma on quality of care and outcomes for patients with obesity. Obes Rev. 2015; 16: 319-326. PMID: 25752756
10) Diabetes Prevention Program Research Group. Reduction in the incidence of type 2 diabetes with lifestyle intervention or metformin. N Engl J Med. 2002; 346: 393-403. PMID: 11832527
11) Foster GD, et al. A randomized trial of a low-carbohydrate diet for obesity. N Engl J Med. 2003; 348: 2082-2090. PMID: 12761365
12) Sacks FM, et al. Comparison of weight-loss diets with different compositions of fat, protein, and carbohydrates. N Engl J Med. 2009; 360: 859-873. PMID: 19246357
13) Torgerson JS, et al. Effects on body weight of strict or liberal adherence to an initial period of VLCD treatment. A randomised, one-year clinical trial of obese subjects. Int J Obes Relat Metab Disord. 1999; 23: 190-197. PMID: 10078855
14) Global BMI Mortality Collaboration. Body-mass index and all-cause mortality: individual-participant-data meta-analysis of 239 prospective studies in four continents. Lancet. 2016; 388: 776-786. PMID: 27423262
15) Frisch S, et al. A randomized controlled trial on the efficacy of carbohydrate-reduced or fat-reduced diets in patients attending a telemedically guided weight loss program. Cardiovasc Diabetol. 2009; 8: 36. PMID: 19615091
16) Das SK, et al. Long-term effects of 2 energy-restricted diets differing in glycemic load on dietary adherence, body composition, and metabolism in CALERIE: a 1-y randomized controlled trial. Am J Clin Nutr. 2007; 85: 1023-1030. PMID: 17413101
17) 厚生労働省. 日本人の食事摂取基準（2020年版）. https://www.mhlw.go.jp/stf/seisakunitsuite/bunya/kenkou_iryou/kenkou/eiyou/syokuji_kijyun.html
18) Ge L, et al. Comparison of dietary macronutrient patterns of 14 popular named dietary programmes for weight and cardiovascular risk factor reduction in adults: systematic review and network meta-analysis of randomised trials. BMJ. 2020; 369: m696. PMID: 32238384
19) Wadden TA, et al. Dieting and the development of eating disorders in obese women: results of a randomized controlled trial. Am J Clin Nutr. 2004; 80: 560-568. PMID: 15321793
20) Shirai K, et al. The effects of partial use of formula diet on weight reduction and metabolic variables in obese type 2 diabetic patients—Multicenter trial. Obes Res Clin Pract. 2013; 7: e43-e54. PMID: 24331681
21) Basciani S, et al. Safety and efficacy of a multiphase dietetic protocol with meal replacements including a step with very low calorie diet. Endocrine. 2015; 48: 863-870. PMID: 25063307
22) 吉松博信.〔食事療法〕について. 肥満症—こう診る・こう考える. 日本医事新報社；2010. p.15-20.
23) 齋藤康ほか監修. 肥満症の総合的治療ガイド. 日本肥満症治療学会；2013.
24) Tsai AG, et al. The evolution of very-low-calorie diets: An update and meta-analysis. Obesity (Silver Spring). 2006; 14: 1283-1293. PMID: 16988070
25) Casazza K, et al. Myths, presumptions, and facts about obesity. N Engl J Med. 2013; 368: 446-454. PMID: 23363498
26) Johansson K, et al. Effects of anti-obesity drugs, diet, and exercise on weight-loss maintenance after a very-low-calorie diet or low-calorie diet: a systematic review and meta-analysis of randomized controlled trials. Am J Clin Nutr. 2014; 99: 14-23. PMID: 24172297
27) Saiki A, et al. Effect of weight loss using formula diet on renal function in obese patients with diabetic nephropathy. Int J Obes (Lond). 2005; 29: 1115-1120. PMID: 15925953
28) 厚生労働省. 食物繊維の必要性と健康. e-ヘルスネット. https://www.e-healthnet.mhlw.go.jp/information/food/e-05-001.html
29) Reynolds A, et al. Carbohydrate quality and human health: a series of systematic reviews and meta-analyses. Lancet. 2019; 393: 434-445. PMID: 30638909

30) Jovanovski E, et al. Can dietary viscous fiber affect body weight independently of an energy-restrictive diet? A systematic review and meta-analysis of randomized controlled trials. Am J Clin Nutr. 2020; 111: 471-485. PMID: 31897475

31) 日本食品化学研究振興財団. 指定添加物リスト. https://www.ffcr.or.jp/tenka/list/post-11.html

32) Blackburn GL, et al. The effect of aspartame as part of a multidisciplinary weight-control program on short- and long-term control of body weight. Am J Clin Nutr. 1997; 65: 409-418. PMID: 9022524

33) Laviada-Molina H, et al. Effects of nonnutritive sweeteners on body weight and BMI in diverse clinical contexts: Systematic review and meta-analysis. Obes Rev. 2020; 21: e13020. PMID: 32216045

34) Qin P, et al. Sugar and artificially sweetened beverages and risk of obesity, type 2 diabetes mellitus, hypertension, and all-cause mortality: a dose-response meta-analysis of prospective cohort studies. Eur J Epidemiol. 2020; 35: 655-671. PMID: 32529512

35) Ruanpeng D, et al. Sugar and artificially sweetened beverages linked to obesity: a systematic review and meta-analysis. QJM. 2017; 110: 513-520. PMID: 28402535

36) Azad MB, et al. Nonnutritive sweeteners and cardiometabolic health: a systematic review and meta-analysis of randomized controlled trials and prospective cohort studies. CMAJ. 2017; 189: E929-E939. PMID: 28716847

37) Sjöström L, et al.; for the Swedish Obese Subjects Study. Effects of bariatric surgery on mortality in Swedish obese subjects. N Engl J Med. 2007; 357: 741-752. PMID: 17715408

38) Watanabe A, et al. Preoperative Weight Loss and Operative Outcome After Laparoscopic Sleeve Gastrectomy. Obes Surg. 2017; 27: 2515-2521. PMID: 28478582

39) Colles SL, et al. Preoperative weight loss with a very-low-energy diet: quantitation of changes in liver and abdominal fat by serial imaging. Am J Clin Nutr. 2006; 84: 304-311. PMID: 16895876

40) Fris RJ. Preoperative low energy diet diminishes liver size. Obes Surg. 2004; 14: 1165-1170. PMID: 15527628

41) Nielsen LV, et al. Efficacy of a liquid low-energy formula diet in achieving preoperative target weight loss before bariatric surgery. J Nutr Sci. 2016; 5: e22. PMID: 27293559

42) Roman M, et al. Meta-analysis of the influence of lifestyle changes for preoperative weight loss on surgical outcomes. Br J Surg. 2019; 106: 181-189. PMID: 30328098

43) Tewksbury C, et al. Preoperative Medical Weight Management in Bariatric Surgery: a Review and Reconsideration. Obes Surg. 2017; 27: 208-214. PMID: 27761723

44) Gobato RC, et al. Micronutrient and physiologic parameters before and 6 months after RYGB. Surg Obes Relat Dis. 2014; 10: 944-951. PMID: 25264334

45) Schollenberger AE, et al. Impact of protein supplementation after bariatric surgery: A randomized controlled double-blind pilot study. Nutrition. 2016; 32: 186-192. PMID: 26691769

46) Saiki A, et al.; Japanese Survey of Morbid and Treatment-Resistant Obesity Group (J-SMART Group). Background characteristics and postoperative outcomes of insufficient weight loss after laparoscopic sleeve gastrectomy in Japanese patients. Ann Gastroenterol Surg. 2019; 3: 638-647. PMID: 31788652

47) 齋木厚人ほか. フォーミュラ食の1食置き換えによる肥満外科治療後の栄養学的フォローアップ（術後12ヵ月間の検討）. 日本臨床栄養学会雑誌 2014；36：112-118.

48) Villareal DT, et al. Weight loss, exercise, or both and physical function in obese older adults. N Engl J Med. 2011; 364: 1218-1229. PMID: 21449785

49) Batsis JA, et al. Weight Loss Interventions in Older Adults with Obesity: A Systematic Review of Randomized Controlled Trials Since 2005. J Am Geriatr Soc. 2017; 65: 257-268. PMID: 27641543

50) Villareal DT, et al. Aerobic or Resistance Exercise, or Both, in Dieting Obese Older Adults. N Engl J Med. 2017; 376: 1943-1955. PMID: 28514618

51) Yusuf S, et al. Modifiable risk factors, cardiovascular disease, and mortality in 155 722 individuals from 21 high-income, middle-income, and low-income countries (PURE): a prospective cohort study. Lancet. 2020; 395: 795-808. PMID: 31492503

52) Shan Z, et al. Rotating night shift work and adherence to unhealthy lifestyle in predicting risk of type 2 diabetes: results from two large US cohorts of female nurses. BMJ. 2018; 363: k4641. PMID: 30464025

53) Mozaffarian D, et al. Changes in diet and lifestyle and long-term weight gain in women and men. N Engl J Med. 2011; 364: 2392-2404. PMID: 21696306

54) 厚生労働省. アクティブガイド－健康づくりのための身体活動指針. https://www.mhlw.go.jp/stf/houdou/2r9852000002xple-att/2r9852000002xpr1.pdf（2021年6月14日閲覧）

55) Jakicic JM, et al. Appropriate intervention strategies for weight loss and prevention of weight regain for adults. Med Sci Sports Exerc. 2001; 33: 2145-2156. PMID: 11740312

56) Donnelly JE, et al. Appropriate physical activity intervention strategies for weight loss and prevention of weight regain for adults. Med Sci Sports Exerc. 2009; 41: 459-471. PMID: 19127177

57) World Health Organization. WHO guidelines on physical activity and sedentary behaviour. https://www.who.int/publications/i/item/9789240015128 （2021年6月14日閲覧）

58) Flack KD, et al. Exercise for weight loss: Further evaluating energy compensation with exercise. Med Sci Sports Exerc. 2020; 52: 2466-2475. PMID: 33064415

59) Ohkawara K, et al. A dose-response relation between aerobic exercise and visceral fat reduction: systematic review of clinical trials. Int J Obes (Lond). 2007; 31: 1786-1797. PMID: 17637702

60) Dickinson HO, et al. Lifestyle interventions to reduce raised blood pressure: a systematic review of randomized controlled trials. J Hypertens. 2006; 24: 215-233. PMID: 16508562

61) Pescatello LS, et al. Assessing the existing professional exercise recommendations for hypertension: A review and recommendations for future research priorities. Mayo Clin Proc. 2015; 90: 801-812. PMID: 26046413

62) Eckel RH, et al. 2013 AHA/ACC guideline on lifestyle management to reduce cardiovascular risk: A report of the American College of Cardiology/American Heart Association Task Force on Practice Guidelines. Circulation. 2014; 129 Suppl: S76-S99. PMID: 24222015

63) Kelley GA, et al. Impact of progressive resistance training on lipids and lipoproteins in adults: Another look at a meta-analysis using prediction intervals. Prev Med. 2009; 49: 473-475. PMID: 19804794

64) Schwingshackl L, et al. Impact of different training

modalities on glycaemic control and blood lipids in patients with type 2 diabetes: a systematic review and network meta-analysis. Diabetologia. 2014; 57: 1789-1797. PMID: 24996616

65) Hayashino Y, et al. Effects of supervised exercise on lipid profiles and blood pressure control in people with type 2 diabetes mellitus: A meta-analysis of randomized controlled trials. Diabetes Res Clin Pract. 2012; 98: 349-360. PMID: 23116535

66) Boulé NG, et al. Effects of exercise on glycemic control and body mass in type 2 diabetes mellitus: A meta-analysis of controlled clinical trials. JAMA. 2001; 286: 1218-1227. PMID: 11559268

67) Reiner M, et al. Long-term health benefits of physical activity—a systematic review of longitudinal studies. BMC Public Health. 2013; 13: 813. PMID: 24010994

68) Way KL, et al. The effect of regular exercise on insulin sensitivity in type 2 diabetes mellitus: A systematic review and meta-analysis. Diabetes Metab J. 2016; 40: 253-271. PMID: 27535644

69) 日本動脈硬化学会. 動脈硬化性疾患予防ガイドライン2022年版. 日本動脈硬化学会；2022.

70) 日本高血圧学会高血圧治療ガイドライン作成委員会. 高血圧治療ガイドライン2019. ライフサイエンス出版；2019.

71) 日本糖尿病学会. 糖尿病診療ガイドライン2019. 南江堂；2019.

72) 日本老年医学会「高齢者の生活習慣病管理ガイドライン」作成ワーキング. 高齢者肥満症診療ガイドライン2018. 日本老年医学会雑誌. 2018；55：464-538.

73) 厚生労働省. 令和元年国民健康・栄養調査報告.（令和2年12月）https://www.mhlw.go.jp/stf/seisakunitsuite/bunya/kenkou_iryou/kenkou/eiyou/r1-houkoku_00002.html

74) Carroll S, et al. What is the relationship between exercise and metabolic abnormalities? A review of the metabolic syndrome. Sports Med. 2004; 34: 371-418. PMID: 15157122

75) Hayashi T, et al. Walking to work and the risk for hypertension in men: The Osaka Health Survey. Ann Intern Med. 1999; 131: 21-26. PMID: 10391811

76) Sato KK, et al. Walking to work is an independent predictor of incidence of type 2 diabetes in Japanese men: The Kansai Healthcare Study. Diabetes Care. 2007; 30: 2296-2298. PMID: 17536075

77) Sedentary Behaviour Research Network. Letter to the editor: Standardized use of the terms "sedentary" and "sedentary behaviours". Appl Physiol Nutr Metab. 2012; 37: 540-542. PMID: 22540258

78) Ravussin E. A NEAT way to control weight? Science. 2005; 307: 530-531. PMID: 15681373

79) van der Ploeg HP, et al. Sitting time and all-cause mortality risk in 222 497 Australian adults. Arch Intern Med. 2012; 172: 494-500. PMID: 22450936

80) Smith P, et al. The Relationship Between Occupational Standing and Sitting and Incident Heart Disease Over a 12-Year Period in Ontario, Canada. Am J Epidemiol. 2018; 187: 27-33. PMID: 29020132

81) Biddle SJH, et al. Controversies in the Science of Sedentary Behaviour and Health: Insights, Perspectives and Future directions from the 2018 Queensland Sedentary Behaviour Think Tank. Int J Environ Res Public Health. 2019; 16: 4762. PMID: 31783708

82) Coenen P, et al. Do highly physically active workers die early? A systematic review with meta-analysis of data from 193 696 participants. Br J Sports Med. 2018; 52: 1320-1326.

PMID: 29760168

83) Cillekens B, et al. How does occupational physical activity influence health? An umbrella review of 23 health outcomes across 158 observational studies. Br J Sports Med. 2020; 54: 1474-1481. PMID: 33239353

84) Holtermann A, et al. The physical activity paradox in cardiovascular disease and all-cause mortality: the contemporary Copenhagen General Population Study with 104 046 adults. Eur Heart J. 2021; 42: 1499-1511. PMID: 33831954

85) Morris JN, et al. Coronary heart-disease and physical activity of work. Lancet. 1953; 262: 1111-1120. PMID: 13110075

86) Liguori G, et al. ACSM's guidelines for exercise testing and prescription, 11th ed. Philadelphia: Lippincott Williams & Wilkins; 2021.

87) American Diabetes Association. 5. Facilitating Behavior Change and Well-being to Improve Health Outcomes: Standards of Medical Care in Diabetes—2021. Diabetes Care. 2021; 44 Suppl: S53-S72. PMID: 33298416

88) Look AHEAD Research Group. Eight-year weight losses with an intensive lifestyle intervention: The look AHEAD study. Obesity (Silver Spring). 2014; 22: 5-13. PMID: 24307184

89) American Diabetes Association. 8. Obesity Management for the Treatment of Type 2 Diabetes: Standards of Medical Care in Diabetes—2021. Diabetes Care. 2021; 44 Suppl: S100-S110. PMID: 33298419

90) U.S. Department of Health and Human Services: National Institute of Health: National Heart, Lung, and Blood Institute. Managing Overweight and Obesity in Adults: Systematic Evidence Review from the Obesity Expert Panel, 2013. https://www.nhlbi.nih.gov/health-topics/managing-overweight-obesity-in-adults （2021年6月7日閲覧）

91) Wharton S, et al. Obesity in adults: a clinical practice guideline. CMAJ. 2020; 192: E875-E891. PMID: 32753461

92) Huang X, et al. Metabolomic Profiles of Shift Workers and Day Workers: A Cross-Sectional Study. Obesity (Silver Spring). 2021; 29: 1074-1082. PMID: 34029446

93) Turek FW, et al. Obesity and metabolic syndrome in circadian Clock mutant mice. Science. 2005; 308: 1043-1045. PMID: 15845877

94) Hasan N, et al. Brown adipocyte-specific knockout of Bmal1 causes mild but significant thermogenesis impairment in mice. Mol Metab. 2021; 49: 101202. PMID: 33676029

95) NHLBI Obesity Education Initiative Expert Panel on the Identification, Evaluation, and Treatment of Obesity in Adults. Clinical Guidelines on the Identification, Evaluation, and Treatment of Overweight and Obesity in Adults: The Rvidence Report. Bethesda (MD): NIH Publication; 1998.

96) 日本肥満学会. 肥満症の治療―行動療法を積極的に取り入れるために. 肥満症治療ガイドラインダイジェスト版. 日本肥満学会, 協和企画；2007. p.60-78.

97) 大隈和喜ほか. 質問表による肥満症患者の食行動異常抽出の試み. 日本肥満学会記録14回. 1994; 316-8.

98) 吉松博信. 初期操作. 坂田利家. 肥満症治療マニュアル. 医歯薬出版；1996. p.17-38.

99) 吉松博信ほか. 肥満NIDDMへの行動療法をどう応用するか. Practice 1996; 13: 138-48.

100) 大隈和喜ほか. 肥満症の治療法：行動修正療法. 日本臨牀. 2003 増刊；61：631-639.

101) Kakuma T, et al. Effects of Self-Awareness of Eating Behaviors and Differences in Daily Habits Among Japanese

University Students on Changes in Weight and Metabolism. J Endocrinol Metab. 2020; 10: 131-139.

102) Fujishima Y, et al. Efficacy of liraglutide, a glucagon-like peptide-1 (GLP-1) analogue, on body weight, eating behavior, and glycemic control, in Japanese obese type 2 diabetes. Cardiovasc Diabetol. 2012; 11: 107. PMID: 22973968

103) NICE: National Institute for Health and Care Excellence. Obesity management in adults. https://pathways.nice.org.uk/pathways/obesity#path=view%3A/pathways/obesity/obesity-management-in-adults.xml&content=view-index （2021年6月7日閲覧）

104) Pacanowski CR, et al. Frequent Self-Weighing and Visual Feedback for Weight Loss in Overweight Adults. J Obes. 2015; 2015: 763680. PMID: 26064677

105) Patel ML, et al. Self-Monitoring via Digital Health in Weight Loss Interventions: A Systematic Review Among Adults with Overweight or Obesity. Obesity (Silver Spring). 2021; 29: 478-499. PMID: 33624440

106) 吉松博信. グラフ化体重日記. 坂田利家. 肥満症治療マニュアル. 医歯薬出版；1996. p.55-102.

107) Tanaka M, et al. Irregular patterns in the daily weight chart at night predict body weight regain. Exp Biol Med (Maywood). 2004; 229: 940-945. PMID: 15388890

108) 大隈和喜. 治療のステップと各治療技法の導入法. 坂田利家. 肥満症治療マニュアル. 医歯薬出版；1996. p.157-167.

109) Garcidueñas-Fimbres TE, et al. Eating Speed, Eating Frequency, and Their Relationships with Diet Quality, Adiposity, and Metabolic Syndrome, or Its Components. Nutrients. 2021; 13: 1687. PMID: 34063439

110) 坂田利家. 痩せれば, 病態は改善するのか：[3]病態改善, そして普及に耐える治療法を目指して（前編）. 臨牀と研究 2019；96：378-382.

111) 坂田利家. 痩せれば, 病態は改善するのか：[3]病態改善, そして普及に耐える治療法を目指して（後編）. 臨牀と研究 2019；96：493-498.

112) 大隈和喜. 咀嚼法. 肥満症治療マニュアル. 坂田利家. 医歯薬出版；1996. p.103-111.

113) 坂田利家. 痩せれば, 病態は改善するのか：[4]肥満症, そして生活習慣病の新たなる治療展開：ボウル法について（前編）. 臨牀と研究 2019；96：611-616.

114) 坂田利家. 痩せれば, 病態は改善するのか：[4]肥満症, そして生活習慣病の新たなる治療展開：ボウル法について（後編）. 臨牀と研究 2019；96：755-757.

115) Cavero-Redondo I, et al. Effect of Behavioral Weight Management Interventions Using Lifestyle mHealth Self-Monitoring on Weight Loss: A Systematic Review and Meta-Analysis. Nutrients. 2020; 12: 1977. PMID: 32635174

116) Patel ML, et al. Motivational interviewing in eHealth and telehealth interventions for weight loss: A systematic review. Prev Med. 2019; 126: 105738. PMID: 31153917

117) Wadden TA, et al. Lifestyle modification approaches for the treatment of obesity in adults. Am Psychol. 2020; 75: 235-251. PMID: 32052997

118) Tsapas A, et al. Comparative efficacy of glucose-lowering medications on body weight and blood pressure in patients with type 2 diabetes: A systematic review and network meta-analysis. Diabetes Obes Metab. 2021; 23: 2116-2124. PMID: 34047443

119) Davies M, et al.; for the STEP 2 Study Group. Semaglutide 2·4 mg once a week in adults with overweight or obesity, and type 2 diabetes (STEP 2): a randomised, double-blind, double-dummy, placebo-controlled, phase 3 trial. Lancet. 2021; 397: 971-984. PMID: 33667417

120) Wilding JPH, et al.; for the STEP 1 Study Group. Once-Weekly Semaglutide in Adults with Overweight or Obesity. N Engl J Med. 2021; 384: 989-1002. PMID: 33567185

121) Kadowaki T, STEP 6 investigators. Semaglutide once a week in adults with overweight or obesity, with or without type 2 diabetes in an east Asian population (STEP 6): a randomised, double-blind, double-dummy, placebo-controlled, phase 3a trial. Lancet Diabetes Endocrinol 2022; 10: 193-206. PMID: 35131037

122) Marso SP, et al.; for the SUSTAIN-6 Investigators. Semaglutide and Cardiovascular Outcomes in Patients with Type 2 Diabetes. N Engl J Med. 2016; 375: 1834-1844. PMID: 27633186

123) Aroda VR, et al.; for the PIONEER 1 Investigators. PIONEER 1: Randomized Clinical Trial of the Efficacy and Safety of Oral Semaglutide Monotherapy in Comparison With Placebo in Patients With Type 2 Diabetes. Diabetes Care. 2019; 42: 1724-1732. PMID: 31186300

124) Yabe D, et al.; for the PIONEER 10 Investigators. Safety and efficacy of oral semaglutide versus dulaglutide in Japanese patients with type 2 diabetes (PIONEER 10): an open-label, randomised, active-controlled, phase 3a trial. Lancet Diabetes Endocrinol. 2020; 8: 392-406. PMID: 32333876

125) Astrup A, et al. Effects of liraglutide in the treatment of obesity: a randomised, double-blind, placebo-controlled study. Lancet. 2009; 374: 1606-1616. PMID: 19853906

126) Astrup A, et al. Safety, tolerability and sustained weight loss over 2 years with the once-daily human GLP-1 analog, liraglutide. Int J Obes (Lond). 2012; 36: 843-854. PMID: 21844879

127) Min T, et al. The Role of Tirzepatide, Dual GIP and GLP-1 Receptor Agonist, in the Management of Type 2 Diabetes: The SURPASS Clinical Trials. Diabetes Ther. 2021; 12: 143-157. PMID: 33325008

128) Nishikawa T, et al. Effect of mazindol on body weight and insulin sensitivity in severely obese patients after a very-low-calorie diet therapy. Endocr J. 1996; 43: 671-677. PMID: 9075607

129) Suplicy H, et al. A comparative study of five centrally acting drugs on the pharmacological treatment of obesity. Int J Obes (Lond). 2014; 38: 1097-1103. PMID: 24287940

130) Wigal TL, et al. A Double-Blind, Placebo-Controlled, Phase II Study to Determine the Efficacy, Safety, Tolerability and Pharmacokinetics of a Controlled Release (CR) Formulation of Mazindol in Adults with DSM-5 Attention-Deficit/Hyperactivity Disorder (ADHD). CNS Drugs. 2018; 32: 289-301. PMID: 29557078

131) Pereira MJ, et al. Emerging Role of SGLT-2 Inhibitors for the Treatment of Obesity. Drugs. 2019; 79: 219-230. PMID: 30701480

132) McElroy SL, et al.; for the Topiramate Binge Eating Disorder Research Group. Topiramate for the treatment of binge eating disorder associated with obesity: A placebo-controlled study. Biol Psychiatry. 2007; 61: 1039-1048. PMID: 17258690

133) Leucht S, et al. Comparative efficacy and tolerability of 15 antipsychotic drugs in schizophrenia: a multiple-treatments meta-analysis. Lancet. 2013; 382: 951-962. PMID: 23810019

134) Ribaric G, et al. Diabetes and weight in comparative studies of bariatric surgery vs conventional medical therapy: A systematic review and meta-analysis. Obes Surg. 2014; 24: 437-455. PMID: 24374842

135) Chang SH, et al. The effectiveness and risks of bariatric surgery: An updated systematic review and meta-analysis, 2003-2012. JAMA Surg. 2014; 149: 275-287. PMID: 24352617

136) Mingrone G, et al. Metabolic surgery versus conventional medical therapy in patients with type 2 diabetes: 10-year follow-up of an open-label, single-centre, randomised controlled trial. Lancet. 2021; 397: 293-304. PMID: 33485454

137) Schauer PR, et al.; STAMPEDE Investigators. Bariatric Surgery versus Intensive Medical Therapy for Diabetes — 5-Year Outcomes. N Engl J Med. 2017; 376: 641-651. PMID: 28199805

138) Haruta H, et al. Long-term outcomes of bariatric and metabolic surgery in Japan: Results of a multi-institutional survey. Obes Surg. 2017; 27: 754-762. PMID: 27631329

139) Naitoh T, et al. Efficacy of sleeve gastrectomy with duodenal-jejunal bypass for the treatment of obese severe diabetes patients in Japan: a retrospective multicenter study. Obes Surg. 2018; 28: 497-505. PMID: 28795271

140) Rubino F, et al.; on behalf of the Delegates of the 2nd Diabetes Surgery Summit. Metabolic Surgery in the Treatment Algorithm for Type 2 Diabetes: A Joint Statement by International Diabetes Organizations. Diabetes Care. 2016; 39: 861-877. PMID: 27222544

141) 日本人の肥満2型糖尿病患者に対する減量・代謝改善手術の適応基準に関する3学会合同委員会. 日本人の肥満2型糖尿病患者に対する減量・代謝改善手術に関するコンセンサスステートメント. コンパス出版; 2021.

142) 日本肥満症治療学会肥満外科治療ガイドライン策定委員会. 日本における高度肥満症に対する安全で卓越した外科治療のためのガイドライン (2013年版). http://plaza.umin.ne.jp/~jsto/gakujyutsu/updata/surgery_guideline_2013.pdf

143) 日本肥満症治療学会保険委員会. 緊急アンケート調査2021. http://plaza.umin.ne.jp/~jsto/about/pdf/questionnairesurvey2021.pdf

144) Umemura A, et al. Prognostic factors and a new preliminary scoring system for remission of type 2 diabetes mellitus after laparoscopic sleeve gastrectomy. Surg Today. 2020; 50: 1056-1064. PMID: 32170427

145) 日本内視鏡外科学会. 重症肥満に対する外科治療に対する見解. (平成19年5月) https://www.jses.or.jp/modules/about/index.php?content_id=18

146) Kasama K, et al. Laparoscopic sleeve gastrectomy with duodenojejunal bypass: Technique and preliminary results. Obes Surg. 2009; 19: 1341-1345. PMID: 19626382

147) Ohta M, et al. Current status of laparoscopic bariatric/metabolic surgery in Japan: The sixth nationwide survey by the Japan Consortium of Obesity and Metabolic Surgery. Asian J Endosc Surg. 2021; 14: 170-177. PMID: 32696619

148) 日本肥満症治療学会. 肥満症外科手術認定施設審査業務. (2020年3月) http://plaza.umin.ne.jp/~jsto/gekashisetsu/ninteishinsa2020.html

149) 日本肥満症治療学会ほか. 日本内視鏡外科学会ならびに日本肥満症治療学会における腹腔鏡下肥満・糖尿病外科手術の導入要件. (平成30年3月) http://plaza.umin.ne.jp/~jsto/about/pdf/dounyuyouken.pdf

150) Pratt GM, et al. The ASBS Bariatric Surgery Centers of Excellence program: a blueprint for quality improvement. Surg Obes Relat Dis. 2006; 2: 497-503. PMID: 17015199

151) Saiki A, et al. Impact of mental health background and nutrition intake on medium-term weight loss in Japanese patients undergoing laparoscopic sleeve gastrectomy. Obes Facts. 2020; 13: 371-383. PMID: 32810852

152) Mechanick JI, et al. Clinical practice guidelines for the perioperative nutritional, metabolic, and nonsurgical support of the bariatric surgery patient—2013 update: Cosponsored by American Association of Clinical Endocrinologists, the Obesity Society, and American Society for Metabolic & Bariatric Surgery. Endocr Pract. 2013; 19: 337-372. PMID: 23529351

153) Eldar S, et al. A focus on surgical preoperative evaluation of the bariatric patient—The Cleveland Clinic protocol and review of the literature. Surgeon. 2011; 9: 273-277. PMID: 21843822

154) Mechanick JI, et al. Clinical Practice Guidelines For The Perioperative Nutrition, Metabolic, and Nonsurgical Support of Patients Undergoing Bariatric Procedures—2019 Update: Cosponsored By American Association of Clinical Endocrinologists/American College of Endocrinology, The Obesity Society, American Society For Metabolic & Bariatric Surgery, Obesity Medicine Association, and American Society of Anesthesiologists: Executive Summary. Endocr Pract. 2019; 25: 1346-1359. PMID: 31682518

155) Parrott J, et al. American Society for Metabolic and Bariatric Surgery Integrated Health Nutritional Guidelines for the Surgical Weight Loss Patient 2016 Update: Micronutrients. Surg Obes Relat Dis. 2017; 13: 727-741. PMID: 28392254

156) Holderbaum M, et al. Effects of very low calorie diets on liver size and weight loss in the preoperative period of bariatric surgery: a systematic review. Surg Obes Relat Dis. 2018; 14: 237-244. PMID: 29239795

157) van Wissen J, et al. Preoperative Methods to Reduce Liver Volume in Bariatric Surgery: a Systematic Review. Obes Surg. 2016; 26: 251-256. PMID: 26123526

158) ASMBS Clinical Issues Committee. Peri-operative management of obstructive sleep apnea. Surg Obes Relat Dis. 2012; 8: e27-e32. PMID: 22503595

159) 西島嗣生ほか. 高度肥満症に合併する閉塞性睡眠時無呼吸症候群 (術前評価と管理). メタボリックサージェリー Clinical Update. メディカ出版; 2020. p.66-71.

160) Chung F, et al. Society of Anesthesia and Sleep Medicine Guidelines on Preoperative Screening and Assessment of Adult Patients With Obstructive Sleep Apnea. Anesth Analg. 2016; 123: 452-473. PMID: 27442772

161) Abdelsattar ZM, et al. The impact of untreated obstructive sleep apnea on cardiopulmonary complications in general and vascular surgery: A cohort study. Sleep. 2015; 38: 1205-1210. PMID: 25761980

162) Allied Health Sciences Section Ad Hoc Nutrition Committee. ASMBS Allied Health Nutritional Guidelines for the Surgical Weight Loss Patient. Surg Obes Relat Dis. 2008; 4 Suppl: S73-S108. PMID: 18490202

163) Andreu A, et al. Protein intake, body composition, and protein status following bariatric surgery. Obes Surg. 2010; 20: 1509-1515. PMID: 20820937

164) Mihmanli M, et al. Effects of laparoscopic sleeve gastrectomy on parathyroid hormone, vitamin D, calcium, phosphorus, and albumin levels. Obes Surg. 2017; 27: 3149-3155. PMID: 28569356

165) 日本肥満症治療学会メンタルヘルス部会. 肥満症治療に必須な心理的背景の把握と対応〜内科的・外科的治療の効果を上げるために〜. 日本肥満症治療学会; 2016.

第6章 高度肥満症

1 高度肥満症とその臨床的意義

Statement

1. BMI ≧ 35 の肥満を高度肥満の定義とし，高度肥満のうち肥満に起因ないし関連し減量を要する健康障害，または内臓脂肪蓄積を伴う場合，高度肥満症と診断する。 Level》Ⅲ

2. 高度肥満では心不全，呼吸不全，静脈血栓，閉塞性睡眠時無呼吸症候群，肥満低換気症候群，運動器疾患の合併に注意する。 Level》Ⅰ

高度肥満症の特徴

BMI ≧ 35 の肥満を高度肥満の定義とし，高度肥満のうち肥満に起因ないし関連し減量を要する健康障害，または内臓脂肪蓄積を伴う場合，高度肥満症と診断する。高度肥満では耐糖能障害，動脈硬化性疾患，腎障害などの肥満関連疾患のみならず，心不全，呼吸不全，静脈血栓，閉塞性睡眠時無呼吸症候群（OSAS），肥満低換気症候群（OHS），運動器疾患も合併しやすい。高度肥満症は健康障害が顕著なことに加え，従来の食事療法，運動療法，行動療法に対して抵抗性があり，薬物療法や減量・代謝改善手術も選択肢として考慮する必要がある。また，多くの患者が心理社会的な問題を有し，それが治療抵抗性の要因のひとつになっている。さらに自己責任論に基づくオベシティスティグマ（不理解による誤った認識）が職場，学校，社会だけでなく医療者にも蔓延し，薬物療法や外科治療の正しい発展を阻害している。高度肥満症は心身両面に関与する難治性疾患であり，「リバウンドする病気」であるとの認識をもって，治療は内科医のみならず，外科医や精神科医 / 心療内科医などのメンタルヘルス専門職，看護師や管理栄養士など，さまざまな立場の医療者が一体となって行う必要がある。

高度肥満症で注意すべき健康障害

（第9章「肥満症に合併する疾患の疫学・成因・予防・治療」も参照のこと）

1）閉塞性睡眠時無呼吸症候群，肥満低換気症候群，呼吸不全

OSAS の有病率は，高度肥満症患者では 38 ～ 88％と高い[1]。慢性的な OSAS は，低酸素血症による多血症，高血圧，（冠攣縮性）狭心症，心不全，肺高血圧症の原因となり，さらに低換気の合併は重篤な心不全を誘発する恐れがある。内科的に 10 ～ 15％減量すると，無呼吸低呼吸指数を 25 ～ 50％低下させるが[2]，内科的治療では効果不十分な例が多い。一方，減量・代謝改善手術は内科的治療にくらべて OSAS の改善効果に優れる[3]。腹腔鏡下スリーブ状胃切除術を施行した日本人を対象とした J–SMART 研究では，OSAS の有病率が初診時の 62.8％から術後 2 年で 31.0％へと減少した[4]。なお，未治療の OSAS は周術期合併症のリスクが高く，減量・代謝改善手術の際は，術前から CPAP の導入が推奨される[5,6]。

OHS は，広義の肺胞低換気症候群のうち肥満を伴うものとして分類される。OHS は OSAS のうち高度肥満と肺胞低換気（覚醒中の $PaCO_2$ ≧ 45 mmHg）を伴った重症型と位置づけることもできる。ガス交換障害が高度であるため循環器系合併症を惹起しやすく，予後不良の病態である。

2）心不全

高度肥満症に合併する心不全の原因には，冠動脈疾患，高血圧，OSAS，心筋症などがあげられるが，冠動脈に狭窄病変がなく，拡張型心筋症様の所見を呈する肥満心筋症が多くみられる[7]。肥満心筋症は，なんらかの脂肪酸代謝異常により心筋組織内に脂肪蓄積がみられ，その脂肪毒性により心筋の収縮力が落ちた病態と理解されている。減量治療は肥満心筋症の心機能を可逆的に改善させるが，心不全の増悪が長期にわたって何度も繰り返されると心機能は不可逆的に低下していく。減量・代謝改善手術は心機能の改善や再発予防に対して有効と考えられている[8]。

なお，心不全のマーカーである脳性ナトリウム利尿ペプチド（BNP）は，肥満者では脂肪組織のクリアランス受容体の増加による分解能の亢進や，産生の低下により低値を示す傾向があり解釈には注意する[9,10]。

3）肥満関連腎臓病

高度肥満症に伴う腎障害は，肥満に合併する糖尿病や高血圧などに関連する腎障害と，肥満が直接の原因となる腎障害に分けられる。後者は，組織学的には糸球体肥大と巣状分節性糸球体硬化症（FSGS）を特徴とし，肥満関連腎臓病とよばれる[11,12]。肥満関連腎臓病の発症機序として，腎血行動態の異常，腎細胞内の蓄積脂肪による脂肪毒性，アディポサイトカイン，インスリン抵抗性などが想定されている。肥満に伴うFSGSは特発性FSGSより長期予後が良好と報告されている[12]。一方で，肥満関連腎臓病患者の34％が透析導入に至ったとの報告もある[13]。わが国の透析患者の過去最大体重に関する調査では，透析患者においてBMI≧35の割合が9.7％と大きく，過去の高度肥満が将来の透析導入に関与している可能性が示唆された[14]。根本的かつもっとも効果的な治療は減量であり，フォーミュラ食を用いた内科的治療[15]，および減量・代謝改善手術による腎症の改善が報告されている[16,17]。

4）静脈血栓

腹腔内圧の上昇による静脈還流速度の低下，活動性の低下，凝固系の亢進，炎症性サイトカインの発現上昇などが血栓形成を促進する[18]。わが国では

BMI≧27の産科症例における周術期静脈血栓塞栓症（VTE）に与えるオッズ比が3.5と報告された[19]。VTEによる死亡例の26％以上が発症1時間以内の突然死であり，発症予防対策が重要である[20]。

5）運動器疾患

変形性関節症は，膝関節や股関節への荷重に加え加齢や筋力低下などが影響し，関節軟骨や骨に変形や炎症が惹起される。また手指のような非荷重関節でも変形性関節症を生じることから，炎症性サイトカインなどの関与も想定されている[21-23]。スリーブ状胃切除術患者を対象としたJ-SMART研究では，術前の関節障害の有病率は45.4％と高率であった[4]。また，術後2年間で29.9％の体重減少に伴い，関節障害の有病率は19.6％に減少した。減量・代謝改善手術は膝関節痛を改善し[24-27]，膝関節裂隙の狭小化や膝関節機能を改善することが知られている[27]。減量・代謝改善手術後に人工関節置換術を施行すると，膝関節症や股関節症の指標が改善され，患者満足度も高いことが報告されている[28]。「日本における高度肥満症に対する安全で卓越した外科治療のためのガイドライン（2013年版）」[29]では手術適応は原則として65歳までとされているが，高齢者では運動器疾患はADLの低下に直結するものであり，高齢者の手術適応については今後議論が必要と思われる。なお，手術が腰痛を改善するかどうかについては一定の見解はない[24,30]。

6）皮膚疾患

高度肥満者では，皮膚疾患として偽性黒色表皮腫や摩擦疹がみられやすい。偽性黒色表皮腫は頸部や腋窩，鼠径部，肛門周囲などに黒褐色色素沈着や角質増殖が生じる病態である。機序としては機械的因子としての摩擦のほか，耐糖能異常を伴う高インスリン血症の関与が指摘されている。摩擦疹は下腹部や女性の乳房の下など，皮膚がこすれる場所に多発する。また，代表的な炎症性皮膚疾患である乾癬は，発症や重症化には肥満やインスリン抵抗性が関連すると報告されている。それ以外では，リンパ浮腫，慢性静脈不全，蜂巣炎，皮膚感染症，皮膚線条などが高度肥満者でみられやすい[31]。

2 高度肥満症の治療・管理の留意点

1 高度肥満症の治療目標

Statement

1. 高度肥満症の治療目的は，減量によって健康障害を改善あるいは予防することである。
   Grade A **Level** I

2. 初期の目標は3〜6ヵ月を目安に5〜10%減量に設定し，食事，運動，行動療法を開始する。
   Grade A **Level** III

3. 食事療法は（超）低エネルギー食を行い，必須アミノ酸を含む動物性主体の蛋白質や，ビタミン・微量ミネラルを十分に摂取する。
   Grade A **Level** II

4. 6ヵ月以上の内科的治療で体重減少や健康障害の改善が得られない高度肥満症では，減量・代謝改善手術を検討する。 **Grade** A **Level** I

5. メンタルヘルス専門職，管理栄養士，看護師，理学療法士などを含めた多職種によるチーム医療を行う。 **Grade** A **Level** III

6. 医療者は，肥満に対する社会的偏見をもって患者に接することがないように，十分な尊厳と敬意をもって対応する。 **Grade** A **Level** III

7. 減量・代謝改善手術を検討する際は，術前の心理社会面の評価は全患者を対象に実施する。
   Grade A **Level** II

高度肥満症の治療目的は，健康障害の改善と将来の発症リスクを減少させることである。内科的治療による体重減少率と健康障害の関連について，いくつか報告がある。平均 BMI 34〜35 の2型糖尿病患者を対象にした DiRECT では，12ヵ月後の糖尿病寛解率は，約5〜10%の減量で34%，約15%以上の減量で86%であった[32]。平均 BMI 36 の2型糖尿病患者を対象とした Look AHEAD では，生活習慣強化介入群（1年後体重−8.6%，試験終了時−6.0

%）と，通常群（−0.7%，−3.5%）が比較され，9.6年（中央値）の追跡で HbA1c は強化介入群のほうが低かったものの，心血管イベントや死亡率で有意差を認めなかった[33]。

一方，減量・代謝改善手術の2型糖尿病寛解に対するオッズは内科的治療の 9.8〜15.8 倍で[34]，Swedish Obese Subjects（SOS）研究によると外科治療は内科的治療に比較して糖尿病発症の抑制，寛解に優れていた[35]。平均 BMI 37，HbA1c 9.2%の2型糖尿病患者を対象とした STAMPEDE 試験では，体重減少率は内科的治療群，外科治療群でそれぞれ−5%，−19〜23%であったのに対し，HbA1c＜6%達成率は 0%，14.9〜22.4%，HbA1c＜7%達成率は 21.1%，48.9〜51.0%であった[36]。J−SMART 研究では，術後2年の総体重減少率は 29.9%，2型糖尿病の寛解率は 75.6%であり，糖尿病寛解に対する総体重減少率の閾値は 20.8%であった[4]。また SOS 研究では，外科治療は内科的治療に対して全死亡のハザード比が 0.77，心血管死が 0.70，がん死が 0.77 でいずれも有意，補正後の平均余命が3年長いことが報告された[37]。多くの研究で細小血管疾患の発生率減少[38, 39]，アルブミン尿や糸球体過剰濾過過の改善[40, 41]，生活の質の向上[42] なども報告されている。「脂肪細胞の量的異常タイプ」の健康障害に対しても，内科的減量効果は限定的であるが，J−SMART 研究では，術前の運動器疾患および OSAS の有病率が術後2年間でそれぞれ 56.8%，60.9%減少したことを報告している[4]。

高度肥満症の減量目標は現体重の5〜10%であるが，5〜10%減量では，重症糖尿病や，脂肪細胞の量的異常タイプの健康障害の改善が得られにくく，心血管イベントや死亡率の抑制が十分でない可能性がある。初期の減量目標を5〜10%に設定したうえで，3〜6カ月ごとに治療効果を評価し，体重減少および健康障害の改善が得られない場合は柔軟に目標設定を見直す必要がある。6ヵ月の専門的内科的治療で体重減少や血糖コントロールの改善が不十分な場合は，不必要に経過観察を続けることな

く減量・代謝改善手術を考慮すべきである [43]。

2 高度肥満症の治療

(第5章「肥満症の治療と管理」も参照のこと)

まず肥満度，体組成，合併する健康障害の評価，および二次性肥満の否定を行う。医学的な減量目的を明確にしたうえで初期の減量目標を5〜10％に設定し，減量・代謝改善手術の適応があれば選択肢として提示し，まず食事，運動，行動療法を開始する。内科医，外科医，メンタルヘルスの専門職，麻酔科医，管理栄養士，看護師，理学療法士など多職種の医療者が連携してフォローアップを行う。

食事療法

1) 低エネルギー食と超低エネルギー食

食事療法の基本は，消費エネルギー量よりも摂取エネルギー量を少なくすることである。まず20〜25 kcal/kg×目標体重/日以下の低エネルギー食（LCD）を開始し，5〜10％の減量を目指す。3〜6ヵ月経過しても目標が達成できない場合，600 kcal/日以下の超低エネルギー食（VLCD）を検討する [44]。しかし，重篤な健康障害の合併例や手術前など急速に減量が必要なケースでは，早期からのVCLDも検討する。

フォーミュラ食はVLCD理論に基づき，必須アミノ酸を含む動物性主体の蛋白質量が20 g前後，ビタミンや微量ミネラルは1日必要量の1/3量が含まれている一方で，エネルギー源となる糖質，脂質を必要最小限とした調整食である。VLCDは3食すべてフォーミュラ食に置き換えることで，5〜10 kg/月の体重減少と肥満関連健康障害の改善が得られる。VLCDによる減量中は脂肪組織の脂肪消費に伴い増加したケトン体の排泄が増加するため，尿酸排泄が低下し，血中尿酸濃度が上昇する。この尿酸排泄促進のために水分を2 L/日は摂取する必要がある。加えて心身症状の観察が必要なため，VLCDは入院管理下で施行される。フォーミュラ食1〜2食分を置き換える方法は，LCDとして外来診療で行われる。肥満2型糖尿病に対する1食置き換えの前

向き試験では，体重，内臓脂肪面積，HbA1c，HDL-Cなどの改善が通常食群よりも優れ [45]，血管弾性指標である cardio ankle vascular index（CAVI）の改善がみられた [46]。

2) 減量・代謝改善手術前後の栄養管理

わが国の減量・代謝改善手術患者における術前平均摂取エネルギーは3,000〜3,800 kcal/日と報告されている [4, 47, 48]。しかし，高度肥満症患者は単純な栄養過多ではなく，低アルブミン血症，貧血，ビタミンD欠乏，亜鉛欠乏などを合併しやすい [47, 49]。術前の栄養欠乏は術後の合併症リスクを高めるため，是正することが望ましい [49]。術前減量目標は5％とする施設が多いが，患者ごとに達成可能なものを設定する。術前の減量が大きいほど術後合併症の発生率が低くなる [50]。とくに肥大した脂肪肝は術野の妨げになるため，肝臓サイズを縮小させる必要がある。しかし，単純に体重を減らせばよいわけではなく，蛋白質は1.0〜1.2 g/kg×目標体重/日以上（60 g/日以上）が必要で，フォーミュラ食などを用い必須アミノ酸を含む動物性蛋白質を摂取する。ビタミンや微量ミネラルも十分に摂取する必要がある。亜鉛とビタミンDはフォーミュラ食を用いてもなお欠乏する傾向にある [47]。亜鉛欠乏は吸収阻害作用を有する食品を避け，それでも低値であれば銅欠乏に注意しながら薬剤やサプリメントを投与する。ビタミンDは米国のガイドラインでは術後75 μg/日の補充が推奨されており [49]，術前のわが国における最適量は不明であるが，それに準じたサプリメントの補充が必要と思われる。

術後の栄養管理の目的は，栄養障害やリバウンドの予防である。前者ではおもに蛋白質の摂取不足，脂溶性ビタミンの欠乏などが多く，サルコペニア，鉄欠乏性貧血，骨粗鬆症などが起こり得る [51]。とくに小腸をバイパスした術式ではサプリメントの摂取は必須である。術後数年以降は，摂取エネルギー量の増加とリバウンドが問題となる。だらだら食い（grazing）や間食習慣は，体重減少不良やリバウンドと関連しやすい [48, 52]。海外では術後の蛋白質摂取量は60〜120 g/日が推奨されている [53]。わが国の検討では術後1〜2年まで蛋白質摂取量が60 g/日

を下回ることが多いが，フォーミュラ食の1食置き換えを行うことで術後6ヵ月から60 g/日を上回ることが報告されている[47]。なお，米国のガイドラインでは，減量・代謝改善手術後12〜18ヵ月は，おもに栄養学的な理由で妊娠は避けるべきと述べられている[54]。

運動療法

高度肥満症患者では，運動器障害などで運動療法が困難な場合が多い。立位や俊敏性を必要としない水泳，アクアビクス，エルゴメーター，クロストレーナー，レジスタンス運動が適している。それらも難しい場合は，少しでも座位を減らす，身の回りの作業を増やすなど，身体活動量の増加を提案する。個々の身体状況や運動の嗜好を確認し，柔軟に対応する。なお，減量・代謝改善手術前の身体活動量が多いほど術後の体重減少が大きかったことがシステマティックレビューで示されている[55, 56]。

行動療法

高度肥満症患者は体重を測る習慣がない，あるいは測定を避ける傾向がある。しかし，減量治療をするうえでセルフモニタリングは必須である。高度肥満症患者は，ハイラムダスタイルという複雑であいまいな刺激を単純化する性格特性を有する傾向がある[57]。これは病気に対する恐怖から距離を置き，生活改善という困難な問題は先送りしようとする行動心理特性である。医療者はこのような患者に「病識がない」という印象をもつと同時に治療者としての不全感を募らせやすいが，この行動心理は恐怖心や低い自己効力感の裏返しであると理解する必要がある。まずは体重が増えても責められないという安心感を患者に与える必要がある。患者自らが気付き，思考や行動が変化していく過程を医療者は待ち，好ましい行動があれば惜しみない賞賛で強化する。一方，術後の体重減少が過剰な患者ほど，食事内容がアンバランスで長期的にはリバウンドするとの報告がある[48]。肥満の原因に向き合わずに大幅に減量しようとする患者に対しては，ゴールは減量ではなく

健康障害の改善や予防であることを動機付けする必要がある。

薬物療法

肥満症治療薬の作用は食欲抑制，熱産生促進，吸収抑制の3つに分類される。しかし，わが国で承認されているのは食欲抑制作用を有するマジンドールのみである。マジンドールはノルアドレナリンのシナプスにおける再吸収阻害を介してカテコラミン増強作用を発揮する。わが国の試験では，12〜14週間で5〜6%の体重減少を認めた[58, 59]。同薬を用いた減量ではカテコラミン作用により糖脂質代謝改善は得られにくいとされるが，3ヵ月間で3 kg以上減量すれば代謝改善が得られるという報告もある[60]。マジンドールはアンフェタミンとの類似性が懸念されており，依存性を疑う場面に遭遇することは少ないものの注意が必要である。現状では，連続の使用は3ヵ月以内，1回の処方日数は14日間以内である。不安・抑うつや統合失調症，薬物・アルコール乱用歴のある患者などでは禁忌とされている。肺高血圧の副作用に注意して処方する。その他はイライラ，口渇，便秘などが生じ得る。

肥満2型糖尿病患者では，糖尿病治療薬としてGLP-1受容体作動薬やSGLT2阻害薬などを用いることで，体重減少効果と血糖改善効果，さらには心不全を含む心血管イベントや腎イベントを抑制する場合がある[61-64]。海外で肥満症治療薬として承認されているGLP-1受容体作動薬セマグルチド（2.4 mg/週）は，68週でプラセボ群の2.4%減量に対し，14.9%減量という有意な成果が報告された[65]。J-SMART研究では，減量・代謝改善手術を行っても無効な食欲中枢異常を有する難治性肥満症の存在が想定されており[4]，薬物療法への期待が高まっている。

外科療法

わが国では2014年に腹腔鏡下スリーブ状胃切除術が保険収載され，2018年にスリーブバイパス術が先進医療として認められた。2022年4月の診療

報酬改定以後，保険適用の基準は 6 ヵ月以上の内科的治療が行われているにもかかわらず BMI ≧ 35 で，糖尿病，高血圧，脂質異常症または睡眠時無呼吸症候群のうち 1 つ以上を有するもの，あるいは BMI が 32 ～ 34.9 で，HbA1c ≧ 8.0 ％の糖尿病，収縮期血圧 ≧ 160 mmHg の高血圧症，LDL-C ≧ 140 mg/dL または non-HDL-C ≧ 170 mg/dL の脂質異常症，閉塞性 AHI ≧ 30 の睡眠時無呼吸症候群のうち 2 つ以上を合併しているものとなっている。なお，内科的治療抵抗性の判断は，減量目標 5 ～ 10 ％に達しない場合，あるいは減量しても健康障害の改善が得られない場合と解釈される。また，2 型糖尿病患者における減量・代謝改善手術については，2021 年に日本肥満症治療学会，日本糖尿病学会，日本肥満学会の 3 学会からなる合同委員会から「日本人の肥満 2 型糖尿病患者に対する減量・代謝改善手術に関するコンセンサスステートメント」[43] が公表されている。

スリーブ状胃切除術患者を対象とした J-SMART 研究（平均 BMI 43.7）では，2 年間の総体重減少率は 29.9 ％で，HbA1c は 7.1 → 5.7 ％，糖尿病治療薬使用率は 58.6 → 9.6 ％，インスリン使用率は 12.3 → 1.0 ％に低下し，糖尿病寛解率は 75.6 ％であった[4]。同研究の BMI 別サブ解析では，BMI 32.0 ～ 34.9 の群は，より高い BMI の群と比較して，術前の HbA1c や内臓/皮下脂肪面積比が大きく，術後の HbA1c 値の低下量に優れ，糖尿病治療薬数やインスリン使用率の減少は同等以上であったことが報告された[66]。手術は体重減少効果と独立して糖尿病改善効果を有しているとされ[67]，その機序としてインクレチン，腸内細菌，胆汁酸などの関わりが想定されている。この効果はスリーブ状胃切除術よりもバイパス系手術でより強いとされる[68]。J-SMART 研究では糖尿病以外の肥満関連健康障害である脂質代謝異常，高血圧，肝機能，腎障害，尿アルブミン，睡眠時無呼吸症候群，関節障害，月経異常の改善も認められた[4]。心不全や非アルコール性脂肪性肝疾患も外科治療で改善される[69]。

日本人の肥満 2 型糖尿病患者に対する減量・代謝改善手術の適応基準については，日本肥満症治療学会・日本糖尿病学会・日本肥満学会の 3 学会合同委員会のコンセンサスステートメント[43] において，受診時に BMI ≧ 35 の 2 型糖尿病で，糖尿病専門医や肥満症専門医による 6 ヵ月以上の治療でも BMI ≧ 35 が継続する場合には，血糖コントロールの如何に関わらず減量・代謝改善手術が治療選択肢として推奨されている。また，受診時に BMI ≧ 32 の 2 型糖尿病では，糖尿病専門医や肥満症専門医による治療で，6 ヵ月以内に 5 ％以上の体重減少が得られないか，得られても血糖コントロールが不良（HbA1c ≧ 8.0 ％）な場合には，減量・代謝改善手術を治療選択肢として検討することが提案されている。

❸ 高度肥満症患者の心理社会的な問題

わが国の減量・代謝改善手術対象患者の精神疾患有病率は 26 ～ 52 ％と高率である[4, 57, 70]。内訳としてはうつ病や双極性障害などの気分障害がもっとも多く，不安障害，知的障害・発達障害および摂食障害が続く[57, 70]。また，高度肥満症患者はハイラムダスタイルという自発性に乏しく回避的傾向が強いパーソナリティ特性がみられやすく[58]，術後の体重減少不良例でハイラムダスタイルが多いことが指摘されている[48]。

精神疾患が不安定な状態で手術を行うと，術後の抑うつの悪化や自傷行為，自殺などのリスクが増大する可能性がある[71-76]。また，術後のアルコール摂取，薬物使用，喫煙の増加リスクが高まることも指摘されている[77]。手術の機会に初めて精神疾患の罹患が明らかになる例も少なくない[70]。そのような理由から，日本肥満症治療学会・日本糖尿病学会・日本肥満学会の 3 学会合同委員会コンセンサスステートメントでは，術前の心理社会面の評価は全患者を対象に実施されるべきとしている[43]。一方で，術後は抑うつ症状と食行動異常が改善されるとの報告も多い[78-83]。うつと高度肥満は双方向性の関係にあることが指摘され[84]，また，高度肥満に起因する膝痛などの疼痛や糖尿病，オベシティスティグマによる低い自己評価も，うつ病の発症や増悪に関連する[85-87]。

手術適応除外となる精神疾患は原則存在せず，手術適応は精神症状の程度や周囲の状況，身体疾患の

表6-1　心理社会面における減量・代謝改善手術適応のチェックリスト

項目	チェックリスト
手術適応除外事項	□現在または最近の薬物依存・乱用, アルコール依存・乱用
	□未治療または治療中でも症状が安定していない精神疾患（うつ病, 双極性障害, 統合失調症, 神経性過食症など）
手術を延期または中止を慎重に考慮すべき事項	□複数の自殺未遂歴または最近の自殺念慮・企図
	□術前後に推奨される課題の実行に対する消極的態度・アドヒアランス不良
	□重度の精神遅滞（IQ<50）
	□境界性パーソナリティ障害
	□手術によるリスクと利益の理解不足
	□長期フォローアップへの参加意志の欠如
	□深刻な日常生活上のストレスの存在
	□自身のケアができない, ケア可能な家族/支援者がいない

監修：日本肥満症治療学会・日本糖尿病学会・日本肥満学会. 日本人の肥満2型糖尿病患者に対する減量・代謝改善手術に関するコンセンサスステートメント. p.35. コンパス出版局, 2021.[43] より

重症度や緊急性に応じて, 個別に評価する（**表6-1**）[43,71]。患者自身が手術前後に心理的ケア・サポートを受け入れる用意があり, 肥満症治療に経験のあるメンタルヘルス専門職による助言・保証があり, 対応できる医療体制を備えていれば, 精神疾患を有していても必ずしも適応除外とならない[88]。Soggらは「術前の心理社会的評価は術後の成績向上のた

めにさまざまな介入が行えるまたとない好機である」としており[89], 術前のメンタルヘルス介入は, 単純に手術適応を判断するためだけでなく, 術後により良い人生を獲得するためのきっかけになりうる。術後は, 薬物治療を要する精神疾患, 心理社会的に不安定になるリスクのある症例などではメンタルヘルス専門職が継続して介入する。

第6章の文献

1) ASMBS Clinical Issues Committee. Peri-operative management of obstructive sleep apnea. Surg Obes Relat Dis. 2012; 8: e27-e32. PMID: 22503595

2) Noseda A, et al. Sleep apnea after 1 year domiciliary nasal-continuous positive airway pressure and attempted weight reduction: Potential for weaning from continuous positive airway pressure. Chest. 1996; 109: 138-143. PMID: 8549176

3) Sarkhosh K, et al. The impact of bariatric surgery on obstructive sleep apnea: a systematic review. Obes Surg. 2013; 23: 414-423. PMID: 23299507

4) Saiki A, et al.; Japanese Survey of Morbid and Treatment-Resistant Obesity Group (J-SMART Group). Background characteristics and postoperative outcomes of insufficient weight loss after laparoscopic sleeve gastrectomy in Japanese patients. Ann Gastroenterol Surg. 2019; 3: 638-647. PMID: 31788652

5) Chung F, et al. Society of Anesthesia and Sleep Medicine Guidelines on Preoperative Screening and Assessment of Adult Patients With Obstructive Sleep Apnea. Anesth Analg. 2016; 123: 452-473. PMID: 27442772

6) Abdelsattar ZM, et al. The impact of untreated obstructive sleep apnea on cardiopulmonary complications in general and vascular surgery: A cohort study. Sleep. 2015; 38: 1205-1210. PMID: 25761980

7) McGavock JM, et al. Adiposity of the heart, revisited. Ann Intern Med. 2006; 144: 517-524. PMID: 16585666

8) Vest AR, et al. Should we target obesity in advanced heart failure? Curr Treat Options Cardiovasc Med. 2014; 16: 284. PMID: 24482160

9) Dessì-Fulgheri P, et al. Plasma atrial natriuretic peptide and natriuretic peptide receptor gene expression in adipose tissue of normotensive and hypertensive obese patients. J Hypertens. 1997; 15: 1695-1699. PMID: 9488224

10) Gruden G, et al. Natriuretic peptides, heart, and adipose tissue: new findings and future developments for diabetes research. Diabetes Care. 2014; 37: 2899-2908. PMID: 25342830

11) Mathew AV, et al. Obesity related kidney disease. Curr Diabetes Rev. 2011; 7: 41-49. PMID: 21067508

12) Kambham N, et al. Obesity-related glomerulopathy: An emerging epidemic. Kidney Int. 2001; 59: 1498-1509. PMID: 11260414

13) Praga M, et al. Clinical features and long-term outcome of obesity-associated focal segmental glomerulosclerosis.

Nephrol Dial Transplant. 2001; 16: 1790-1798. PMID: 11522860

14) 「食欲中枢異常による難治性高度肥満症の実態調査」のための研究班（代表 龍野一郎）. 平成28年度厚生労働科学研究費補助金（難治性疾患研究事業）「食欲中枢異常による難治性高度肥満症の実態調査」. https://research-er.jp/projects/view/998484 （2021年6月5日閲覧）

15) Saiki A, et al. Effect of weight loss using formula diet on renal function in obese patients with diabetic nephropathy. Int J Obes (Lond). 2005; 29: 1115-1120. PMID: 15925953

16) Navaneethan SD, et al. Weight loss interventions in chronic kidney disease: a systematic review and meta-analysis. Clin J Am Soc Nephrol. 2009; 4: 1565-1574. PMID: 19808241

17) Afshinnia F, et al. Weight loss and proteinuria: systematic review of clinical trials and comparative cohorts. Nephrol Dial Transplant. 2010; 25: 1173-1183. PMID: 19945950

18) Darvall KA, et al. Obesity and thrombosis. Eur J Vasc Endovasc Surg. 2007; 33: 223-233. PMID: 17185009

19) Kobayashi T, et al. Pulmonary thromboembolism in obstetrics and gynecology increased by 6.5-fold over the past decade in Japan. Circ J. 2008; 72: 753-756. PMID: 18441455

20) Ota M, et al. Prognostic significance of early diagnosis in acute pulmonary thromboembolism with circulatory failure. Heart Vessels. 2002; 17: 7-11. PMID: 12434196

21) Yusuf E, et al. Association between weight or body mass index and hand osteoarthritis: a systematic review. Ann Rheum Dis. 2010; 69: 761-765. PMID: 19487215

22) Haara MM, et al. Osteoarthritis in the carpometacarpal joint of the thumb. Prevalence and associations with disability and mortality. J Bone Joint Surg Am. 2004; 86: 1452-1457. PMID: 15252092

23) Oliveria SA, et al. Body weight, body mass index, and incident symptomatic osteoarthritis of the hand, hip, and knee. Epidemiology. 1999; 10: 161-166. PMID: 10069252

24) Peltonen M, et al. Musculoskeletal pain in the obese: a comparison with a general population and long-term changes after conventional and surgical obesity treatment. Pain. 2003; 104: 549-557. PMID: 12927627

25) Hooper MM, et al. Musculoskeletal findings in obese subjects before and after weight loss following bariatric surgery. Int J Obes (Lond). 2007; 31: 114-120. PMID: 16652131

26) Korenkov M, et al. Impact of laparoscopic adjustable gastric banding on obesity co-morbidities in the medium- and long-term. Obes Surg. 2007; 17: 679-683. PMID: 17658030

27) Richette P, et al. Benefits of massive weight loss on symptoms, systemic inflammation and cartilage turnover in obese patients with knee osteoarthritis. Ann Rheum Dis. 2011; 70: 139-144. PMID: 20980288

28) Parvizi J, et al. Total joint arthroplasty in patients surgically treated for morbid obesity. J Arthroplasty. 2000; 15: 1003-1008. PMID: 11112195

29) 日本肥満症治療学会肥満外科治療ガイドライン策定委員会. 日本における高度肥満症に対する安全で卓越した外科治療のためのガイドライン（2013年版）. http://plaza.umin.ne.jp/~jsto/gakujyutsu/updata/surgery_guideline_2013.pdf

30) Sampalis JS, et al. Impact of bariatric surgery on cardiovascular and musculoskeletal morbidity. Surg Obes Relat Dis. 2006; 2: 587-591. PMID: 16996318

31) Yosipovitch G, et al. Obesity and the skin: Skin physiology and skin manifestations of obesity. J Am Acad Dermatol. 2007; 56: 901-916. PMID: 17504714

32) Lean ME, et al. Primary care-led weight management for remission of type 2 diabetes (DiRECT): an open-label, cluster-randomised trial. Lancet. 2018; 391: 541-551. PMID: 29221645

33) Look AHEAD Research Group. Cardiovascular effects of intensive lifestyle intervention in type 2 diabetes. N Engl J Med. 2013; 369: 145-154. PMID: 23796131

34) Ribaric G, et al. Diabetes and weight in comparative studies of bariatric surgery vs conventional medical therapy: A systematic review and meta-analysis. Obes Surg. 2014; 24: 437-455. PMID: 24374842

35) Sjöström L, et al.; for the Swedish Obese Subjects Study. Effects of bariatric surgery on mortality in Swedish obese subjects. N Engl J Med. 2007; 357: 741-752. PMID: 17715408

36) Schauer PR, et al.; STAMPEDE Investigators. Bariatric Surgery versus Intensive Medical Therapy for Diabetes — 5-Year Outcomes. N Engl J Med. 2017; 376: 641-651. PMID: 28199805

37) Carlsson LMS, et al. Life Expectancy after Bariatric Surgery in the Swedish Obese Subjects Study. N Engl J Med. 2020; 383: 1535-1543. PMID: 33053284

38) Aminian A, et al. Association of Metabolic Surgery With Major Adverse Cardiovascular Outcomes in Patients With Type 2 Diabetes and Obesity. JAMA. 2019; 322: 1271-1282. PMID: 31475297

39) Sjöström L, et al. Association of bariatric surgery with long-term remission of type 2 diabetes and with microvascular and macrovascular complications. JAMA. 2014; 311: 2297-2304. PMID: 24915261

40) Sheng B, et al. The Long-Term Effects of Bariatric Surgery on Type 2 Diabetes Remission, Microvascular and Macrovascular Complications, and Mortality: a Systematic Review and Meta-Analysis. Obes Surg. 2017; 27: 2724-2732. PMID: 28801703

41) Upala S, et al. Bariatric surgery reduces urinary albumin excretion in diabetic nephropathy: a systematic review and meta-analysis. Surg Obes Relat Dis. 2016; 12: 1037-1044. PMID: 26948447

42) Lindekilde N, et al. The impact of bariatric surgery on quality of life: a systematic review and meta-analysis. Obes Rev. 2015; 16: 639-651. PMID: 26094664

43) 日本人の肥満2型糖尿病患者に対する減量・代謝改善手術の適応基準に関する3学会合同委員会. 日本人の肥満2型糖尿病患者に対する減量・代謝改善手術に関するコンセンサスステートメント. コンパス出版；2021.

44) 齋藤康ほか. 肥満症治療のためのフォーミュラ食療法―原理と実践. ウエートコントロール普及協会；2007. p.28-43.

45) Shirai K, et al. The effects of partial use of formula diet on weight reduction and metabolic variables in obese type 2 diabetic patients—Multicenter trial. Obes Res Clin Pract. 2013; 7: e43-e54. PMID: 24331681

46) Nagayama D, et al. Effects of body weight reduction on cardio-ankle vascular index (CAVI). Obes Res Clin Pract. 2013; 7: e139-e145. PMID: 24331775

47) 齋木厚人ほか. フォーミュラ食の1食置き換えによる肥満外科治療後の栄養学的フォローアップ（術後12カ月間の検討）. 日本臨床栄養学会雑誌. 2014；36：112-118.

48) Saiki A, et al. Impact of mental health background and nutrition intake on medium-term weight loss in Japanese patients undergoing laparoscopic sleeve gastrectomy. Obes Facts. 2020; 13: 371-383. PMID: 32810852

49) Parrott J, et al. American Society for Metabolic and Bariatric Surgery Integrated Health Nutritional Guidelines for the Surgical Weight Loss Patient 2016 Update: Micronutrients. Surg Obes Relat Dis. 2017; 13: 727-741. PMID: 28392254

50) Alvarado R, et al. The impact of preoperative weight loss in patients undergoing laparoscopic Roux-en-Y gastric bypass. Obes Surg. 2005; 15: 1282-1286. PMID: 16259888

51) Caron M, et al. Long-term nutritional impact of sleeve gastrectomy. Surg Obes Relat Dis. 2017; 13: 1664-1673. PMID: 29054174

52) Pizato N, et al. Effect of Grazing Behavior on Weight Regain Post-Bariatric Surgery: A Systematic Review. Nutrients. 2017; 9: 1322. PMID: 29206132

53) Faria SL, et al. Dietary protein intake and bariatric surgery patients: a review. Obes Surg. 2011; 21: 1798-1805. PMID: 21590346

54) Mechanick JI, et al. Clinical practice guidelines for the perioperative nutritional, metabolic, and nonsurgical support of the bariatric surgery patient—2013 update: Cosponsored by American Association of Clinical Endocrinologists, the Obesity Society, and American Society for Metabolic & Bariatric Surgery. Surg Obes Relat Dis. 2013; 9: 159-191. PMID: 23537696

55) Jacobi D, et al. Physical activity and weight loss following bariatric surgery. Obes Rev. 2011; 12: 366-377. PMID: 20331508

56) Egberts K, et al. Does exercise improve weight loss after bariatric surgery? A systematic review. Obes Surg. 2012; 22: 335-341. PMID: 22038571

57) 小山朝一ほか. ロールシャッハ・テストを用いた肥満症患者の性格特性分析—ハイラムダスタイルについて. 肥満研究. 2009; 15：39-44.

58) 熊原雄一ほか. 食欲抑制薬Mazindolの肥満症に対する臨床評価—多施設二重盲検法による検討. 臨床評価. 1985；13：461-515.

59) Inoue S, et al. Clinical and basic aspects of an anorexiant, mazindol, as an antiobesity agent in Japan. Am J Clin Nutr. 1992; 55 Suppl: 199S-202S. PMID: 1728834

60) 齋木厚夫ほか. 肥満2型糖尿病にフォーミュラー食, マジンドールを用いた減量時の糖脂質代謝変動比較. 肥満研究. 2004；10：287-291.

61) Toyama T, et al. Effect of SGLT2 inhibitors on cardiovascular, renal and safety outcomes in patients with type 2 diabetes mellitus and chronic kidney disease: A systematic review and meta-analysis. Diabetes Obes Metab. 2019; 21: 1237-1250. PMID: 30697905

62) Cai X, et al. The Association Between the Dosage of SGLT2 Inhibitor and Weight Reduction in Type 2 Diabetes Patients: A Meta-Analysis. Obesity (Silver Spring). 2018; 26: 70-80. PMID: 29165885

63) Monami M, et al. Effects of glucagon-like peptide-1 receptor agonists on body weight: a meta-analysis. Exp Diabetes Res. 2012; 2012: 672658. PMID: 22675341

64) Potts JE, et al. The Effect of Glucagon-Like Peptide 1 Receptor Agonists on Weight Loss in Type 2 Diabetes: A Systematic Review and Mixed Treatment Comparison Meta-Analysis. PLoS One. 2015; 10: e0126769. PMID: 26121478

65) Wilding JPH, et al.; for the STEP 1 Study Group. Once-Weekly Semaglutide in Adults with Overweight or Obesity. N Engl J Med. 2021; 384: 989-1002. PMID: 33567185

66) Saiki A, et al. Background characteristics and diabetes remission after laparoscopic sleeve gastrectomy in Japanese patients with type 2 diabetes stratified by BMI: subgroup analysis of J-SMART. Diabetol Int. 2021; 12: 303-312. PMID: 34150439

67) Buchwald H. Metabolic surgery: a brief history and perspective. Surg Obes Relat Dis. 2010; 6: 221-222. PMID: 19926531

68) Hayoz C, et al. Comparison of metabolic outcomes in patients undergoing laparoscopic roux-en-Y gastric bypass versus sleeve gastrectomy – a systematic review and meta-analysis of randomised controlled trials. Swiss Med Wkly. 2018; 148: w14633. PMID: 30035801

69) 日本肥満症治療学会メタボリックサージェリー検討委員会. メタボリックサージェリーの動向—わが国での健全な定着に向けて. 日本肥満症治療学会「肥満症治療学展望」別冊. 2016. p.31-37.

70) 林果林. 高度肥満症患者に併存する精神疾患：うつ症状を中心に. 心療内科学会誌. 2016；20：267-272.

71) De Luca M, et al. Indications for Surgery for Obesity and Weight-Related Diseases: Position Statements from the International Federation for the Surgery of Obesity and Metabolic Disorders (IFSO). Obes Surg. 2016; 26: 1659-1696. PMID: 27412673

72) Adams TD, et al. Long-term mortality after gastric bypass surgery. N Engl J Med. 2007; 357: 753-761. PMID: 17715409

73) Bhatti JA, et al. Self-harm Emergencies After Bariatric Surgery: A Population-Based Cohort Study. JAMA Surg. 2016; 151: 226-232. PMID: 26444444

74) Omalu BI, et al. Death rates and causes of death after bariatric surgery for Pennsylvania residents, 1995 to 2004. Arch Surg. 2007; 142: 923-928. PMID: 17938303

75) Peterhänsel C, et al. Risk of completed suicide after bariatric surgery: a systematic review. Obes Rev. 2013; 14: 369-382. PMID: 23297762

76) Tindle HA, et al. Risk of suicide after long-term follow-up from bariatric surgery. Am J Med. 2010; 123: 1036-1042. PMID: 20843498

77) Conason A, et al. Substance use following bariatric weight loss surgery. JAMA Surg. 2013; 148: 145-150. PMID: 23560285

78) de Zwaan M, et al. Anxiety and depression in bariatric surgery patients: a prospective, follow-up study using structured clinical interviews. J Affect Disord. 2011; 133: 61-68. PMID: 21501874

79) Müller A, et al. Psychiatric aspects of bariatric surgery. Curr Psychiatry Rep. 2013; 15: 397. PMID: 23963631

80) Malik S, et al. Psychopathology in bariatric surgery candidates: A review of studies using structured diagnostic interviews. Compr Psychiatry. 2014; 55: 248-259. PMID: 24290079

81) Karlsson J, et al. Ten-year trends in health-related quality of life after surgical and conventional treatment for severe obesity: the SOS intervention study. Int J Obes (Lond). 2007; 31: 1248-1261. PMID: 17356530

82) Schowalter M, et al. Changes in depression following gastric banding: A 5- to 7-year prospective study. Obes Surg. 2008; 18: 314-320. PMID: 18214630

83) White MA, et al. Loss of control over eating predicts outcomes in bariatric surgery patients: A prospective, 24-month follow-up study. J Clin Psychiatry. 2010; 71: 175-184. PMID: 19852902

84) Luppino FS, et al. Overweight, obesity, and depression: A systematic review and meta-analysis of longitudinal studies. Arch Gen Psychiatry. 2010; 67: 220-229. PMID: 20194822

85) de Jonge P, et al. Associations between DSM-IV mental disorders and diabetes mellitus: a role for impulse control disorders and depression. Diabetologia. 2014; 57: 699-709.

PMID: 24488082

86) Holla JF, et al. The association of body-mass index and depressed mood with knee pain and activity limitations in knee osteoarthritis: results from the Amsterdam osteoarthritis cohort. BMC Musculoskelet Disord. 2013; 14: 296. PMID: 24131757

87) Orth U, et al. Low self-esteem prospectively predicts depression in adolescence and young adulthood. J Pers Soc Psychol. 2008; 95: 695-708. PMID: 18729703

88) Peterhänsel C, et al. Obesity and co-morbid psychiatric disorders as contraindications for bariatric surgery?—A case study. Int J Surg Case Rep. 2014; 5: 1268-1270. PMID: 25460490

89) Sogg S, et al. Recommendations for the presurgical psychosocial evaluation of bariatric surgery patients. Surg Obes Relat Dis. 2016; 12: 731-749. PMID: 27179400

第 7 章　小児の肥満と肥満症

　「小児肥満症」という言葉が初めて使われたのは，日本肥満学会が 2000 年に「新しい肥満の判定と肥満症の診断基準」[1] を発表したのを受けて，日本肥満学会の有志メンバーが 2002 年に「小児肥満症判定基準」を発表したことに始まる[2]。「小児肥満症判定基準」は，その後改訂され，2014 年の第 35 回日本肥満学会における小児肥満症 UPDATE のシンポジウムでコンセンサスが得られ[3]，小児肥満症診療ガイドライン 2017（以下，小児肥満症 GL2017）が作成された[4]。しかし，エビデンスの評価が困難な小児肥満症の特性から，小児肥満症 GL2017 では「エビデンスレベル」や「推奨グレード」の記載はなされなかった。そこで，ガイドラインの基本的な

体裁を整えた小児肥満症診療 GL2022 の発行に向けて，目下，日本肥満学会の小児肥満症診療ガイドライン作成委員会メンバーが中心となって改訂作業を行っている。このため，この章では，「エビデンスレベル」や「推奨レベル」の記載は行わず，小児肥満の判定法や小児肥満症，メタボリックシンドロームの診断法，小児肥満症の治療について記載したい。なお，一般に，小児とは出生してから思春期発来までを指す場合が多いが，ここで扱う小児は，就学してから 18 歳未満と定義する。修学前の幼児で肥満に伴う健康障害を有する者は少なく予防が中心になること，および，わが国では肥満度を用いた体格評価が 17 歳 11 ヵ月まで行われているためである。

1　小児肥満の判定法

肥満度

　成人の肥満判定には BMI が広く用いられているが，わが国の小児の肥満判定には，学校保健安全法に基づき，肥満度（肥満度 [%] = {(実測体重 − 標準体重) / 標準体重} × 100）が広く用いられている[5]。

　肥満度を計算するためには，標準体重の設定が必要である。6 歳以上 18 歳未満の児童・生徒には，性別・年齢別に設定された身長の一次式を，身長 70 cm 以上 120 cm 未満の幼児には，性別に設定された身長を変数とした二次式を用いる。特定の民族の体格は時代とともに変化するが，わが国では 2000 年以降は身長や成熟の長期的傾向に変化がないため，2000 年データに基づく標準体重を用いる[6]。

　肥満度を用いた体格の判定基準は，6 歳未満の幼児と，6 歳以上の児童・生徒で異なる。幼児は，肥満度が −15% 以下を「やせ」，+15% 以上を「ふと

りぎみ」とするが，児童・生徒では，肥満度が −20% 以下を「やせ」，+20% 以上を「肥満」とする[7]。表 7-1 に，肥満度を用いた幼児と児童・生徒の肥満度区分とそれぞれの体格の呼称を示す。

　諸外国では，小児の肥満判定基準に，BMI の Z スコアや BMI パーセンタイル値が利用されている。しかし，わが国では，これらの指標は学校保健や日常臨床ではほとんど使われておらず，小児肥満の割合の国際比較など，学術的な利用に限られている[4]。

内臓脂肪面積およびウエスト周囲長とウエスト身長比

　小児でも，過剰な内臓脂肪蓄積は肥満に伴う健康障害と関連が強いため，体脂肪分布の評価は重要である。わが国における内臓脂肪蓄積評価法のゴール

表7-1　幼児と児童生徒の肥満度による体格判定基準

幼児（6歳未満）		児童生徒（6歳以上 18歳未満）	
肥満度区分	体格の呼称	肥満度区分	体格の呼称
＋30%≦肥満度	ふとりすぎ	＋50%≦肥満度	高度肥満
＋20%≦肥満度＜＋30%	ややふとりすぎ	＋30%≦肥満度＜＋50%	中等度肥満
＋15%≦肥満度＜＋20%	ふとりぎみ	＋20%≦肥満度＜＋30%	軽度肥満
－15%＜肥満度＜＋15%	ふつう	－20%＜肥満度＜＋20%	普　通
－20%＜肥満度≦－15%	や　せ	－30%＜肥満度≦－20%	軽度やせ
肥満度≦－20%	やせすぎ	肥満度≦－30%	高度やせ

文部科学省スポーツ・青少年局学校健康教育課 監修. 児童生徒等の健康診断マニュアル 平成27年度改定. 日本学校保健会；2015. p.20-24 [5]，原光彦ほか. 幼児肥満ガイド　要旨. 日本小児科学会雑誌. 2019；123：1101-1107. [7]より作表

ドスタンダードは臍高レベルの腹部 CT 画像における内臓脂肪面積で，成人は 100 cm^2 以上，小児は 60 cm^2 以上の場合に内臓脂肪型肥満と診断する [8]。内臓脂肪型肥満を疑う腹部肥満の簡易診断法ではウエスト周囲長が用いられ，小児では臍の高さで測定したウエスト周囲長が 80 cm 以上の場合や，ウエスト身長比＝ウエスト周囲長 (cm) / 身長 (cm) が 0.5 以上の場合に腹部肥満ありと診断する [9]。

身長体重の成長曲線

　小児は，成長過程にあることが最大の特徴であり，

体格の経時的変化を捉えることが極めて重要である。具体的には，身長・体重の成長曲線を描いてパターン認識を行う [10]。最近は，成長曲線や肥満度曲線を簡単に描けるソフトウエアが開発されており，成長パターン分類も自動化されている。成長曲線は，原発性肥満と二次性肥満の鑑別や，治療効果の判定にも応用可能であり，日本人の食事摂取基準 2020 年版でも，幼児や小児のエネルギー摂取量の過不足の評価に成長曲線を用いることが推奨されている [11]。

2　小児肥満症や小児期メタボリックシンドロームの診断

小児肥満症の診断

　小児肥満症 GL2017 をもとに解説する。小児肥満症の定義は「肥満に起因ないし関連する健康障害（医学的異常）を合併するか，その合併が予測される場合で，<u>医学的に肥満を軽減する必要がある状態をいい</u>，疾患単位として取り扱う」であり，成人肥満症の定義に類似しているが，成人肥満症の "医学的に減量を必要とする疾患" の部分が下線部分のように変更されている。これは，成長の過程にある小児は，生理的な範囲の体重増加は必要であり，小児肥満症の治療では身長が伸びれば体重は現状維持で

も肥満度が低下することによる。

　幼児期は，肥満が始まりやすい年齢として肥満予防上重要であるが，肥満判定基準が学童期以降と異なり，肥満に伴う健康障害の合併は稀であるため，小児肥満症診断基準の適用年齢は，6 歳以上 18 歳未満とする。幼児期からの肥満予防や肥満幼児への対応は，「幼児肥満ガイド」 [7] を参考にする。

　小児肥満症の診断方法は，成人肥満症とは異なり，肥満に伴う健康障害を，肥満治療を必要とする医学的異常：A 項目，肥満と関連が深い代謝異常：B 項目，身体的因子や生活面の問題：参考項目，の 3 つの項目に分け，項目の種類と肥満の程度を勘案して

表7-2　小児肥満症診断基準 2017年版

肥満小児の定義	肥満度が＋20％以上, かつ体脂肪率が有意に増加した状態 有意な体脂肪率の増加とは, 男児：年齢を問わず25％以上　女児：11歳未満は30％以上, 11歳以上は35％以上	
肥満症の定義	肥満に起因ないし関連する健康障害（医学的異常）を合併するか, その合併が予測される場合で, 医学的に肥満を軽減する必要がある状態をいい, 疾患単位として取り扱う	
適用年齢	6歳から18歳未満	
肥満症診断	（1）A項目を1つ以上有するもの （2）肥満度が＋50％以上でB項目の1つ以上を満たすもの （3）肥満度が＋50％未満でB項目の2つ以上を満たすもの 　　（参考項目は2つ以上で, B項目1つと同等とする）	
診断基準に含まれる 肥満に伴う健康障害	**A項目**（肥満治療を必要とする医学的異常）： 　1）高血圧 　2）睡眠時無呼吸症候群など換気障害 　3）2型糖尿病・耐糖能障害 　4）内臓脂肪型肥満 　5）早期動脈硬化 **B項目**（肥満と関連が深い代謝異常）： 　1）非アルコール性脂肪性肝疾患 (NAFLD) 　2）高インスリン血症 かつ/または 黒色表皮症 　3）高コレステロール血症 かつ/または 高 non HDL-C血症 　4）高トリグリセライド血症 かつ/または 低 HDL-C血症 　5）高尿酸血症	**参考項目**（身体的因子や生活面の問題）： 　1）皮膚線条などの皮膚所見 　2）肥満に起因する運動器機能障害 　3）月経異常 　4）肥満に起因する不登校, いじめ等 　5）低出生体重児または高出生体重児

日本肥満学会編. 小児肥満症診療ガイドライン2017.[4)]より作表

総合的に診断する方式をとっている。具体的には, A項目を1つ以上有するもの, 肥満度が＋50％以上（高度肥満）でB項目1つ以上を満たすもの, 肥満度が＋20％以上＋50％未満（軽度～中等度肥満）でB項目2つ以上満たすものを肥満症とする。なお, 参考項目が2つ以上あればB項目1つと同等とする（**表7-2**）。それぞれの健康障害に関する具体的な閾値は, 小児肥満症GL2017に記載されているが, ウエスト周囲長, 血圧, 非アルコール性脂肪性肝疾患（non-alcoholic fatty liver disease: NAFLD）, 高 non HDL-C血症, 高トリグリセライド血症, 高尿酸血症などは成人の基準値と異なることに注意する。さらに, 成人の肥満症診療ガイドライン2022で肥満症の診断に必要な健康障害とされている11種類の病態のうち, 冠動脈疾患や脳梗塞や肥満関連腎臓病は小児肥満症の診断基準には含まれておらず, 小児の場合は, 早期動脈硬化や肥満に起因する不登校・いじめなどや, 胎児期の栄養状態を反映する低出生体重児または高出生体重児が加えられている（**表7-3**）。小児肥満症GL2017に基づく小児肥満症診断のフローチャートと各種健康障害の具体的な閾値を**図7-1**に示す。

小児期メタボリックシンドロームの診断

日本人成人のメタボリックシンドロームの診断基準が2005年に策定されたのを受けて, 2007年に, 厚生労働科学研究費補助金循環器疾患等生活習慣病対策総合研究事業の一環として小児期メタボリックシンドローム診断基準が作成された[12)]。成人のメタボリックシンドロームは心血管病の高リスク群であり, 小児期からの過剰な内臓脂肪蓄積は早期動脈硬化を生じさせるとの報告があることから[13)], 小児期にメタボリックシンドロームの診断を行うことは, 心血管イベントの予防上重要である。

小児期メタボリックシンドロームの診断法は成人メタボリックシンドロームと同様に,（1）腹部肥満を必須項目として,（2）血清脂質異常,（3）血圧高値,（4）空腹時高血糖の3つの動脈硬化危険因子のうち2つ以上が集積している場合にメタボリックシ

表7-3　成人および小児の肥満症診断に必要な健康障害の比較

成人肥満症		小児肥満症	
健康障害	1）耐糖能異常（2型糖尿病を含む） 2）脂質異常症 3）高血圧 4）高尿酸血症・痛風 5）冠動脈疾患 6）脳梗塞・一過性脳虚血発作 7）非アルコール性脂肪性肝疾患 8）月経異常・女性不妊 9）閉塞性睡眠時無呼吸・肥満低換気症候群 10）運動器疾患（変形性関節症：膝・股関節・手指関節, 変形性脊椎症） 11）肥満関連腎臓病	A項目	1）高血圧 2）睡眠時無呼吸症候群などの換気障害 3）2型糖尿病・耐糖能障害 4）内臓脂肪型肥満 5）早期動脈硬化
		B項目	1）非アルコール性脂肪性肝疾患（NAFLD） 2）高インスリン血症かつ/または 黒色表皮症 3）高コレステロール血症 かつ/または 高non HDL-C血症 4）高トリグリセライド血症 かつ/または 低HDL-C血症 5）高尿酸血症
		参考項目	1）皮膚線条などの皮膚所見 2）肥満に起因する運動器機能障害 3）月経異常 4）肥満に起因する不登校・いじめなど 5）低出生体重児または高出生体重児

日本肥満学会編. 小児肥満症診療ガイドライン2017.[4] より作表

ンドロームと診断するが, 各動脈硬化危険因子の閾値は小児用の値が用いられている。具体的には, (1) 腹部肥満：ウエスト周囲長 ≧ 80 cm, (2) 血清脂質異常：トリグリセライド ≧ 120 mg/dL かつ / または HDL-C ＜ 40 mg/dL, (3) 血圧高値：収縮期血圧 ≧ 125 mmHg かつ / または拡張期血圧 ≧ 70 mmHg, (4) 空腹時高血糖：空腹時血糖 ≧ 100 mg/dL であれば, それぞれの項目を「あり」とする。なお, メタボリックシンドローム診断の必須項目である (1) については, ウエスト身長比 ≧ 0.5 の者や小学生では, ウエスト周囲長 ≧ 75 cm でも「あり」とする。

3 小児肥満症の治療

　原発性肥満では, 小児肥満症と小児期メタボリックシンドロームは治療対象となる。二次性肥満では原因疾患の治療が可能なものは原因疾患の治療を優先する。小児肥満症の治療原則は, 正常な発育を妨げず, 肥満に起因した健康障害の程度や数を改善することである。

　小児肥満症の治療法には, 食事療法, 運動療法, 行動療法, その他の治療法がある。これらの治療法は単独で行われることは稀で, 食事運動療法に認知行動療法を併用する場合が多い。

食事療法

　食事療法はもっとも基本的な肥満症の治療法である。しかし, 小児期は成長期であることを意識し, 強いエネルギー制限は行わない。日本人の食事摂取基準2020年版に掲載されている性別年齢群別身体活動レベル別の推定エネルギー量を参考にして, 指示エネルギー量を決定する。推定エネルギー必要量の約90％のエネルギー量で, エネルギー比率を, 蛋白質が約20％, 脂肪が25 〜 30％, 糖質が50 〜 55％になるように設定する。治療開始後のエネルギーの過不足は, 身長・体重の成長曲線のパターンで判断する[11]。身長が伸びている年齢では, 体重は

図7-1　小児肥満症診断フローチャート

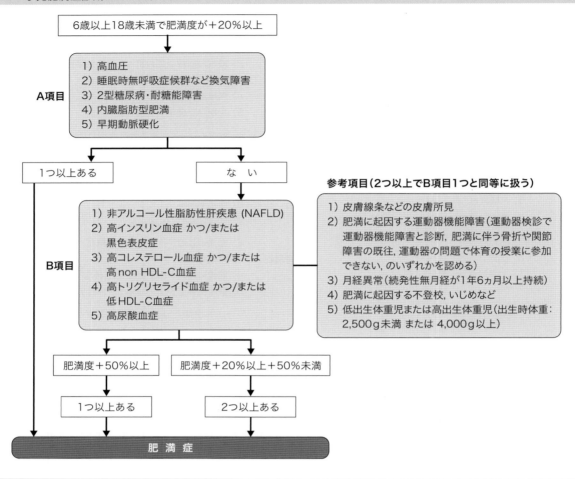

A項目
1) 高血圧
2) 睡眠時無呼吸症候群など換気障害
3) 2型糖尿病・耐糖能障害
4) 内臓脂肪型肥満
5) 早期動脈硬化

6歳以上18歳未満で肥満度が＋20％以上

1つ以上ある　　　　な　い

参考項目（2つ以上でB項目1つと同等に扱う）

B項目
1) 非アルコール性脂肪性肝疾患 (NAFLD)
2) 高インスリン血症 かつ/または
　 黒色表皮症
3) 高コレステロール血症 かつ/または
　 高 non HDL-C血症
4) 高トリグリセライド血症 かつ/または
　 低 HDL-C血症
5) 高尿酸血症

参考項目
1) 皮膚線条などの皮膚所見
2) 肥満に起因する運動器機能障害（運動器検診で
　 運動器機能障害と診断，肥満に伴う骨折や関節
　 障害の既往，運動器の問題で体育の授業に参加
　 できない，のいずれかを認める）
3) 月経異常（続発性無月経が1年6ヵ月以上持続）
4) 肥満に起因する不登校, いじめなど
5) 低出生体重児または高出生体重児（出生時体重：
　 2,500g未満 または 4,000g以上）

肥満度＋50％以上　　　肥満度＋20％以上＋50％未満

1つ以上ある　　　　2つ以上ある

肥 満 症

● A項目の具体的な閾値

1）高血圧
　小学1〜3年生：収縮期血圧≧130mmHg かつ/または 拡張期血圧≧ 80 mmHg
　小学4〜6年生と中学女児：収縮期血圧≧135mmHg かつ/または 拡張期血圧≧80mmHg
　中学男児と高校生：収縮期血圧≧140mmHg かつ/または 拡張期血圧≧85mmHg
2）睡眠時無呼吸
　睡眠中に，いびきや閉塞性呼吸障害を伴う5秒以上の呼吸停止が1時間に1回以上
3）2型糖尿病・耐糖能障害
　① 空腹時血糖値≧126mg/dL，②随時血糖値≧200mg/dL
　③ 75g経口糖負荷試験で境界型か糖尿病型，④HbA1c≧6.5%
　①②に ④がある場合。③がある場合
4）内臓脂肪型肥満（臍周囲でも腹部CTでも判定可能）
　臍周囲長：小学生≧75cm, 中高生≧80cm かつ/または ウエスト身長比≧0.5
　臍高で撮影した腹部CT検査で内臓脂肪面積≧60cm²
5）早期動脈硬化（測定法を問わず基準値を超える場合）
　上腕-足首脈波伝播速度(baPWV)≧1,200cm/秒
　血流依存性血管拡張反応(%FMD)≦8.0
　総頸動脈のstiffnessβ≧5.0, 平均IMT≧0.55mm

● B項目の具体的な閾値

1）非アルコール性脂肪性肝疾患
　ALT＞AST，ALTが25IU/Lで画像診断推奨。画像診断で脂肪肝所見あり
2）高インスリン血症 かつ/または 黒色表皮症
　空腹時のインスリン≧15μU/mL。黒色表皮症は頸部で判定
3）高コレステロール血症
　随時採血で，総コレステロール≧220mg/dL かつ/または non HDL-C≧150mg/dL
4）高トリグリセライド血症 かつ/または 低HDL-C血症
　空腹時採血で，トリグリセライド≧120mg/dL かつ/または HDL-C＜40mg/dL
5）高尿酸血症
　小学生, 中学生女児：尿酸値6.0≧mg/dL, 中学生男児, 高校生：尿酸値≧7.0mg/dL

日本肥満学会編. 小児肥満症診療ガイドライン2017.[4]より作図

現状維持，身長は成長曲線の基準線に沿って伸びるパターンを目指す。

昨今，低糖質ダイエットに関心が集まっているが，極端な糖質制限はむしろ有害である。食事の時間や食行動も肥満発生と関連があり，夜間喫食や早食いは肥満を生じやすいので，1日3食，ほぼ定刻に食事を摂ることや，食事の際には食事に集中してよく噛んでゆっくり食べること，できるだけ家族揃って楽しい雰囲気で食事を楽しむための指導も必要である。

運動療法

長いスクリーンタイムや運動不足は肥満の原因のひとつである[14]。スクリーンタイムとは，テレビ，ビデオゲーム，コンピューター，タブレットPC，スマートフォンなどの画面を注視している時間のことで，長すぎるスクリーンタイムは，小児の正常な成長発達に対して不利益を及ぼす。計画された運動療法は，小児でも肥満，糖代謝異常，脂質代謝異常の改善やアディポサイトカインバランスの適正化をもたらす[15]。

運動に関する指導の実際は，まずスクリーンタイムを1日2時間以内に制限し，日本体育協会（現日本スポーツ協会）のアクティブチャイルドプログラムなどを参考にして，毎日60分以上体を動かすことから開始する[16]。肥満小児は，下肢の怪我や熱中症を生じやすいので，事前にメディカルチェックを行うとともに，その予防に努める。

行動療法

肥満症治療成功のためには，継続して通院させることが大切で，食事運動療法単独よりも認知行動療法を併用した方が治療成績はよい[17]。行動療法では，まず目標設定を行い，セルフモニタリングを行う。

具体的には，毎日の体重測定と記録，生活自己管理チェックリストを用いた生活習慣の見直しである。生活習慣チェックリストの項目は，朝食を食べること，給食の時におかわりをしないこと，夜食は食べないこと，ジュースを飲まないこと，おやつの量を守ること，スクリーンタイムの制限，家での手伝いをすることの7項目がオリジナルであるが，早寝早起きなどの生活リズムに関する項目や，体を動かすことなどの運動習慣を加える場合もある。体重の計測値はグラフ化し，生活習慣チェックリストの結果は点数化して本人や保護者に治療経過が見えるようにし，改善の兆しがあればタイミングよく褒めるようにする。

その他の治療

その他の肥満症治療法として，薬物療法や外科療法がある。わが国で肥満に用いられる薬剤としてマジンドール（サノレックス®）と防風通聖散がある。中枢性食欲抑制薬のサノレックスは，BMI≧35の高度肥満成人に3ヵ月を限度として処方される場合があるが，小児適用はない。防風通聖散は薬効の機序は証明されているが，小児に使用される例は稀である。海外では，糖尿病治療に用いられてきたGLP-1受容体作動薬の減量効果が注目されている。12〜18歳の肥満小児を対象とした減量に関するリラグルチドの無作為化対照比較試験結果[18]を基にして，2020年，米国食品医薬品局（FDA）は12歳以上の肥満小児の体重管理薬としてリラグルチドを承認している。

肥満外科療法は，米国の小児肥満症診療ガイドラインにも治療法のひとつとして記載されており，思春期（Tanner 4〜5）以降のBMI≧35で，著明な肥満合併症を有し，通常の内科治療では改善がないケースに考慮すべきとされている[19]。しかし，わが国では肥満小児に対する外科療法は現時点では行われていない。

わが国では，学校保健安全法によって児童・生徒の健康診断が義務付けられており，経時的な身長・体重測定と肥満度を用いた体格評価が行われている。小児に対する心血管病予防のための健診は1987年に「小児成人病予防健診」という名称で開始され，2002年に小児肥満症判定基準が発表されると，その内容を反映し「小児生活習慣病予防健診」となって，各地で行われている。さらに，小児肥満症診療GL2017の策定によって，ウエスト周囲長やHbA1c，ALTなどを含めた包括的な健診内容に変わってきている[20]。小児肥満症診療GLは，学校保健，行政による健康支援，医療機関による小児肥満症やメタボリックシンドローム診療の共通のプラットホームとしてさらなる活用が望まれる。

第7章の文献

1) 松澤佑次ほか. 新しい肥満の判定と肥満症の診断基準. 肥満研究. 2000；6：18-28.
2) 朝山光太郎ほか. 小児肥満症の判定基準—小児適正体格検討委員会よりの提言. 肥満研究. 2002；8：204-211.
3) 日本肥満学会. 小児肥満症のUPDATE. 肥満研究. 2014；3：136-138.
4) 日本肥満学会編. 小児肥満症診療ガイドライン2017. ライフサイエンス出版；2017.
5) 文部科学省スポーツ・青少年局学校健康教育課 監修. 児童生徒等の健康診断マニュアル 平成27年度改定. 日本学校保健会；2015. p.20-24..
6) 田中敏章ほか, 日本小児内分泌学会日本成長学会合同標準値委員会. 日本人小児の体格の評価に関する基本的な考え方. 日本小児科学会雑誌. 2011；115：1705-1709.
7) 原光彦ほか. 幼児肥満ガイド 要旨. 日本小児科学会雑誌. 2019；123：1101-1107.
8) Asayama K, et al. Threshold values of visceral fat and waist girth in Japanese obese children. Pediatr Int. 2005; 47: 498-504. PMID: 16190954
9) 原光彦. 小児メタボリックシンドロームと腹囲身長比. 肥満研究. 2011；17：27-34.
10) 日本学校保健会成長曲線普及推進委員会. 成長曲線活用の実際—成長曲線に基づく児童生徒等の健康管理の手引. 日本学校保健会；2018. p.6-27.
11) 伊藤貞嘉ほか監修. 日本人の食事摂取基準（2020年版）：乳児・小児. 第一出版；2020. p.389-410.
12) 大関武彦ほか. 小児のメタボリックシンドローム診断基準の各項目についての検討. 厚生労働科学研究補助金「小児期メタボリック症候群の概念・病態・診断基準の確立及び効果的介入に関するコホート研究」平成18年度総合研究報告書. 2007. p.5-7.
13) 原光彦ほか. 肥満小児における早期動脈硬化の評価について—総頸動脈エコー法を用いて. 肥満研究. 2006；12：25-30.
14) Katzmarzyk PT, et al.; for the ISCOLE Research Group. Relationship between lifestyle behaviors and obesity in children ages 9-11: Results from a 12-country study. Obesity (Silver Spring). 2015; 23: 1696-1702. PMID: 26173093
15) Togashi K, et al. Effect of diet and exercise treatment for obese Japanese children on abdominal fat distribution. Res Sports Med. 2010; 18: 62-70. PMID: 20391247
16) 日本体育協会 監修. アクティブ・チャイルド60min—子どもの身体活動ガイドライン. サンライフ出版；2010. p.17-38.
17) 内田則彦ほか. 生活自己管理チェックリストによる小児肥満の治療. 日本小児科学会雑誌. 2000；104：420-425.
18) Aaron S Kelly, et al, the NN8022-4180 Trial Investigators. A Randomized, Controlled Trial of Liraglutide for Adolescents with Obesity. N Engl J Med 2020; 382: 2117-2128. PMID: 32233338
19) Styne DM, et al. Pediatric Obesity-Assessment, Treatment, and Prevention: An Endocrine Society Clinical Practice Guideline. J Clin Endocrinol Metab. 2017; 102: 709-757. PMID: 28359099
20) 原光彦. 杉並区小児生活習慣病予防健診の実施成績. 東京都予防医学協会年報. 2021；50：49-53.

第8章 高齢者の肥満と肥満症

1 診断・疫学

Statement

高齢者の肥満と心血管疾患，認知症，死亡リスクとの関係は明らかではない。　　　Level I

診 断

わが国では高齢者においても肥満・肥満症の診断は成人と同様である。しかし，肥満を診断する際に，高齢者では身長が減少するために BMI が実際よりも高値となる場合がある。さらに，高齢者では低栄養，心不全，腎不全が合併し，浮腫を合併するために，BMI が体脂肪量を正確に反映しない場合があるので注意を要する。

加齢による体組成の変化と高齢者肥満の頻度

加齢とともに安静時エネルギー消費量や身体活動量は低下し，体脂肪量，内臓脂肪量が増加し，骨格筋量，骨塩量は減少する。

加齢とともに BMI は増加傾向となるが，40 ～ 60 歳代をピークとしてその後は減少する[1-3]。2019 年の国民健康・栄養調査における肥満の頻度は男性で 50 ～ 59 歳で 39.2%がピークで，70 歳以上で 28.5%となり，女性では 60 ～ 69 歳で 28.1%とピークとなり，70 歳以上で 26.4%と減少している[3]。

ウエスト周囲長も加齢とともに増加する。肥満を伴わず腹囲が高値であるものの割合は，加齢とともに増加し，70 歳以上では男性で 34.8%，女性で 7.9%と最大となり，加齢とともに BMI 高値を伴わない腹部肥満が増加する[3]。

高齢者の肥満は増加している。1973 ～ 2016 年の国民栄養調査の 65 歳以上を対象とした研究では 60 歳代，70 歳代，80 歳以上とも肥満の頻度は増加傾向であった[4]。男女別の検討では男性では増加傾向であるのに対し，女性では 2002 年をピークに徐々に減少していた。

高齢者の肥満・肥満症の特徴

1）心血管疾患や死亡との関連が弱い

肥満は中年期までは動脈硬化性疾患の危険因子であるが，高齢者における BMI と動脈硬化性疾患の関連は乏しくなる[5,6]。一方，高齢者のウエスト - ヒップ比で評価した腹部肥満は BMI とくらべて死亡のリスク指標となる報告が多いが[5,7]，ウエスト周囲長についての報告は一致していない。70 ～ 79 歳の女性における内臓脂肪量と心血管イベント発症との関連の報告も一致していない[8,9]。

高齢者における米国心臓協会（AHA）/ 米国国立心肺血液研究所（NHLBI）や国際糖尿病連合（IDF）の定義によるメタボリックシンドロームは心血管疾患発症のリスクとなる[10,11]。しかし，そのリスクはそれほど大きくなく，個々の因子を補正すると有意性が消失する。また，75 歳以上ではその報告が一致していない。

一方，変形性膝関節症は年齢と肥満症の両者が独立した危険因子であり[12]，疼痛による QOL 低下を来しうるので，高齢者の肥満症では特に注意すべき疾患である。

また，高齢者では BMI 高値の死亡のリスクがむしろ減少するという obesity paradox がみられる場合

がある。この obesity paradox は BMI の指標としての有用性の低下，併存疾患の影響，生存効果（survival effect）などでもたらされると考えられる。

2）フレイル，ADL 低下，転倒と関連する

縦断研究のメタアナリシスでは，高齢期の BMI ≧ 30 とウエスト周囲長高値の両者がフレイル発症のリスクであることが示されている[13]。また，ウエスト周囲長の方が BMI よりもフレイル発症を予測するという報告もある[14]。

高齢者の肥満症は，移動能力低下や ADL 低下のリスクとなる。15 の前向き研究のメタアナリシスでは，BMI ≧ 30 は，ADL 低下，歩行困難，階段上り困難などの機能低下を 1.60 倍来しやすいことが示された[15]。また，BMI 高値だけでなくウエスト周囲長高値も移動能力の障害の発症や悪化のリスクであると報告されている[16]。中年期の過体重（BMI 25 ～ 29.9）と肥満（BMI ≧ 30）も，高齢期のフレイルのリスクになることも示されている[17]。

縦断研究のメタアナリシスでは，60 歳以上の肥満症の人は転倒しやすいことが報告されている[18]。身体機能低下，疼痛，姿勢保持の障害，バランス能力の障害，および歩行時の揺れやすいことが転倒のリスク要因となりうる。

3）腹部肥満や体重減少を伴う肥満は認知症発症と関連する

メタアナリシスでは，中年期の BMI に基づく肥満症は高齢期の認知症発症のリスクとなるが，高齢期の肥満症は認知症発症リスクを減らしている[19]。しかし，ウエスト周囲長高値は認知症発症のリスクを上昇させ，BMI が正常でもウエスト周囲長高値の場合には認知症発症リスクは増加していた[20]。縦断研究のメタアナリシスによりメタボリックシンドロームと認知機能低下と関連を検討した結果は，70 歳以下でのみ有意の関連が認められた[21]。

高齢者の肥満症における体重減少は，認知症発症のリスクとなる[22, 23]。高齢者における体重減少と認知症発症との関連の原因は不明であるが，体重減少に伴う低栄養，フレイル，身体活動量低下や併存疾患などを介している可能性もある。非意図的体重減少がみられた場合や減量する場合にはそれらに注意する必要がある。

4）加齢とともにサルコペニア肥満が増える

サルコペニア肥満の診断基準は確立されていないが，どのような基準でも，加齢とともにサルコペニア肥満の頻度が増える[24]。サルコペニア肥満は単なる肥満とくらべて手段的 ADL 低下，フレイル，転倒，死亡を来しやすい。

こうした高齢者の肥満症に関するエビデンスはおもに 65 ～ 74 歳の高齢者のものがほとんどで，75 歳以上ではいまだ少ないことに注意する必要がある。

2 病 態

高齢者肥満の特徴

中高年者における肥満，メタボリックシンドロームが心血管疾患の発症リスクであることに議論の余地はないが，高齢者では高度な肥満でなければ，BMI 高値と心血管疾患や死亡のリスクと必ずしも関連しないこと（obesity paradox）が知られている。

高齢者では加齢に伴う活動量の低下により消費エネルギーが減少するため，体重増加がなくても相対的な内臓脂肪量の増加が生じ，その分布は脂肪組織だけでなく肝臓や骨格筋にも蓄積する（脂肪肝，脂肪筋）。肥満高齢者の ADL や身体機能は非肥満者にくらべて悪いことが知られており，尿失禁や変形性関節症，サルコペニア（サルコペニア肥満）とも関連する。

高齢者の肥満のパターンとして，もともと肥満で

あった人が加齢による摂食量低下などにより除脂肪量が減少し体脂肪が優位となる場合と，もともとやせていた人が生活習慣病や不活動により内臓脂肪が増加し体脂肪が優位になる場合があり，前者は女性に多く，後者は男性にみられることが多い[25]。

高齢者肥満とADL低下

　一方で，肥満を BMI 高値ではなく内臓脂肪量の増加とした場合は，高齢者でも死亡リスクと関連するとの報告が多い。最近の高齢者のメタボリックシンドロームに関するシステマティックレビューでは，メタボリックシンドロームが心血管疾患発症リスクと身体機能障害のリスクであるとしている[26]。ベースラインで心血管疾患の既往のない65歳以上の高齢者を対象に8年間追跡した検討では，ウエスト周囲長で定義した肥満の有無と，筋量または筋力低下の有無で4群に分けた場合，肥満のみ，筋量または筋力低下のみの群と比較し，肥満と筋量または筋力低下が併存している群でもっとも心血管疾患発症リスクが高かった[27]。また，65歳以上の糖尿病患者を対象とした検討では，BMI が低いほどサルコペニアが多いが，体脂肪率の四分位点で4等分すると，もっとも多い群が，もっとも少ない群と同様にサルコペニアが多いことが示されている[28]。以上から，高齢者では単に体脂肪率が多いことではなく，体脂肪率が多くかつ筋肉量が少ないことが心血管疾患，ADL 障害に起因する死亡リスクと関連するという考えに至る。すなわち obesity paradox の一部は，高齢者では体脂肪率が多くても筋肉量が保たれていれば疾患や ADL 低下のリスクにならないことで説明できる可能性がある。

高齢者の肥満・肥満症の病態にかかわるメカニズム

　肥満に伴う内臓脂肪量の増加は，脂肪組織以外の臓器，たとえば肝臓や膵臓，心臓や骨格筋にも生じる。それぞれの臓器において，肥大化した脂肪細胞が IL-6，TNF α，MCP-1 などの炎症性サイトカインを分泌する一方，アディポネクチンなどの抗炎症性サイトカインの分泌低下が生じること，また核内受容体の変化などによりインスリン抵抗性が惹起される。一方，加齢による相対的な脂肪量の増加，骨格筋量の減少（サルコペニア），肝細胞・骨格筋細胞・膵β細胞などにおけるミトコンドリア機能の低下はインスリン感受性の低下を惹き起こす[29]。以上より，肥満と加齢はともにインスリン抵抗性を誘導するため，心血管疾患発症リスクに関連する。また，加齢は蛋白質摂取不足や併発疾患に起因する蛋白質消費の増加により骨格筋量低下や筋力低下を惹き起こすが，前述したように肥満に伴うインスリン抵抗性や炎症，ミトコンドリア機能低下も骨格筋量低下や筋力低下を誘導するため，転倒や骨折，要介護のリスクが高くなる（図8-1）。肥満とサルコペニアが併存すればサルコペニア肥満となるが，サルコペニアの基準を満たさなくても過体重による骨・関節疾患の発症や悪化，活動性の低下，意欲の低下などにより転倒，骨折，要介護のリスクとなるだけでなく，これらのイベント発生が肥満自体を助長するという悪循環が形成される[30]。高齢者のインスリン抵抗性が認知機能低下のリスクであるかについては，25 研究のシステマティックレビューにおいて，高血糖は認知機能低下のリスクになるが，メタボリックシンドロームの影響については結論づけられないとしている[31]。

　肥満患者では血中遊離脂肪酸（FFA）濃度が上昇するが，これは脂肪組織で貯めきれない脂肪が FFA として放出された結果（lipid spillover）であると考えられており[32]，その結果，内臓脂肪と異所性脂肪が蓄積される[33]。高齢者では肥満でなくても異所性脂肪蓄積が特に肝臓や骨格筋でみられるが，加齢に

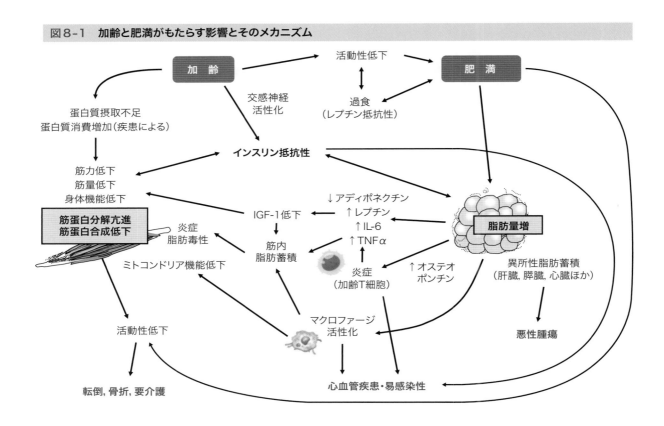

図8-1 加齢と肥満がもたらす影響とそのメカニズム

よるミトコンドリア機能の低下が骨格筋内脂肪（IMCL: intramyocellular lipid）蓄積を生じさせ，インスリン抵抗性を発生させる可能性が示されており[34]，このことが2型糖尿病などの生活習慣病発症に寄与していると考えられる。筋インスリン抵抗性では，骨格筋細胞において筋蛋白合成に関わるmTORシグナル伝達系が減弱する一方で，筋蛋白分解に関わるFoxOシグナル伝達系が亢進し，筋蛋白分解が合成を上回る状態となることが，肥満で筋量が減少する機序のひとつと考えられている。

腸内細菌は食事からのエネルギー回収の促進や体脂肪蓄積を助長する腸管ホルモン産生，エンドトキシンによるインスリン抵抗性の惹起などを介して肥満症の病態形成に寄与することが知られている。高齢者では若年者にくらべ，動脈硬化や悪性腫瘍と関連する腸内細菌叢の増加や腸管上皮のバリア機能の低下が生じていることが報告されている[35]。また，高齢者では腸内細菌叢の個人差が大きく，それが食生活や居住環境に依存しており[36]，フレイルやサルコペニア肥満，さらには転倒・骨折といったアウトカムに関係するとする報告もあるが[37]，エビデンスはまだ限られている。

高齢者肥満と免疫老化

加齢により免疫系細胞も老化することが知られており，特に加齢Tリンパ球はオステオポンチンという，もともと免疫活性化作用をもつ物質を大量に分泌することで炎症を惹起し，慢性炎症の原因となることが示されている[38]。血中オステオポンチン濃度高値は心血管疾患発症と関連する一方で，百寿者ではその血中濃度が低いことが知られており，さらに内臓脂肪型肥満モデル動物においても加齢Tリンパ球が増加することが報告されている[39]。すなわち，加齢と肥満は相乗的に慢性炎症を惹起し，2型糖尿病，心血管疾患，がん，自己免疫疾患などの発症，易感染性に関連すると考えられる。COVID-19の重症化，死亡と肥満との関係を検討した米国からの報告で，51歳以上の肥満者（BMI ≧ 35）でCOVID-19の重症化率，死亡率が有意に高く，加齢とともに増加していたことは，加齢と肥満が免疫老化に影響していることを示唆する[40]。

3 治 療

Statement

1. 健康障害を有する肥満症高齢者では，サルコペニアやフレイルといった個々の危険因子を考慮して，減量のための食事療法や運動療法を行う。　Grade▶B　Level▶II

2. レジスタンス運動を組み合わせた食事療法は骨格筋の維持や骨塩減少を防ぐうえで効果的である。　Grade▶B　Level▶II

3. 減量・代謝改善手術の経験豊富な施設においては，減量・代謝改善手術は高齢者高度肥満症患者の治療選択肢のひとつとして考慮される。　Grade▶B　Level▶II

高齢者の肥満の評価には若年者同様に BMI が用いられる。しかし，高齢者では身長短縮に伴い BMI が実際よりも高値となることや，骨格筋の減少，体脂肪の増加といった体組成の変化により BMI が肥満の基準を超えなくとも内臓脂肪の蓄積が観察される肥満症（サルコペニア肥満）が存在することに注意を要する。

日本老年医学会が発表した「高齢者肥満症診療ガイドライン 2018」によると，高齢者の肥満において，生活習慣の改善により体重，BMI を是正することで ADL，疼痛（変形性膝関節症または変形性股関節症による），QOL は改善するか？というクリニカルクエスチョン（CQ）に対し，生活習慣の改善によって体重，BMI を是正することにより，ADL 低下，疼痛（変形性膝関節症または変形性股関節症による），QOL を改善することができる（推奨グレードB）と記載されている[41]。一方，BMI 高値が死亡リスクの低下に関連するといった現象（obesity paradox）が観察されることや[42, 43]，高齢者では減量に伴い骨格筋量の減少からフレイルやそれに関連する死亡リスクが上昇することも危惧されるため，減量治療が必要な高齢者を適切に選び出す必要がある。

これまでの観察研究の結果から得られた死亡率と BMI との関連から，年代ごとの目標とする BMI の範囲が示されている。特に 65 歳以上ではフレイルの予防および健康障害の発症予防の両者に配慮する必要があることもふまえ，目標とする BMI の範囲は 22 ～ 25 とする（第 5 章 表 5-1 ［p.54］ 参照）。

食事療法

2019 年に発表された欧州臨床栄養代謝学会（ESPEN）の高齢者における臨床栄養や水分補給に関するガイドラインでは，過体重の高齢者では骨格筋の減少に伴う身体機能低下を防ぐため，減量のための食事療法は推奨されていない[44]。一方，健康障害を有する肥満症高齢者では，個々のリスクとベネフィットを考慮して減量のための食事療法を行うことが推奨されている。このような症例では，減量に伴い運動器疾患の改善，心血管病のリスク低下，インスリン感受性の向上，慢性炎症の低減や身体機能の向上が観察される[45-49]。このガイドラインでは，6 ヵ月以上をかけて，減量開始時点から 5 ～ 10% の体重減少（0.25 ～ 1 kg/週の体重減少）を目標に，なるべく骨格筋量の減少を防ぐため，バランスのよい中等度のカロリー制限（推奨エネルギー摂取量から 500 kcal/日を差し引き，最低でも 1,000 ～ 1,200 kcal/ 日を摂取する）や，少なくとも 1 g/体重（kg）/日の蛋白質と適当量の微量元素を摂取し減量することが推奨されている[48, 49]。高齢者では 1,000 kcal/日以下の超低エネルギー食は推奨されない[49, 50]。

運動療法

高齢者の減量に関する 2005 年から最近の研究のシステマティックレビューでは，1 日 500 ～ 1,000 kcal のカロリー削減は，運動療法の有無に関わらず減量に有効であると報告されている[46]。一方，米国心臓協会（AHA）/ 米国心臓病学会（ACC）/ 米国肥満協会（TOS）ガイドラインには 65 歳以上の肥

満患者の減量に関しては議論の余地があるとの記載がある[51]。さらに，Look AHEAD 試験の 11.3 年間の観察では，生活スタイルへの強化介入群では脆弱骨折を 39％増やしたとの報告がある[52]。カロリー制限なしの有酸素運動単独，レジスタンス運動単独では有意な減量はもたらされないとの報告もある[46]。一方，食事療法と運動療法との併用が，運動療法単独とくらべて減量効果が大きく，食事療法単独または運動療法単独とくらべて身体機能と QOL の改善効果が大きいことが示されている[53]。有酸素運動とレジスタンス運動の比較では，カロリー制限にレジスタンス運動を組み合わせることで，カロリー制限に有酸素運動を組み合わせた群よりも除脂肪量を保持できることや[54]，骨密度低下を防げることが報告されている[55]。さらに有酸素運動にレジスタンス運動を組み合わせることで，相加的に身体機能を向上させると報告されている[56-58]。

薬物療法

わが国において肥満症に適応のある薬剤として防風通聖散とマジンドールがあるが，高齢者高度肥満症の減量効果に関するエビデンスはない。糖尿病患者に用いられるリラグルチド[59]やセマグルチド[60]には心血管イベント抑制効果や減量効果が報告されている。65 歳以上の高齢者においても減量効果が報告されているものの，わが国の未承認用量（リラグルチド 3 mg）であることに注意を要する[61]。

外科療法（減量・代謝改善手術）

一般的に，内科的治療で体重減少および肥満関連健康障害の改善が認められない高度肥満症の場合，外科治療の適応となる。しかし，日本肥満症治療学会肥満外科治療ガイドライン策定委員会が作成した「日本における高度肥満症に対する安全で卓越した外科治療のためのガイドライン（2013 年版）」によると，肥満外科治療の適応は「18 ～ 65 歳の原発性肥満」とあり，厳密には 66 歳以上の高齢者は適応から外される[62]。一方，日本老年医学会が作成した「高齢者の肥満症診療ガイドライン 2018」には，「減量手術により体重，BMI を是正することで ADL 低下や代謝異常は改善するか？」という CQ に対し，「70 歳までの高齢者では減量手術によって体重，BMI を是正することにより，ADL 低下を改善し，糖尿病，血圧，脂質異常症などを改善することができる（推奨グレード B）」との記載がある[41]。2005 年，Flum らは肥満外科手術が施行された 16,155 例（65 歳以上は 1,517 例）を後ろ向きに解析したところ，術後 30 日，90 日，1 年以内の死亡率は若年者，高齢者でそれぞれ，1.7％ vs. 4.8％，2.3％ vs. 6.9％，3.9％ vs. 11.9％と高齢者で有意に高かったと報告した。年齢以外に，性別（男性），外科医の年間手術症例数が術後死亡率に関与していた[63]。その後 2012 年，Dorman らの 48,378 症例（65 歳以上は 1,994 症例）の解析では，肥満外科術後の合併症，死亡率に若年者と差がなかったと報告されている[64]。2019 年の Nevo らの報告では，自施設で腹腔鏡下スリーブ状胃切除術が施行された症例を 65 歳以上（66 例）と 65 歳未満（65 例）の 2 群に分けて比較した結果，術後 21 ヵ月の超過 BMI 減少率（excess BMI loss：EBMIL，65 歳以上 53.4％ vs. 65 歳未満 77.3％，p < 0.0001）は 65 歳未満に比し効果は少なかったものの，高齢者においても術後肥満関連健康障害は改善され，合併症も若年者と同等であったと報告している[65]。Pechman らは American College of Surgeons-National Surgical Quality Improvement Project database を用いて 2005 ～ 2016 年のにあいだ 70 歳以上で肥満外科手術を受けた 1,498 症例（腹腔鏡下スリーブ状胃切除術［LSG］50.1％，腹腔鏡下ルーワイ胃バイパス術［LRYGB］49.9％）の術後の死亡率と合併症を，70 歳未満で手術を受けた 161,897 症例（LSG：57.7％，LRYGB：42.3％）と比較している。その結果，両手技ともに 70 歳以上では 70 歳未満に比し術後死亡率や全体の合併症発症率は高いものの，術後合併症の内訳をみると手技による違いがあり，特に LSG では急性腎不全，心筋梗塞，深部静脈血栓などの発症率は 70 歳未満と同等と報告している[66]。さらに，2015 ～ 2017 年 の Metabolic and Bariatric Surgery Accreditation and Quality Improvement Program（MBSAQIP）database を用いた 26,557 人（65 歳以上 5.6％）の解析では，術後死亡率，合併症発症率

は高齢者で有意に上昇することが報告されている。死亡率は高齢者 0.3 ％に対して非高齢者は 0.1 ％（オッズ比 3.86，P ＜ 0.001）であったが[67, 68]，その理由のひとつとして，高齢者では併存疾患の多さが影響していた可能性がある。一方，この報告にある高齢者の死亡率は，2005 年の Flum らの報告[63]に比較すると著しく低い。2022 年に発表されたOntario Bariatric Registry 研究では 65 歳未満（22,981人）と 65 歳以上（532 人）では周術期の合併症発症率に差を認めていない[69]。また，高齢者であっても肥満外科手術後，QOL が有意に向上することも報告されており[70]，現在，減量の効果や安全性といった観点だけで，肥満外科手術の年齢上限を 65歳とする科学的根拠は乏しい。肥満外科手術の安全性や効果は，用いられる術式，術者の習熟度，施設

のサポート体制，患者の性別，年齢，併存疾患数，日常生活の自立度などさまざまなことに左右されるため，海外の成績をそのままわが国に当てはめることはできず，わが国におけるエビデンスの創出が望まれる。高齢者では術後のサルコペニア，フレイルの問題もあり，無分別に高齢者の肥満外科手術の適応基準を広げるべきではないが，少なくとも 65 歳以上 70 歳未満の肥満外科手術の適応に関しては，わが国においても継続的に検討すべき課題である。日本肥満症治療学会では「高齢者肥満外科の適用委員会」が設置されており，これまで蓄積された高齢者肥満外科手術症例や今後手術が行われる症例について周術期合併症やその効果を正確に評価し，高齢者の減量・代謝改善手術の基準を再検討することになっている。

4 サルコペニア肥満

　サルコペニア肥満は，サルコペニアと肥満を併発したものであるが，加齢に伴う筋肉量の減少による基礎代謝の減少，および身体活動量の減少は体脂肪の蓄積を来すため，高齢者に多い。内臓脂肪の蓄積は炎症性サイトカインを惹起し，これは筋肉量の減少と相まってインスリン抵抗性をもたらす。炎症性サイトカインやインスリン抵抗性は筋肉の合成抑制，異化亢進につながり，さらなる筋肉量の減少を来す[30]。このように肥満とサルコペニアは相互に関連し，悪循環を形成する。炎症やインスリン抵抗性が高まっていると考えられるサルコペニア肥満では，身体機能低下のみならず，さまざまな代謝異常，心血管疾患，死亡のリスクが上昇すると考えられる。一方で，サルコペニア肥満の定義には定まったものがない。サルコペニアに関しては四肢筋量を用いたものが多いが，他に各地域のワーキンググループの基準や筋力に基づくものがあり，肥満に関しては体脂肪率を用いたものが多いが，ウエスト周囲長や内臓脂肪面積に基づくものなどもあり，閾値も研究により異なる。したがって，メタアナリシスが行いにくく，その結果の解釈にも注意が必要である。また，

アウトカムについてサルコペニア単独，肥満単独群との比較がなされていない報告も多い。

代謝異常と心血管疾患

　サルコペニア肥満ではインスリン抵抗性が亢進していることから，さまざまな代謝異常と関連する。韓国の複数の横断研究において，サルコペニア肥満（四肢筋量と，体脂肪率または内臓脂肪面積で定義）ではメタボリックシンドローム（ウエスト周囲長を改変した NCEP［the National Cholesterol Education Program］基準）が多いことが報告されている[71, 72]。一方，最近の横断的なメタアナリシスではリスク上昇は有意でなかったとされるが，サルコペニア肥満に加え，メタボリックシンドロームの定義もさまざまであるため，解釈には注意を要する[73]。糖尿病に関しては，メタアナリシスにおいて，サルコペニア肥満のあるものは単なる肥満の者にくらべて 2 型糖尿病の有病率が 38 ％高かった[74]。韓国の疫学調査において，サルコペニア肥満（四肢筋量と BMI で定義）では男性でサルコペニア単独や肥満単独より

脂質異常症の有病率が高く[75]，また，四肢筋量とウエスト周囲長で定義したサルコペニア肥満が高血圧に関連したと報告されている[76]。

サルコペニア肥満と心血管疾患の関連に関するエビデンスは限られている。米国での高齢者の観察研究において，握力とウエスト周囲長で定義したサルコペニア肥満では心血管イベント発症が軽度上昇したが，サルコペニアを筋量で定義すると有意な上昇はみられなかった[27]。一方，米国の観察研究ではウエスト周囲長と上腕筋周囲長で定義したサルコペニア肥満では心血管イベント発症の増加を認めなかった[77]。

死 亡

サルコペニア肥満は死亡リスクとも関連する。最近の前向き研究のメタアナリシスでは，サルコペニア肥満では死亡リスクが21％上昇しており，特に入院患者で65％高かった。このリスク上昇はサルコペニアを筋量，筋力，肥満をBMI，ウエスト周囲長，体脂肪率，内臓脂肪面積のいずれで定義しても有意だった[78]。

身体機能低下，転倒・骨折

サルコペニア肥満は身体機能低下や転倒，骨折にも関連する。70歳以上の男性の5年の観察研究では，サルコペニア肥満（四肢筋量と体脂肪率で定義）は肥満単独と比較して，フレイル，手段的ADL低下，および基本的ADL低下のリスク上昇が認められた[79]。日本人の地域在住高齢者の横断研究でも，サルコペニア肥満（改変版アジアのサルコペニア基準と体脂肪率で定義）は下肢筋力・握力，歩行速度低下と関連した[80]。転倒，骨折については，最近のメタアナリシスにおいてサルコペニア肥満ではサルコペニア単独より非椎体骨折のリスクが高く，対照群や肥満単独より転倒のリスクが高かったことが報告されている[81]。

認知機能低下，うつ

サルコペニア肥満と認知機能の関連のエビデンスは乏しいが，米国における40歳以上の地域住民を対象とした横断研究で，サルコペニア肥満では単なる肥満よりも Montreal Cognitive Assessment で評価される認知機能低下のリスクが高かったという報告がある[82]。うつとの関連では，英国の平均年齢65歳の地域住民の縦断研究において，体脂肪率で定義された肥満かつ握力がもっとも低値の群で，うつ症状の発症リスクがもっとも高かった[83]。

治 療

サルコペニア肥満の治療としては，体重の減量とともに運動と蛋白質摂取が重要であり，とくに運動が重要との報告が多くみられる。運動の種類としては，筋力の向上に寄与するレジスタンス運動が重要である。エネルギー制限は減量につながるが，筋肉量の減少を防ぐためには，同時に十分な蛋白質摂取を行う必要があることが介入研究で示されている[84]。

最近のシステマティックレビューでは，運動（おもにレジスタンス運動）は体脂肪の減少に有効であるほか，運動単独または運動と栄養（おもに蛋白質補充）の組合せは握力および歩行速度の向上に寄与することが示されている[85]。また，運動と栄養の組合せは四肢筋量の増加にも寄与した。しかしながら，前述の通りサルコペニア，肥満の定義，介入の内容はかなり試験による差があり，解釈には注意を要する。統一された診断基準の策定が必要である。

第8章の文献

1) Ogden CL, et al. Prevalence of Obesity Among Adults and Youth: United States, 2011-2014. NCHS Data Brief 2015; No.219: 1-8. PMID: 26633046

2) Ng M, et al. Global, regional, and national prevalence of overweight and obesity in children and adults during 1980-2013: A systematic analysis for the Global Burden of Disease Study 2013. Lancet. 2014; 384: 766-781. PMID: 24880830

3) 厚生労働省. 令和元年国民健康・栄養調査結果の概要. 2020. p.18-19. https://www.mhlw.go.jp/content/10900000/000687163.pdf

4) Tarui I, et al. Trends in BMI among elderly Japanese population: findings from 1973 to 2016 Japan National Health and Nutrition Survey. Public Health Nutr. 2020; 23: 1907-1915. PMID: 32513347

5) Zhang X, et al. Anthropometric predictors of coronary heart disease in Chinese women. Int J Obes Relat Metab Disord. 2004; 28: 734-740. PMID: 15052279

6) Park HS, et al. Obesity has a greater impact on cardiovascular mortality in younger men than in older men among non-smoking Koreans. Int J Epidemiol. 2006; 35: 181-187. PMID: 16269549

7) Folsom AR, et al. Associations of general and abdominal obesity with multiple health outcomes in older women: The Iowa Women's Health Study. Arch Intern Med. 2000; 160: 2117-2128. PMID: 10904454

8) Nicklas BJ, et al. Association of visceral adipose tissue with incident myocardial infarction in older men and women: The Health, Aging and Body Composition Study. Am J Epidemiol. 2004; 160: 741-749. PMID: 15466496

9) Schousboe JT, et al.; for the Osteoporotic Fractures in Men (MrOS) Study Research Group. Central Obesity and Visceral Adipose Tissue Are Not Associated With Incident Atherosclerotic Cardiovascular Disease Events in Older Men. J Am Heart Assoc. 2018; 7: e009172. PMID: 30369326

10) Vinluan CM, et al. Comparison of different metabolic syndrome definitions and risks of incident cardiovascular events in the elderly. Metabolism. 2012; 61: 302-309. PMID: 21840552

11) van Herpt TT, et al. The clinical value of metabolic syndrome and risks of cardiometabolic events and mortality in the elderly: the Rotterdam study. Cardiovasc Diabetol. 2016; 15: 69. PMID: 27117940

12) Hashikawa T, et al. Factors associated with radiographic osteoarthritis of the knee among community-dwelling Japanese women: the Hizen-Oshima Study. J Orthop Sci. 2011; 16: 51-55. PMID: 21293895

13) Yuan L, et al. Abdominal obesity, body mass index and the risk of frailty in community-dwelling older adults: a systematic review and meta-analysis. Age Ageing. 2021; 50: 1118-1128. PMID: 33693472

14) Liao Q, et al. Waist circumference is a better predictor of risk for frailty than BMI in the community-dwelling elderly in Beijing. Aging Clin Exp Res. 2018; 30: 1319-1325. PMID: 29589287

15) Schaap LA, et al. Adiposity, muscle mass, and muscle strength in relation to functional decline in older persons. Epidemiol Rev. 2013; 35: 51-65. PMID: 23221972

16) Vincent HK, et al. Obesity and mobility disability in the older adult. Obes Rev. 2010; 11: 568-579. PMID: 20059707

17) Stenholm S, et al. Midlife obesity and risk of frailty in old age during a 22-year follow-up in men and women: The Mini-Finland Follow-up Survey. J Gerontol A Biol Sci Med Sci. 2014; 69: 73-78. PMID: 23640762

18) GR Neri S, et al. Does Obesity Increase the Risk and Severity of Falls in People Aged 60 Years and Older? A Systematic Review and Meta-analysis of Observational Studies. J Gerontol A Biol Sci Med Sci. 2020; 75: 952-960. PMID: 31750880

19) Pedditzi E, et al. The risk of overweight/obesity in mid-life and late life for the development of dementia: a systematic review and meta-analysis of longitudinal studies. Age Ageing. 2016; 45: 14-21. PMID: 26764391

20) Cho GJ, et al. Association Between Waist Circumference and Dementia in Older Persons: A Nationwide Population-Based Study. Obesity (Silver Spring). 2019; 27: 1883-1891. PMID: 31689005

21) Siervo M, et al. Metabolic syndrome and longitudinal changes in cognitive function: A systematic review and meta-analysis. J Alzheimers Dis. 2014; 41: 151-161. PMID: 24577475

22) Power BD, et al. Changes in body mass in later life and incident dementia. Int Psychogeriatr. 2013; 25: 467-478. PMID: 23151427

23) Hughes TF, et al. Association between late-life body mass index and dementia: The Kame Project. Neurology. 2009; 72: 1741-1746. PMID: 19451529

24) Batsis JA, et al. Variation in the prevalence of sarcopenia and sarcopenic obesity in older adults associated with different research definitions: Dual-energy X-ray absorptiometry data from the National Health and Nutrition Examination Survey 1999-2004. J Am Geriatr Soc. 2013; 61: 974-980. PMID: 23647372

25) Prado CM, et al. Sarcopenic obesity: A Critical appraisal of the current evidence. Clin Nutr. 2012; 31: 583-601. PMID: 22809635

26) Denys K, et al. Metabolic syndrome in the elderly: an overview of the evidence. Acta Clin Belg. 2009; 64: 23-34. PMID: 19317238

27) Stephen WC, et al. Sarcopenic-obesity and cardiovascular disease risk in the elderly. J Nutr Health Aging. 2009; 13: 460-466. PMID: 19390754

28) Fukuoka Y, et al. Importance of physical evaluation using skeletal muscle mass index and body fat percentage to prevent sarcopenia in elderly Japanese diabetes patients. J Diabetes Investig. 2019; 10: 322-330. PMID: 30098231

29) Zamboni M, et al. Sarcopenic obesity: A new category of obesity in the elderly. Nutr Metab Cardiovasc Dis. 2008; 18: 388-395. PMID: 18395429

30) Batsis JA, et al. Sarcopenic obesity in older adults: aetiology, epidemiology and treatment strategies. Nat Rev Endocrinol. 2018; 14: 513-537. PMID: 30065268

31) Assuncao N, et al. Metabolic Syndrome and cognitive decline in the elderly: A systematic review. PLoS One. 2018; 13: e0194990. PMID: 29579115

32) Samuel VT, et al. The pathogenesis of insulin resistance: integrating signaling pathways and substrate flux. J Clin Invest. 2016; 126: 12-22. PMID: 26727229

33) Rattarasarn C. Dysregulated lipid storage and its relationship with insulin resistance and cardiovascular risk factors in non-obese Asian patients with type 2 diabetes. Adipocyte. 2018; 7: 71-80. PMID: 29411678

34) Petersen KF, et al. Mitochondrial dysfunction in the elderly:

possible role in insulin resistance. Science. 2003; 300: 1140-1142. PMID: 12750520

35) Yoshimoto S, et al. Enriched metabolites that potentially promote age-associated diseases in subjects with an elderly-type gut microbiota. Gut Microbes. 2021; 13: e1865705. PMID: 33430687

36) Claesson MJ, et al. Gut microbiota composition correlates with diet and health in the elderly. Nature. 2012; 488: 178-184. PMID: 22797518

37) Inglis JE, et al. The Microbiome and Osteosarcopenic Obesity in Older Individuals in Long-Term Care Facilities. Curr Osteoporos Rep. 2015; 13: 358-362. PMID: 26272433

38) Shimatani K, et al. PD-1+ memory phenotype CD4+ T cells expressing C/EBPα underlie T cell immunodepression in senescence and leukemia. Proc Natl Acad Sci U S A. 2009; 106: 15807-15812. PMID: 19805226

39) Shirakawa K, et al. Obesity accelerates T cell senescence in murine visceral adipose tissue. J Clin Invest. 2016; 126: 4626-4639. PMID: 27820698

40) Palaiodimos L, et al. Severe obesity, increasing age and male sex are independently associated with worse in-hospital outcomes, and higher in-hospital mortality, in a cohort of patients with COVID-19 in the Bronx, New York. Metabolism. 2020; 108: 154262. PMID: 32422233

41) 日本老年医学会「高齢者の生活習慣病管理ガイドライン」作成ワーキング. 高齢者肥満症診療ガイドライン2018. 日本老年医学会雑誌. 2018；55：464-538.

42) Hainer V, et al. Obesity paradox does exist. Diabetes Care. 2013; 36 Suppl: S276-S281. PMID: 23882059

43) Standl E, et al. Defending the con side: obesity paradox does not exist. Diabetes Care. 2013; 36 Suppl: S282-S286. PMID: 23882060

44) Volkert D, et al. ESPEN guideline on clinical nutrition and hydration in geriatrics. Clin Nutr. 2019; 38: 10-47. PMID: 30005900

45) Batsis JA, et al. Addressing Obesity in Aging Patients. Med Clin North Am. 2018; 102: 65-85. PMID: 29156188

46) Batsis JA, et al. Weight Loss Interventions in Older Adults with Obesity: A Systematic Review of Randomized Controlled Trials Since 2005. J Am Geriatr Soc. 2017; 65: 257-268. PMID: 27641543

47) Garvey WT, et al. American Association of Clinical Endocrinologists and American College of Endocrinology Comprehensive Clinical Practice Guidelines For Medical Care of Patients with Obesity Endocr Pract. 2016; 22 Suppl: 1-203. PMID: 27219496

48) Mathus-Vliegen EM; on behalf of the Obesity Management Task Force (OMTF) of the European Association for the Study of Obesity (EASO). Prevalence, pathophysiology, health consequences and treatment options of obesity in the elderly: A guideline. Obes Facts. 2012; 5: 460-483. PMID: 22797374

49) Villareal DT, et al. Obesity in older adults: technical review and position statement of the American Society for Nutrition and NAASO, The Obesity Society. Am J Clin Nutr. 2005; 82: 923-934. PMID: 16280421

50) Parr EB, et al. 'Sarcobesity': A metabolic conundrum. Maturitas. 2013; 74: 109-113. PMID: 23201324

51) Jensen MD, et al. 2013 AHA/ACC/TOS guideline for the management of overweight and obesity in adults: A report of the American College of Cardiology/American Heart Association Task Force on Practice Guidelines and The Obesity Society. Circulation. 2014; 129 Suppl: S102-S138.

PMID: 24222017

52) Johnson KC, et al.; for the Look AHEAD Study Group. The Effect of Intentional Weight Loss on Fracture Risk in Persons With Diabetes: Results From the Look AHEAD Randomized Clinical Trial. J Bone Miner Res. 2017; 32: 2278-2287. PMID: 28678345

53) Villareal DT, et al. Weight loss, exercise, or both and physical function in obese older adults. N Engl J Med. 2011; 364: 1218-1229. PMID: 21449785

54) Beavers KM, et al. Effect of Exercise Type During Intentional Weight Loss on Body Composition in Older Adults with Obesity. Obesity (Silver Spring). 2017; 25: 1823-1829. PMID: 29086504

55) Beavers KM, et al. Change in Bone Mineral Density During Weight Loss with Resistance Versus Aerobic Exercise Training in Older Adults. J Gerontol A Biol Sci Med Sci. 2017; 72: 1582-1585. PMID: 28379325

56) Villareal DT, et al. Aerobic or Resistance Exercise, or Both, in Dieting Obese Older Adults. N Engl J Med. 2017; 376: 1943-1955. PMID: 28514618

57) Coffey VG, et al. Concurrent exercise training: do opposites distract? J Physiol. 2017; 595: 2883-2896. PMID: 27506998

58) Villareal DT, et al. Exercise Type in Dieting Obese Older Adults. N Engl J Med. 2017; 377: 599-600. PMID: 28792874

59) Marso SP, et al.; for the LEADER Steering Committee. Liraglutide and Cardiovascular Outcomes in Type 2 Diabetes. N Engl J Med. 2016; 375: 311-322. PMID: 27295427

60) Marso SP, et al.; for the SUSTAIN-6 Investigators. Semaglutide and Cardiovascular Outcomes in Patients with Type 2 Diabetes. N Engl J Med. 2016; 375: 1834-1844. PMID: 27633186

61) Perna S, et al. Liraglutide and obesity in elderly: efficacy in fat loss and safety in order to prevent sarcopenia. A perspective case series study. Aging Clin Exp Res. 2016; 28: 1251-1257. PMID: 26749118

62) 日本肥満症治療学会肥満外科治療ガイドライン策定委員会. 日本における高度肥満症に対する安全で卓越した外科治療のためのガイドライン（2013年版）. http://plaza.umin.ne.jp/~jsto/gakujyutsu/updata/surgery_guideline_2013.pdf

63) Flum DR, et al. Early mortality among Medicare beneficiaries undergoing bariatric surgical procedures. JAMA. 2005; 294: 1903-1908. PMID: 16234496

64) Dorman RB, et al. Bariatric surgery outcomes in the elderly: an ACS NSQIP study. J Gastrointest Surg. 2012; 16: 35-44. PMID: 22038414

65) Nevo N, et al. Sleeve Gastrectomy in the Elderly. Obes Facts. 2019; 12: 502-508. PMID: 31610540

66) Pechman DM, et al. Bariatric surgery in the elderly: outcomes analysis of patients over 70 using the ACS-NSQIP database. Surg Obes Relat Dis. 2019; 15: 1923-1932. PMID: 31611184

67) Edwards MA, et al. Exploring perioperative outcomes in metabolic and bariatric surgery amongst the elderly: an analysis of the 2015-2017 MBSAQIP database. Surg Obes Relat Dis. 2021; 17: 1096-1106. PMID: 33785272

68) Welbourn R. Comment on: Exploring perioperative outcomes in metabolic and bariatric surgery amongst the elderly: an analysis of the 2015-2017 MBSAQIP database. Surg Obes Relat Dis. 2021; 17: 1106-1107. PMID: 33933359

69) Iranmanesh P, et al. Outcomes of bariatric surgery in elderly patients: a registry-based cohort study with 3-year follow-up. Int J Obes (Lond). 2022; 46: 574-580. PMID: 34837011

70) Chouillard E, et al. Changing the quality of life in old age

bariatric patients. Cross-sectional study for 79 old age patients. Int J Surg. 2018; 54: 236-241. PMID: 29730076

71) Kim TN, et al. Prevalence of sarcopenia and sarcopenic obesity in Korean adults: the Korean sarcopenic obesity study. Int J Obes (Lond). 2009; 33: 885-892. PMID: 19564878

72) Lim S, et al. Sarcopenic obesity: prevalence and association with metabolic syndrome in the Korean Longitudinal Study on Health and Aging (KLoSHA). Diabetes Care. 2010; 33: 1652-1654. PMID: 20460442

73) Khadra D, et al. Association Between Sarcopenic Obesity and Metabolic Syndrome in Adults: A Systematic Review and Meta-Analysis. Curr Cardiol Rev. 2020; 16: 153-162. PMID: 32056530

74) Khadra D, et al. Association between sarcopenic obesity and higher risk of type 2 diabetes in adults: A systematic review and meta-analysis. World J Diabetes. 2019; 10: 311-323. PMID: 31139318

75) Baek SJ, et al. Sarcopenia and sarcopenic obesity and their association with dyslipidemia in Korean elderly men: the 2008-2010 Korea National Health and Nutrition Examination Survey. J Endocrinol Invest. 2014; 37: 247-260. PMID: 24615361

76) Park SH, et al. Sarcopenic obesity as an independent risk factor of hypertension. J Am Soc Hypertens. 2013; 7: 420-425. PMID: 23910010

77) Atkins JL, et al. Sarcopenic obesity and risk of cardiovascular disease and mortality: A population-based cohort study of older men. J Am Geriatr Soc. 2014; 62: 253-260. PMID: 24428349

78) Zhang X, et al. Association of sarcopenic obesity with the risk of all-cause mortality among adults over a broad range of different settings: a updated meta-analysis. BMC Geriatr. 2019; 19: 183. PMID: 31269909

79) Hirani V, et al. Longitudinal associations between body composition, sarcopenic obesity and outcomes of frailty, disability, institutionalisation and mortality in community-dwelling older men: The Concord Health and Ageing in Men Project. Age Ageing. 2017; 46: 413-420. PMID: 27932368

80) Kera T, et al. Differences in body composition and physical function related to pure sarcopenia and sarcopenic obesity: A study of community-dwelling older adults in Japan. Geriatr Gerontol Int. 2017; 17: 2602-2609. PMID: 28657168

81) Gandham A, et al. Falls, fractures, and areal bone mineral density in older adults with sarcopenic obesity: A systematic review and meta-analysis. Obes Rev. 2021; 22: e13187. PMID: 33491333

82) Tolea MI, et al. Sarcopenic obesity and cognitive performance. Clin Interv Aging. 2018; 13: 1111-1119. PMID: 29922049

83) Hamer M, et al. Sarcopenic obesity and risk of new onset depressive symptoms in older adults: English Longitudinal Study of Ageing. Int J Obes (Lond). 2015; 39: 1717-1720. PMID: 26122029

84) Muscariello E, et al. Dietary protein intake in sarcopenic obese older women. Clin Interv Aging. 2016; 11: 133-140. PMID: 26917955

85) Yin YH, et al. Effectiveness of non-pharmacological interventions on the management of sarcopenic obesity: A systematic review and meta-analysis. Exp Gerontol. 2020; 135: 110937. PMID: 32240820

第9章 肥満症に合併する疾患の疫学・成因・予防・治療

1 肥満症の診断に必要な健康障害

1 耐糖能障害（2型糖尿病・耐糖能異常など）

Statement

1. 肥満，特に内臓脂肪型肥満は，糖尿病の発症と病態の進展，さらに合併症を助長する因子である。　Level I

2. 境界型への食事療法および運動療法による生活介入は，薬物介入と同等かそれ以上に糖尿病の発症リスクを低下させる。　Grade A　Level I

3. 肥満糖尿病患者では，第一に食事療法と運動療法による減量を図る。それでも血糖コントロールが不十分な場合は，薬物療法を開始するが，体重を増加させないよう生活習慣への介入，治療薬の選択，低血糖への配慮を行う。　Grade B　Level III

 ・スルホニル尿素薬とインスリンの使用は必要最小限にとどめる。　Grade C　Level III
 ・GLP-1 受容体作動薬および SGLT2 阻害薬は減量が期待できるため，肥満糖尿病患者にはよい適応である。　Grade B　Level II

4. 高度肥満の糖尿病患者では，内科治療以上に肥満外科療法が有効である。　Grade B　Level I

耐糖能異常・糖尿病と肥満との関係

肥満，特に内臓脂肪型肥満は，インスリン抵抗性を背景に糖代謝を悪化させ，高血圧，脂質異常症の合併リスクを高め，メタボリックシンドロームの原因となる。また，メタボリックシンドロームでは，非メタボリックシンドロームにくらべて2型糖尿病の発症リスクが3～6倍上昇する[1]。日本人成人では，軽度の肥満から，耐糖能異常（impaired glucose tolerance: IGT）などの代謝異常のリスクが高まることが知られている[2]。米国で行われた Diabetes Prevention Program（DPP）では，耐糖能異常を示す症例に食事および身体活動度に関する生活指導の強化を行い7％減量すると，プラセボ投与＋従来生活群と比較し約3年後の糖尿病への移行リスクを58％減少させることができた[3]。

糖尿病患者において，肥満は高血圧や脂質異常症とともに心血管疾患の発症・進展のリスクを高め，減量は血糖コントロール，インスリン抵抗性，高血圧，脂質異常症を改善する[4,5]。しかしながら，Look AHEAD 試験では，9.6年間の生活習慣への介入強化により，高い減量効果が示されたものの心血管イベントの有意な発症抑制効果は認められなかった[6]。このため，薬物療法や外科的治療を含めた包括的な治療が必要である。

診断基準と検査[7,8]

血糖値について，空腹時血糖（FPG）< 110 mg/dL かつ 75 g 経口ブドウ糖負荷試験（75g OGTT）2 時間値 < 140 mg/dL を「正常型」と判定する。そして，①空腹時血糖 ≧126 mg/dL，② 75g OGTT 2 時間値 ≧200 mg/dL，③随時血糖値 ≧200 mg/dL，④ HbA1c ≧ 6.5 % のいずれかの場合を「糖尿病型」と判定する。糖尿病の診断は，A）異なる日に行った検査で血糖値が2回以上糖尿病型，B）血糖値と

図9-1 血糖コントロール目標

65歳以上の高齢者については「高齢者糖尿病の血糖コントロール目標」を参照

目　標	コントロール目標値 [注4]		
	血糖正常化を[注1]目指す際の目標	合併症予防[注2]のための**目標**	治療強化が[注3]困難な際の目標
HbA1c (%)	6.0未満	**7.0未満**	8.0未満

治療目標は年齢，罹病期間，臓器障害，低血糖の危険性，サポート体制などを考慮して個別に設定する。

注1）適切な食事療法や運動療法だけで達成可能な場合，または薬物療法中でも低血糖などの副作用なく達成可能な場合の目標とする。
注2）合併症予防の観点からHbA1cの目標値を7%未満とする。対応する血糖値としては，空腹時血糖値130mg/dL未満，食後2時間血糖値180mg/dL未満をおおよその目安とする。
注3）低血糖などの副作用，その他の理由で治療の強化が難しい場合の目標とする。
注4）いずれも成人に対しての目標値であり，妊娠例は除くものとする。

日本糖尿病学会編・著. 糖尿病治療ガイド2022-2023. 文光堂, 2022 [8] より

HbA1c のいずれでも 1 回は糖尿病型，C）糖尿病型の血糖値および糖尿病の典型的症状（口渇，多飲，多尿，体重減少），D）糖尿病型の血糖値および糖尿病網膜症が認められる場合，のいずれかに該当する必要がある。正常型と糖尿病型のいずれにも属さない場合を「境界型」と判定する。WHO 分類ではさらに空腹時血糖のみが高値の群を空腹時血糖異常（impaired fasting glucose: IFG）に，140 mg/dL ≦ 75g OGTT 2 時間値 < 200 mg/dL の群を IGT に分ける。

インスリン抵抗性の病態評価として，早朝空腹時の血中インスリン値（FIRI）≧ 15 μU/mL，HOMA-IR（FIRI × FPG/405）で評価する。HOMA-IR は 1.6 以下を正常とし，2.5 以上の場合にインスリン抵抗性が存在すると考えられる。インスリン分泌能の指標として 75g OGTT での 0 分から 30 分のインスリン増加量と血糖値増加量の比であるインスリン分泌指数（insulinogenic index）が用いられる。糖尿病患者では多くの場合この値が 0.4 以下となり，境界型でも 0.4 以下のものは糖尿病への進展率が高い。

糖尿病治療の目標

糖尿病治療の目的は，高血糖に起因する代謝異常を改善することに加え，糖尿病に特徴的な合併症，および糖尿病に起こりやすい併発症の発症・増悪を防ぎ，健康人と変わらない生活の質を保ち，健康人と変わらない寿命を全うすることにある [8]。

1）血糖コントロール [8]

網膜症や腎症などの細小血管症の発症予防や進展の抑制には，低血糖を起こさず，HbA1c < 7%を目指す（図9-1）。また，適切な食事療法や運動療法だけで達成可能な場合，あるいは薬物療法でも低血糖などの副作用なく達成可能な場合は 6.0%未満を目指す。低血糖などの副作用，その他の理由で治療の強化が難しい場合は 8.0%未満を目標とする。ただし，65 歳以上の高齢者では，認知機能，ADL，および併存症により患者の健康状態を分類し，さらにインスリン製剤やスルホニル尿素（SU）薬，グリニド薬などの使用による重症低血糖のリスクを考慮して目標とする HbA1c を設定する [9]。

2）体重管理

目標体重は年齢や合併症に応じて設定する。65 歳未満では（身長 [m]）^{2} × 22 kg，高齢者（65 歳以上）では（身長 [m]）^{2} × 22 〜 25 kg とする。

75 歳以上の後期高齢者では現体重に基づき，フレイル，ADL，併存症，体組成，代謝状態などの評価をふまえ，目標体重を適宜判断する。肥満者で減量が必要な場合は，目標体重を目指さなくとも，耐糖能や血清脂質値，血圧の改善が期待される現体重の 3%の減量を目指す。

3）血圧・脂質管理

診察室血圧は 130/80 mmHg 未満を，家庭血圧では 125/75 mmHg を目指す [10]。75 歳以上の高齢者

では，140/90 mmHg 未満を目指し，忍容性があれば個別に判断して 130/80 mmHg 未満を目指す。微量アルブミン尿や蛋白尿がある場合には，ACE 阻害薬または ARB を第一選択とする。

血清脂質は，LDL-C ＜120 mg/dL，HDL-C ≧40 mg/dL，空腹時トリグリセライド＜150 mg/dL を目指す[11]。冠動脈疾患がある場合は LDL-C ＜100 mg/dL，より冠動脈疾患の再発リスクが高いと考えられる場合は 70 mg/dL 未満を考慮する。

45 ～ 69 歳で高血圧か脂質異常症のある 2 型糖尿病を対象とした無作為化比較試験 J-DOIT3 では，従来のガイドラインに基づく治療（HbA1c ＜ 6.9 %，血圧＜130/80 mmHg，LDL-C ＜120 mg/dL）よりも，厳格な管理（HbA1c ＜6.2 %，血圧＜120/75 mmHg，LDL-C ＜80 mg/dL）を目指した場合，心筋梗塞，脳卒中，血行再建の複合エンドポイントに減少傾向（P ＝ 0.094）を認め，脳血管イベント，腎症，網膜症はそれぞれ 58%，32%，14% 抑制された[12]。

食事療法・運動療法[8, 9]

肥満を伴う糖尿病では，食事療法および運動療法により生活習慣を積極的に改善し，減量に努めることが重要である。高齢糖尿病者の場合も，減量により健康障害の改善が期待される肥満症は，食事療法・運動療法の介入対象となる。

1) 食事療法

食事療法では，適切なエネルギー摂取量と栄養素のバランスを取ることが重要である。エネルギー摂取量は性，年齢，肥満度，身体活動量，病態，患者のアドヒアランスなどを考慮して，目標体重と身体活動度を反映するエネルギー係数から算出し，体重変化を評価しながら適正体重の個別化を図る。エネルギー摂取量＝目標体重×エネルギー係数で，エネルギー係数の目安は，軽い労作が 25 ～ 30 kcal/kg 目標体重，普通の労作が 30 ～ 35 kcal/kg 目標体重，重い労作が 35 ～ kcal/kg 目標体重である。

栄養素の組成は，指示エネルギーの 40 ～ 60% を炭水化物で摂取し，蛋白質は 20% まで，残りを脂質とする。顕性アルブミン尿（≧300 mg/gCr）や持続性蛋白尿があれば，蛋白制限（0.8 ～ 1.0 g/kg 目標体重）を考慮してもよい。高齢者では，フレイル予防のため，重度の腎機能障害がなければ，十分なエネルギーと蛋白質の摂取が望ましい。

2) 運動療法

運動療法は急性効果として血糖値が低下し，慢性効果としてインスリン抵抗性が改善する。エネルギー摂取量と消費量のバランスが改善され，減量効果がある。高血圧や脂質異常症の改善にも有効である。有酸素運動とレジスタンス運動はともに血糖コントロールに有効であり，その併用ではさらに効果がある。両者の特徴を兼ね備えた水中歩行は，膝にかかる負担が少なく，肥満糖尿病患者に安全かつ有効である。有酸素運動は中強度（目安として 50 歳未満で心拍数 100 ～ 120 拍/分，50 歳以上で 100 拍/分未満）で週に 150 分以上，回数は週 3 回以上で 2 日以上空けないよう行い，レジスタンス運動は連続しない日程で週 2 ～ 3 回が勧められる。

薬物療法

食事療法，運動療法の実施下で代謝コントロールが不十分な場合，薬物療法を開始する。糖尿病治療薬は作用機序の点からインスリン分泌非促進系，インスリン分泌促進系，インスリン製剤に大別される（表 9-1）[8]。インスリン分泌促進系はさらに血糖依存性と非依存性に分けられる。

肥満 2 型糖尿病ではインスリン抵抗性がその主病態を成すことが多く，ビグアナイド薬が体重増加を起こしにくく，心血管疾患の予防にも有効であったとする報告がある[13]。しかし，メタアナリシスの結果からは，必ずしも心血管疾患の予防効果が示されず，年齢，腎機能，その他の臓器障害を考え使用すべきである[14]。また，インスリン抵抗性を改善するチアゾリジン薬は，体液貯留作用に加え，脂肪細胞の分化を促進し脂肪を蓄積しやすくするため体重増加を来しやすく，注意を要する。

SGLT2 阻害薬は体重低下が期待され，肥満糖尿病患者はよい適応と考えらえる。また，RCT のメタアナリシスから SGLT2 阻害薬はプラセボや DPP-4

阻害薬と比較して，全死亡や心血管死を有意に減少させた[15]。

インスリン製剤および血糖非依存性インスリン分泌促進系のSU薬とグリニド薬は，体重増加を来しやすく，食事療法および運動療法の遵守が求められる。血糖依存性インスリン分泌促進薬であるDPP-4阻害薬は，血糖コントロール改善に際して体重にはあまり影響を与えない。また，GLP-1受容体作動薬は，食欲抑制作用や消化管運動抑制作用があり，体重の低下作用が認められる。GLP-1受容体作動薬の心血管イベントをエンドポイントとした大規模臨床試験のメタアナリシスでは，GLP-1受容体作動薬は全死亡，心血管死を有意に減少させた[16]。また，基礎インスリン製剤とGLP-1受容体作動薬の配合注射薬は，低血糖および体重増加を抑えながら血糖コントロールを改善することが期待できる。

肥満外科手術

肥満外科手術は目的に応じ，減量を主目的とした減量手術（bariatric surgery）と，糖尿病を含む併発症の改善・治療を目指す減量・代謝改善手術（metabolic surgery）にカテゴリー化される。海外において肥満外科手術として，おもに調節性胃バンディング術，腹腔鏡下スリーブ状胃切除術，ルーワイ胃バイパス術が行われている。いずれの術式も内科的治療と比較して，体重減少効果，糖尿病改善効果，糖尿病治療薬の減少効果[17-19]，さらに糖尿病網膜症の発症予防[20]においても優れていることが報告されている。最長15年間の前向きコホートSwedish Obesity Subjects Studyでは，外科的手術は内科的治療とくらべ有意な糖尿病発症の抑制や，糖尿病の寛解とともに，細小血管症について約40％の発症抑制効果が示された[21]。また11の無作為化比較試験のメタアナリシスの結果から，肥満外科手術の血糖

COLUMN | 脂肪萎縮症

脂肪萎縮症は，摂取エネルギー量と無関係に脂肪組織が萎縮し，脂肪組織の減少・消失に伴って重度のインスリン抵抗性，糖尿病，高トリグリセライド血症，脂肪肝などさまざまな代謝異常を合併する疾患群のことをいう[1]。脂肪萎縮症においてみられる代謝異常の多くは肥満症に合併する代謝異常と酷似していることから，正常な機能を有する脂肪組織が適切な量で存在することが，代謝異常の発症阻止に重要であると理解される。脂肪萎縮症では，1）脂肪組織のエネルギー貯蔵庫としての機能の低下と，2）レプチンなどのアディポサイトカインの分泌低下，の2つの機序により，異所性脂肪蓄積やインスリン抵抗性，食欲亢進，性腺機能低下などを発症すると考えられている[1]。

脂肪萎縮症の診療では，まず脂肪萎縮以外の身体的徴候の有無で早老症候群や自己炎症症候群に伴う脂肪萎縮症を診断する。これらを認めない場合は，発症時期や家族歴，既往歴などにより先天性か後天性か，また，脂肪萎縮の分布によって全身性，部分性，限局性のいずれであるかを診断する[1]。全身性脂肪萎縮症の診断においては，2021年に保険収載された，ELISA法による血中レプチン濃度測定が補助手段として有用である[1]。

脂肪萎縮症の治療は，A）脂肪萎縮回復のための治療と，B）脂肪萎縮に起因する代謝異常に対する治療に大別される[1]。Aについては形成外科的治療や脂肪組織由来幹細胞を用いた治療を目指した研究が行われているが，効果や安全性のエビデンスは十分ではない。代謝異常に対しては，食事療法，運動療法，薬物療法が行われる[1]。食事・運動療法の効果が不十分な場合は，薬物療法として2013年に本邦で世界に先駆けて承認されたレプチンアナログ（メトレレプチン）が使用可能であり[1]，効果と安全性が示されている[2]。

体脂肪の過剰な蓄積を主徴とする肥満症と，脂肪組織の萎縮を主徴とする脂肪萎縮症は，正反対ともいえる外見上の所見を呈する一方で，合併する代謝異常の病態は極めて類似しており，いずれも脂肪細胞機能異常に起因すると考えられていることから，脂肪萎縮症研究のさらなる進歩は，肥満症の病態理解にも貢献するものと期待される。

文献
1) Tanaka T, et al. Practice guideline for lipodystrophy syndromes-clinically important diseases of the Japan Endocrine Society (JES). Endocr J. 2021; 68: 1027-1042. PMID: 34373417
2) Ebihara K, et al. Efficacy and safety of leptin-replacement therapy and possible mechanisms of leptin actions in patients with generalized lipodystrophy. J Clin Endocrinol Metab. 2007; 92: 532-541. PMID: 17118991

表9-1　2型糖尿病の血糖降下薬の特徴

機序		種類	おもな作用	単独投与による低血糖のリスク	体重への影響	
インスリン分泌非促進系		α-グルコシダーゼ阻害薬（α-GI）	腸管での炭水化物の吸収分解遅延による食後血糖上昇の抑制	低	なし	
		SGLT2阻害薬	腎臓でのブドウ糖再吸収阻害による尿中ブドウ糖排泄促進	低	減少	
		チアゾリジン薬	骨格筋・肝臓でのインスリン抵抗性改善	低	増加	
		ビグアナイド薬	肝臓での糖産生抑制	低	なし	
インスリン分泌促進系	血糖依存性	イメグリミン	血糖依存性インスリン分泌促進インスリン抵抗性改善作用	低	なし	
		DPP-4阻害薬	GLP-1とGIPの分解抑制による血糖依存性のインスリン分泌促進とグルカゴン分泌抑制	低	なし	
		GLP-1受容体作動薬	DPP-4阻害薬による分解を受けずにGLP-1作用増強により血糖依存性のインスリン分泌促進とグルカゴン分泌抑制	低	減少	
	血糖非依存性	スルホニル尿素（SU）薬	インスリン分泌の促進	高	増加	
		速効型インスリン分泌促進薬（グリニド薬）	より速やかなインスリン分泌の促進・食後高血糖の改善	中	増加	
製剤	インスリン	①基礎インスリン製剤（持効型溶解インスリン製剤, 中間型インスリン製剤）②追加インスリン製剤（超速効型インスリン製剤, 速効型インスリン製剤）③超速効型あるいは速効型と中間型を混合した混合型インスリン製剤④超速効型と持効型溶解の配合溶解インスリン製剤	超速効型や速効型インスリン製剤は, 食後高血糖を改善し, 持効型溶解や中間型インスリン製剤は空腹時抗血糖を改善する	高	増加	

食事, 運動などの生活習慣改善と1種類の薬剤の組み合わせで効果が得られない場合, 2種類以上の薬剤の併用を考慮する。
作用機序の異なる薬剤の組み合わせは有効と考えられるが, 一部の薬剤では有効性および安全性が確立していない組み合わせもある。詳細は各薬剤の添付文書を参照のこと。

改善効果や糖尿病の寛解率は, BMI＜35であっても35以上の場合と同様であることが示されている[22]。

　日本において, 2014年より腹腔鏡下スリーブ状胃切除術が保険適用となり, 6ヵ月以上の内科的治療で効果不十分なBMI≧35の肥満者で, 2型糖尿病, 高血圧, 脂質異常症, または睡眠時無呼吸症候群のいずれか1つを有する場合に適応がある。2022年の

保険改定以降, 併発症への治療として, BMI 32.0～34.9の場合であっても, HbA1c≧8.0%の糖尿病, 収縮期血圧≧160 mmHgの高血圧, LDL-C≧140 mg/dLまたはnon-HDL-C≧170 mg/dLの脂質異常症, 無呼吸低呼吸指数（AHI）≧30の睡眠時無呼吸症候群のうち2つ以上を合併している者も対象となった。

　日本人の肥満2型糖尿病患者に対する減量・代謝

おもな副作用	禁忌・適応外	使用上の注意	おもなエビデンス
胃腸障害，放屁，肝障害	経口糖尿病薬に共通する禁忌例*	①低血糖時にはブドウ糖などの単糖類で対処する。 ②1型糖尿病患者において，インスリンとの併用可能	
性器，尿路感染症，脱水，皮疹，ケトーシス	経口糖尿病薬に共通する禁忌例*	①1型糖尿病患者において，一部の製剤はインスリンとの併用可能 ②eGFR 30未満の重度腎機能障害の患者では，血糖降下作用は期待できない	①心・腎の保護効果がある ②心不全の抑制効果がある
浮腫，心不全	心不全例，心不全既往例，膀胱がん治療中の例，1型糖尿病例，経口糖尿病薬に共通する禁忌例*	①体液貯留作用と脂肪細胞の分化を促進する作用があり，体重増加や浮腫を認める ②閉経後の女性では骨折のリスクが高まる	HDL-Cを上昇させ，トリグリセライドを低下させる効果がある
胃腸障害，乳酸アシドーシス，ビタミンB$_{12}$低下	透析例，eGFR 30 mL/分/1.73 m^{2}未満例，乳酸アシドーシス既往例，大量飲酒例，1型糖尿病例，経口糖尿病薬に共通する禁忌例*	①eGFRごとのメトホルミン最高用量の目安（30≦eGFR<45；750 mg，45≦eGFR<60；1,500 mg） ②eGFR 30〜60の患者では，ヨード造影剤検査の前あるいは造影時にメトホルミンを中止する。ヨード造影剤投与後48時間はメトホルミンを再開せず，腎機能の悪化が懸念される場合にはeGFRを測定し腎機能を評価した後に再開する	肥満2型糖尿病患者に対する大血管症抑制効果がある
胃腸障害	経口糖尿病薬に共通する禁忌例*	①eGFR<45の患者には推奨されない ②メトホルミンとの併用で消化器症状の頻度増加	
SU薬との併用で低血糖増強，胃腸障害，皮膚障害，類天疱瘡	1型糖尿病例 経口糖尿病薬に共通する禁忌例*	①SU薬やインスリンとの併用は，低血糖の発症頻度を増加させる可能性があるため，SU薬やインスリンの減量を考慮する	
胃腸障害，注射部位反応（発赤，皮疹など）	1型糖尿病例 経口糖尿病薬に共通する禁忌例*	①SU薬やインスリンとの併用は，低血糖の発症頻度を増加させる可能性があるため，SU薬やインスリンの減量を考慮する	心・腎の保護効果がある
肝障害	1型糖尿病例 経口糖尿病薬に共通する禁忌例*	①高齢者では低血糖のリスクが高いため少量から投与開始する ②腎機能や肝機能障害の進行した患者では低血糖の危険性が増大する	
肝障害	1型糖尿病例 経口糖尿病薬に共通する禁忌例*	①SU薬とは併用しない	
注射部位反応（発赤，皮疹，浮腫，皮下結節など）	当該薬剤に対する過敏症の既往例	①超速効型インスリン製剤は，食直前に投与 ②速効型インスリン製剤は，食前30分前に投与	

＊経口糖尿病薬に共通する禁忌例：
重症ケトーシス例，意識障害例，重症感染症例，手術前後の例，重篤な外傷例，重度な肝機能障害例，妊婦または妊娠している可能性のある例，当該薬剤に対する過敏症の既往例

日本糖尿病学会編・著．糖尿病治療ガイド2022-2023．文光堂，2022[8]より

改善手術の適応基準については，日本肥満症治療学会・日本糖尿病学会・日本肥満学会の3学会合同委員会よりコンセンサスステートメントが作成され，糖尿病の治療の選択肢に外科療法が加えられた[23]。受診時にBMI≧35の2型糖尿病で，糖尿病専門医や肥満症専門医による6ヵ月以上の治療でもBMI≧35が継続する場合には，血糖コントロールの如何に関わらず減量・代謝改善手術が治療選択肢として推奨されている。また，受診時にBMI≧32の2型糖尿病では，糖尿病専門医や肥満症専門医による治療で，6ヵ月以内に5%以上の体重減少が得られないか，得られても血糖コントロールが不良（HbA1c≧8.0%）な場合には，減量・代謝改善手術を治療選択肢として検討することが提案されている。

② 脂質異常症

Statement

1. 肥満（内臓脂肪蓄積）に伴いトリグリセライドは上昇，HDL-C は低下する。 　Level〉I

2. 減量治療は脂質異常症を改善する。 　Grade〉B 　Level〉I

肥満症の合併症としての脂質異常症の特徴

国内外の疫学研究から，BMI が増加するほどトリグリセライド（TG）は増加し，HDL-C は低下し，一方で，血清総コレステロール（TC）および LDL-C とは弱い相関のみであることが示されている[24, 25]。すなわち，肥満に起因する脂質異常症は高 TG 血症と低 HDL-C 血症が特徴である。これらは内臓脂肪蓄積やインスリン抵抗性により肝臓から過剰にリポ蛋白が産生され，リポ蛋白を代謝するリポ蛋白リパーゼなどの酵素作用が減弱し，TG を多く含むリポ蛋白の代謝が遅延することによる。また，量的異常とともに質的異常も伴い，レムナント，酸化 LDL，small dense LDL などの動脈硬化惹起性リポ蛋白が増加し，食後高脂血症が起きやすい。わが国の疫学成績では，非空腹時 TG 高値による冠動脈疾患発症リスク上昇を認めており，非空腹時 TG ≧ 115 mg/dL からリスクが高くなり，166 mg/dL 以上ではリスクが 3 倍以上となる[26]。

肥満症の合併症としての脂質異常症の治療のポイント

脂質異常症における治療の基本は生活習慣指導であり，総エネルギー摂取量を減らし身体活動量を増やして標準体重の維持を目指す。体重目標値をただちに BMI < 25 に設定すべきではなく，3 ～ 6 ヵ月間で体重やウエスト周囲長の 3% 減を目標とし，その達成を継続的に維持することが推奨される[11]。わが国におけるメタボリックシンドロームを対象にし

た積極的保健指導プログラムの成績報告から，3% 以上の体重減少で，高 TG 血症，低 HDL-C 血症改善が明らかとなった[25]。また，わが国における肥満患者を対象とした減量治療の成績報告から，3 ヵ月間で 3% 以上の体重減少による酸化 LDL の改善[27]や 1 年で 5% 以上の体重減少による small dense LDL の改善も報告されている[28]。肥満に起因する脂質異常は，減量治療により早期から改善することが見込まれ，これら早期からの効果発現は肥満症患者が治療を継続する動機づけになる。長期的な効果についても研究間の差異はあるが，長期の体重やウエスト周囲長の減少とともに HDL-C は上昇し，LDL-C，TG は低下する[29-32]。長期ではプログラム遵守率などによる影響が強くなる傾向にあり[29-32]，治療へのアドヒアランスを高めることが重要である。

肥満症に合併する一般的な脂質異常症の治療は日本動脈硬化学会による動脈硬化性疾患予防ガイドライン 2022 版に基づいて行うことが妥当である[11]。

1）食事療法

適正な総エネルギー摂取量のもとで脂肪エネルギー比率を制限することは血清脂質の改善に有効である。糖質の過剰摂取はインスリン分泌を促進し，インスリンはブドウ糖から TG の合成を増やすことで脂肪が蓄積される。肥満に合併した脂質異常症に対する適切なエネルギー配分について統一見解はないが，従来からの脂肪エネルギー比率 20 ～ 25%，糖質 50 ～ 60% が推奨される[11]。血中 LDL-C 低下には脂肪エネルギー比率の制限が有効であり，高 TG，低 HDL-C 血症では糖質の比率をやや低めに設定することが推奨される。野菜，果物，海藻類，大豆の摂取量を増やすことが推奨されるが，過剰摂取には留意が必要である[11]。適正な総エネルギー摂取量のもとで飽和脂肪酸・トランス脂肪酸の減少，また飽和脂肪酸の多価／一価不飽和脂肪酸への置換は冠動脈疾患発症予防に有効である[11]。ただし，飽和脂肪酸摂取の極度な制限は，脳内出血発症と関連する可能性がある。n-3 系多価不飽和脂肪酸の摂取量増加には，TG 低下や冠動脈疾患発症の抑制が期待できる[11]。総じて，日本食パターンの食事（The Japan Diet: 肉の脂身や動物脂を控え，大豆，魚，野

菜，海藻，きのこ，果物を取り合わせ，雑穀や未精製穀類を取り入れる食べ方）は，動脈硬化性疾患予防が期待される[33]。また，食事療法にフォーミュラ食を取り入れることで，TG 値および HDL-C 値の改善が促進されるとの報告がある[34]。

2) 運動療法

運動療法には有酸素運動とレジスタンス運動があり，脂質代謝改善には有酸素運動が有効である[35-43]。日本人を対象とした系統的レビューにて，もっともよく観察される運動効果は HDL-C の増加[35-41,44]であり，無作為化比較試験を対象としたメタアナリシスでも有酸素運動による HDL-C 増加が報告されている[40]。運動内容として，中強度以上の有酸素運動（通常速度のウォーキングに相当）を 1 日合計 30 分以上を週 3 日以上（可能であれば毎日），または週に 150 分以上実施が推奨される[11]。また，できるだけ座ったままの生活を避けること（こまめに歩くなど）が推奨される[11]。座位行動の問題点については第 5 章「運動療法」p.58 参照。筋肉量が低下している高齢者の場合，軽度のレジスタンス運動を併用することも有用である[44]。慣れない運動や激しい運動には，骨関節疾患や心筋梗塞などのリスクもあるため個人の身体活動状況に応じた運動の選択が必要である。

3) 薬物療法

生活習慣改善のみでは脂質管理が不十分な場合，絶対リスクに応じて脂質異常症を是正する薬物療法を考慮する[11]。高 LDL-C 血症治療薬としてはスタチンが推奨される。低 HDL-C 血症を伴う高 TG 血症は，リスクの重みに応じてフィブラート系薬や高純度 EPA 製剤[45]などの薬物療法を考慮する。薬物療法開始後は薬物の効果とともに副作用を調べる必要がある。一般的に最初の 3 ヵ月間は毎月，その後は少なくとも 3 ヵ月ごとの検査が望まれる[11]。

4) 禁煙指導

喫煙は HDL-C の低下，TG の上昇を伴い，他の動脈硬化の危険因子と相乗的に作用する[11]。動脈硬化性疾患予防の観点から，すべての年齢層に対して禁煙を勧めるべきである。

3 高 血 圧

Statement

肥満症では高血圧合併率が高く，肥満を伴う高血圧症では，食事療法や運動療法による 3%以上の減量で有意な降圧効果が期待できる。

Grade ▶ B　Level ▶ III

肥満と高血圧

肥満症において合併率の高い疾患のひとつが高血圧である[10]。高血圧は心血管病の代表的な危険因子であり，生命予後や健康寿命を保つために肥満症の高血圧の治療・管理は極めて重要である。一方で肥満は高血圧発症の背景因子であり，減量は降圧の主要な治療法である。肥満を伴う高血圧の成因に交感神経系，ナトリウム貯留 / 食塩感受性，インスリン抵抗性の関与が指摘されている[46]。また，肥満症では睡眠時無呼吸症候群を伴うこともあり，睡眠時無呼吸症候群が高血圧の発症や増悪の原因となることもある。

疫 学

国民栄養調査の成績では，肥満者では非肥満者に比較して高血圧の割合が 2 〜 3 倍多く，若年からの肥満傾向が高血圧進展に関与することが観察されている。また，BMI などの体格指数で表現した肥満の高血圧進展への寄与率は最大 20％程度である。さらに，同程度の BMI でも内臓脂肪が多い者では血圧が高いとする報告があり[47]，地域住民の検討から，ウエスト周囲長は有意な高血圧進展の関連因子であり，この関連は BMI で補正しても保たれ，高血圧進展への寄与はウエスト周囲長が BMI より大きいことが報告されている[48]。

表9-2　成人における血圧値の分類

分類	診察室血圧（mmHg）			家庭血圧（mmHg）		
	収縮期血圧		拡張期血圧	収縮期血圧		拡張期血圧
正常血圧	<120	かつ	<80	<115	かつ	<75
正常高値血圧	120〜129	かつ	<80	115〜124	かつ	<75
高値血圧	130〜139	かつ／または	80〜89	125〜134	かつ／または	75〜84
Ⅰ度高血圧	140〜159	かつ／または	90〜99	135〜144	かつ／または	85〜89
Ⅱ度高血圧	160〜179	かつ／または	100〜109	145〜159	かつ／または	90〜99
Ⅲ度高血圧	≧180	かつ／または	≧110	≧160	かつ／または	≧100
（孤立性）収縮期高血圧	≧140	かつ	<90	≧135	かつ	<85

日本高血圧学会. 高血圧治療ガイドライン2019. ライフサイエンス出版. 2019[10] より

予 防

　肥満の進展を抑えることは高血圧の予防につながる。日本人住民14,078人を対象とした15年間の縦断研究では[49]，非肥満者のBMI≧0.5増加群での収縮期血圧値（SBP）の上昇は6.2〜9.2 mmHgであり，肥満者のBMI≧0.5増加群でのSBPの上昇は8.8〜21.8 mmHgであることが示された。また，減量の降圧効果は確立されており，大規模臨床試験のメタアナリシスでは4〜5 kgの減量で有意な降圧を来すことが報告されている[50]。減量には，降圧薬の投与量を減じたり，種々の代謝指標や炎症反応の亢進や血管内皮機能異常の改善をもたらすという成績もあり，高血圧では予後の改善に重要である。

診 療

1) 高血圧の診断[10]
① 血圧測定

　肥満者の上腕での血圧測定で，もっとも重要な点は適切なサイズのカフ（肥満者用や太腕用など）を用いることである。通常，それぞれのカフに上腕周囲長についての測定可能範囲が記載されている。肥満者の上腕周囲長は通常カフの対象を外れる場合があり，その時は本来の血圧より高く評価され，偽陽性が増えることが知られている。

　血圧の測定は，診察室においては，精度が担保された上腕式の医用電子血圧計，電子圧力柱血圧計を用い，カフの位置を心臓の高さに保って測定する。

アネロイド圧力計は構造的に衝撃や経年変化で誤差が生じやすい。測定は30分以内のカフェイン含有物の摂取および喫煙がない条件下で，少なくとも5分間以上の安静座位の状態後に行う。高齢者，糖尿病合併例などでは適宜，臥位および立位で血圧を測定する。

② 血圧分類

　表9-2に高血圧治療ガイドライン2019に示された血圧分類を示す。SBP≧140 mmHgあるいは拡張期血圧（DBP）≧90 mmHgが高血圧であるが，SBP 130 mmHg台かつ／またはDBP 80 mmHg台は高値血圧であり，血圧管理の対象となりうる。また，家庭血圧の結果を用いて高血圧の分類を行う。

③ 高血圧の管理

　肥満は脳心血管病の危険因子であり，その他の多くの危険因子を合併することも多く，高血圧に対しても適切な治療が求められる。図9-2[51]を基に，個々の患者の降圧目標を設定し，その値を患者と共有して積極的に目標達成を図ることが推奨される。

2) 生活習慣の修正[10]

　肥満症合併高血圧では特に生活習慣の修正は重要であり，減量と適正体重の維持を行う。肥満を伴う高血圧症では，食事療法や運動療法による3%以上の減量で有意な降圧効果が期待される。平均体重減4 kgでSBPは平均4.5 mmHg以上，DBPは平均3.2 mmHgの降圧が期待できる[52]。高血圧治療におけ

図9-2 年齢・病態別の降圧目標

		診察室血圧	家庭血圧
75歳未満	目標	**130/80 mmHg未満**	**125/75 mmHg未満**
	ただし, 以下の病態では, 右の値を目標とする ●脳血管障害 （両側頸動脈狭窄や脳主幹動脈閉塞あり, または未評価） ●尿蛋白陰性のCKD	140/90 mmHg未満 130/80 mmHg未満への降圧は個別に判断	135/85 mmHg未満 125/75 mmHg未満への降圧は個別に判断
75歳以上	目標	**140/90 mmHg未満**	**135/85 mmHg未満**
	ただし, 以下の病態では, 右の値を目標とする ●脳血管障害 （両側頸動脈狭窄や脳主幹動脈閉塞なし） ●冠動脈疾患 ●尿蛋白陽性のCKD ●糖尿病 ●抗血栓薬内服中	忍容性があれば 130/80 mmHg未満	忍容性があれば 125/75 mmHg未満

日本高血圧学会. 高血圧診療ガイド2020. 文光堂, 2020.[51] より

る生活習慣の修正については,「高血圧治療ガイドライン 2019」[10] を参照されたい。

3）薬物療法[10]

高血圧治療ガイドライン 2019 では, 降圧薬治療全般において, 積極的適応がない場合には ARB, ACE 阻害薬, Ca 拮抗薬, サイアザイド系利尿薬のいずれかを第一選択薬として推奨している。糖代謝異常 / インスリン抵抗性改善の面からは ARB, ACE 阻害薬が考慮される。CASE-J[53] では, ARB カンデサルタン群は Ca 拮抗薬アムロジピン群にくらべて糖尿病の新規発症は有意に低率であり, 抑制効果は BMI ≧ 25 の肥満群で顕著であった。肥満を伴う高血圧では治療抵抗性高血圧が稀ではなく, ARB, ACE 阻害薬で十分な降圧が得られない場合は, 長時間作用型 Ca 拮抗薬またはサイアザイド系利尿薬（常用量の半量）の併用を積極的に考慮する。配合剤が使用可能な場合は配合剤の使用が推奨される。

④ 高尿酸血症・痛風

肥満と高尿酸血症

肥満症患者では高率に高尿酸血症の合併が認められる。健常人においても内臓脂肪面積と血清尿酸値および 24 時間尿中尿酸排泄量とのあいだには正の

Statement

1. 食事・運動・薬物療法による血清尿酸値の管理を行う。 **Grade A** **Level Ⅲ**

2. 高尿酸血症の治療目的は, 痛風関節炎, 尿路結石などの発症および進展を予防することである。痛風関節炎を発症した症例や痛風結節を認める症例は, 血清尿酸値を 6.0 mg/dL 以下に維持することが望ましい。 **Grade A** **Level Ⅱ**

3. 3%以上の減量で有意な尿酸値の低下が期待できる。 **Grade B** **Level Ⅱ**

4. 1 日 30 分以上の有酸素運動が有用である。 **Grade B** **Level Ⅲ**

相関が, 尿酸クリアランスとは負の相関がみられる[54]。その機序のひとつとして, 尿酸トランスポーター 1 （URAT1）を介した尿酸再吸収亢進があげられる。URAT1 は主として腎尿細管に分布し尿酸再吸収に関与しており, 肥満症・メタボリックシンドローム患者においては, インスリン抵抗性により URAT1 が活性化され高尿酸血症が促進されると考えられている[55]。一方, 内臓脂肪型肥満者の約 40% に尿酸産生過剰型を認めることも報告されている[56]。

高尿酸血症・痛風の治療目的は, 痛風関節炎, 尿路結石などの発症および進展を予防することである。

図9-3　高尿酸血症の治療指針

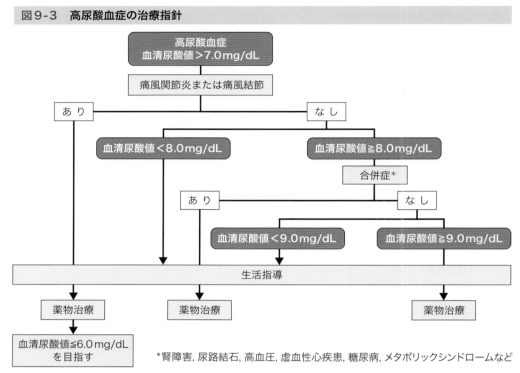

日本痛風・尿酸核酸学会ガイドライン改訂委員会. 高尿酸血症・痛風の治療ガイドライン第3版. 診断と治療社, 2018. p.116. [56] より改変

①痛風関節炎または痛風結節の既往がある症例，②痛風関節炎・痛風結節の既往がなく血清尿酸値≧8.0 mg/dL でかつ合併症がある症例，③血清尿酸値≧9.0 mg/dL の症例では薬物療法を考慮する。上記以外で血清尿酸値＞7.0 mg/dL では生活指導のみで経過を観察する。痛風関節炎・痛風結節を認める症例では血清尿酸値＜6.0mg/dL とすることが望ましい（図9-3）[57]。

食事療法・運動療法

6ヵ月間の生活指導による3%の体重減少で血清尿酸値の有意な改善が認められたことが報告されている[58]。肥満症に対する食事療法は，第5章2「食事療法」で述べられている通り，標準体重と身体活動量から1日のエネルギー所要量を算定する。減量が得られない場合は超低エネルギー食（VLCD）も考慮されるが，VLCD では一過性に血清尿酸値が上昇することがあるため注意を要する[59]。アルコール摂取は内因性プリン体分解の亢進[60, 61]，アルコール飲料中に含まれるプリン体の負荷[62] などの機序に

より血清尿酸値を上昇させる。特にビールはプリン体を多く含み，他の酒類より高エネルギー飲料であるため肥満を助長する可能性がある。また，果糖入り飲料も肥満，高尿酸血症のリスクを上昇させる[63]。

過度のレジスタンス運動は，プリンヌクレオチド分解が亢進して尿酸産生が増加し，血清尿酸値が上昇するため避ける。有酸素運動は血清尿酸値に影響せず，メタボリックシンドロームの種々の病態を改善する。10分以上の有酸素運動を1日合計30分以上行うことが有効である。なお，運動療法を指導する前に心機能の評価をすることが望まれる。

食事および運動療法を組み合わせて行うと，より効果的である。

薬物療法

食事および運動療法でも血清尿酸値の有効な低下が得られない場合には，薬物療法を追加する。尿酸降下薬は尿酸生成抑制薬，尿酸排泄促進薬，尿酸分解酵素薬の3つのカテゴリーに分類される。

尿酸生成抑制薬としては，キサンチン酸化還元酵

素（XOR）阻害薬であるアロプリノール，フェブキソスタット，トピロキソスタットがあげられる。尿酸排泄促進薬としては尿酸再吸収阻害薬であるベンズブロマロン，プロベネシドや選択的尿酸再吸収阻害薬（URAT1 選択的）であるドチヌラド，作用機序詳細不明のブコロームがあげられる。

　高尿酸血症の病型は腎負荷型（従来の尿酸産生過剰型），尿酸排泄低下型，および混合型に大別され，従来は腎負荷型には尿酸生成抑制薬を，尿酸排泄低下型には尿酸排泄促進薬を使用することが推奨されていたが，近年，尿酸生成抑制薬と尿酸排泄促進薬の併用療法の有用性や，尿酸排泄低下型にも尿酸生成抑制薬が有効であるという報告もなされてきている[64]。

　尿酸排泄促進薬は，中等度以上の腎障害では作用が減弱し，尿路結石の既往・保有例では，これらの合併症を増悪させるため，尿酸生成抑制薬を用いる。上記にあてはまらない症例で尿酸排泄促進薬を使用する際も，尿路結石予防のために十分な水分摂取を行い，尿をアルカリ化させるための食品摂取の指導を同時に行うことが望ましい。

5 冠動脈疾患

Statement

1. 肥満による内臓脂肪，異所性脂肪の蓄積は，動脈硬化を進展させ，心筋梗塞・狭心症の発症リスクを増加させる。 Level I

2. 生活習慣の改善による適正体重の維持，肥満の是正は，内臓脂肪蓄積の是正とともに，心筋梗塞・狭心症のリスクを減少させる。 Grade A Level I

肥満と動脈硬化性心臓血管病

　動脈硬化性心臓血管病（atherosclerotic cardiovascular disease: ASCVD）には，動脈硬化で起こる急性冠症候群，狭心症，心筋梗塞，脳卒中，血管形成術の施行，末梢動脈疾患，大動脈瘤などが含まれる[65]。

　米国のガイドラインでは，ASCVD に合併し予後に影響する慢性心不全，心房細動，心臓突然死をASCVD に包括して述べることが多く[65]，本稿もこれに準ずる。

　肥満が，加齢，喫煙，脂質異常症，高血圧，糖尿病などとは独立した心筋梗塞・狭心症の危険因子であることが，1983 年 Framingham 研究で示された[66]。2015 年 2 月までの 95 コホートのメタアナリシスでは，冠動脈疾患の年齢調整発症ハザード比（HR）は，BMI ≧ 25 で，男性 1.22（95％信頼区間［CI］1.12 〜 1.32），女性 1.20（1.12 〜 1.29），BMI ≧ 30 で，男性 1.60（1.43 〜 1.79），女性 1.61（1.42 〜 1.82）であった[67]。日本を含む東アジアと南アジアの Asia Cohort Consortium でも，BMI ≧ 25.0 は，心臓血管死，冠動脈死，虚血性脳卒中死の危険因子であった[68]。

　局所的な体脂肪分布の違いは ASCVD の発症予測に有用である。ウエスト周囲長や内臓脂肪面積で診断される内臓脂肪型肥満は，BMI ≧ 25 の有無にかかわらず ASCVD の発症基盤になることが初めてわが国で報告され[69]，国際ワーキンググループで追認された[70]。2021 年 4 月改訂の米国心臓協会（AHA）による肥満と心血管疾患に関するステートメントでは，BMI に加えて局所的な体脂肪分布を，肥満関連心血管合併症の危険因子として評価すべきとしている[71]。

　内臓脂肪型肥満に関連する冠危険因子の個数から判定するメタボリックシンドロームは，ウエスト周囲長，内臓脂肪面積単独の判定よりも，冠動脈疾患予測能が高い。吹田研究では，ウエスト周囲長の心筋梗塞＋脳卒中の年齢調整 HR は，男性（85 cm 以上，日本基準）では有意ではなく，女性（90 cm 以上）で 1.64（1.09 〜 2.46）と有意に大きかった[72]。メタボリックシンドロームの ASCVD の年齢調整 HR は，男性は 65 歳未満でのみ有意で（HR 2.92，95％ CI 1.54 〜 5.55），女性は 65 歳未満（HR 5.39，95％ CI 1.82 〜 15.98，P ＝ 0.002），65 歳以上（HR 1.83，95％ CI 1.05 〜 3.18）いずれも有意に大きかった[72]。久山町研究でも，メタボリックシンドローム（ウエスト周囲長：男性≧ 90 cm，女性≧ 80 cm）の冠動脈疾患の年齢調整 HR は，男性で 1.94（95％ CI 1.19 〜 3.17），女性で 2.86（95％ CI 1.56 〜 5.24）と有意に大きく，メタボリックシンドロームの因子（血

圧高値，高トリグリセライド血症，低 HDL-C 血症，高血糖）の個数とともに HR が増加した[73]。わが国の 10 のコホートを含めた統合解析（29,288 名，40 〜 74 歳）で，メタボリックシンドロームの因子（血圧高値，高トリグリセライド血症，低 HDL-C 血症，高血糖）がある場合はそうでない場合とくらべ，非肥満でも肥満と同様に，心臓血管病（冠動脈疾患，脳卒中）の性・年齢調整 HR が増えることが示された[74]。

異所性脂肪，すなわち脂肪肝や脂肪筋は，インスリン分泌障害やインスリン抵抗性に伴う糖脂質代謝異常を惹き起こし，ASCVD の基盤となる[70, 71, 75]。心臓周囲脂肪はアディポサイトカインの供給源となり，血管内プラークの増大，不安定化に関わると想定される[76]。

欧米を中心に，肥満を「代謝疾患を合併しない肥満（metabolically healthy obesity：MHO）」と「代謝疾患を合併する肥満（metabolically unhealthy obesity：MUO）」に分ける考えも以前から提唱されている[77]。わが国の保険診療のデータベースを用いた解析では，MHO かつ内臓肥満があると，非肥満・非内臓肥満にくらべ，心筋梗塞・狭心症の HR が上昇すると報告されている[78]。

冠動脈疾患の二次予防患者を対象としたメタアナリシスでは，非肥満にくらべて肥満が良好な予後を示す（obesity paradox）[79-81]。高齢化に伴ううやせ，フレイルが交絡している可能性がある[82]。26 試験の急性冠症候群患者のメタアナリシスでは，過体重から高度肥満は，非肥満例にくらべ全死亡率は低く[79]，また 11 試験の冠動脈形成術後症例のメタアナリシスでも，BMI ≧ 25.0 で予後良好で，BMI < 18.5 でもっとも予後が悪かった（vs BMI 22.5 〜 24.9）[83]。二次予防患者で非肥満は予後不良のため治療介入における肥満評価は慎重であるべきだが，冠動脈疾患病初期における肥満の関与を否定するものではない。

肥満（BMI ≧ 25）は，心不全の危険因子である ASCVD，高血圧症，心肥大，心房細動それぞれの危険因子であり，心不全発症の HR を増加させる[84, 85]。BMI ≧ 25 とは対照的に，内臓脂肪型肥満は心不全の予測因子とならないとする報告が多い[86, 87]。心臓周囲脂肪量が BMI ≧ 25 より強く心不全に関与する[71]，あるいは BMI が身体能力（physical fitness）低下に

よる左室駆出率の保たれた心不全（HFpEF: heart failure with preserved ejection fraction）と強くリンクするなどの理由が推定されている[88, 89]。心不全にも "obesity paradox" がある。すなわち，肥満（BMI ≧ 25 または ≧ 30）や内臓脂肪型肥満で心不全症例の生命予後がよく，左室駆出率の低下した心不全（HFrEF: heart failure with reduced ejection fraction）で顕著とするものである[85]。また，75 歳以上の心不全例で BMI ≧ 25 の生命予後がよいと報告されている[90]。一方，MHO かつ内臓肥満では，非肥満・非内臓肥満にくらべ，心不全の HR が上昇すると報告されている[78]。理由は不明だが，心臓周囲脂肪量と除脂肪体重（骨格筋，骨，臓器重量）の多さが高度心不全患者の生命予後改善と関連する[71]。以上，心不全の発症や生命予後に及ぼす肥満の影響の評価はさらに検討が必要である。

肥満は，短期および長期に心房細動の発症を増加させる[91-93]。米国 Women's Health Study の新規心房細動の多変量調整 HR（平均年齢 54.6 歳，平均 12 年間）は，BMI ≧ 25 で 1.22（95% CI 1.02 〜 1.45），BMI ≧ 30 で 1.65（95% CI 1.36 〜 2.00）であった[92]。新潟市の健診データ（平均 59 歳）では新規心房細動の性・年齢調整 HR は，BMI ≧ 25 で 1.64（95% CI 1.26 〜 2.15）であった[93]。浜松市の人間ドックの新規心房細動の多変量調整 HR（5.5 年観察）は，BMI ≧ 25 では男女とも有意でなく，男性では BMI ≧ 25 の有無にかかわらずウエスト周囲長 ≧ 85 cm で有意に大きく（BMI < 25: 1.46，BMI ≧ 25: 1.53），女性では，BMI ≧ 25 のとき有意であった（BMI ≧ 25: 3.19）[94]。63 試験のメタアナリシスによる心房細動新規発症の 1 標準偏差増加ごとのオッズは，BMI（1.22，95% CI 1.17 〜 1.27）やウエスト周囲長（1.32，95% CI 1.25 〜 1.41）にくらべ心臓周囲脂肪量（2.61，95% CI 1.89 〜 3.60）で大きかった[95]。日本人での解析では，心臓周囲脂肪量は 65 歳未満の心房細動発症に関与しており[96]，治療抵抗性因子であるとされる[97]。

肥満は，心臓血管死の半分を占める突然死の危険因子である[71]。BMI が 5 上昇すると 16% 突然死が増加する[98]。内臓脂肪型肥満[99]や心臓周囲脂肪量[71]は，BMI と独立して突然死を増やす。肥満による解

剖学的要因（左心肥大，左室拡張，心筋線維化），交感神経活性化，電気生理学的異常（致死性不整脈の基質など）の関与が示唆される[71, 100]。肥満は，内臓脂肪型肥満あるいは心臓周囲脂肪蓄積とともに，ASCVD，心房細動，心不全を介して間接的に，また直接的に致死性不整脈を惹起している可能性がある[71]。

内科的減量による肥満是正の心血管イベント抑制効果

減量を目指した行動療法は，食事療法，運動療法が主体である。グラフ化体重日記による体重変化の可視化や咀嚼回数記録による満腹感の達成など，実践的減量プログラムが有効である[101]。しかし，内科的減量で ASCVD 発症が減少するというエビデンスは乏しい[6, 71]。肥満糖尿病患者 5,145 名での Look Ahead 試験（観察期間中央値 9.6 年）によれば，強化生活習慣介入は，体重や代謝マーカーは改善する

が心臓血管病を減らさなかった[6]。ただし，post hoc 解析において，10% 以上の減量を達成できた群では心臓血管病（心臓血管死，心筋梗塞，脳卒中，狭心症入院）の減少が認められた[102]。肥満における内科的減量の効果を検証した 54 試験のメタアナリシスでは，全死亡は減少するが（リスク比 0.82, 95% CI 0.71 〜 0.95），心血管死（0.93, 95% CI 0.67 〜 1.31）は有意でなかった[103]。減量で心不全の生命予後が改善されるというエビデンスは乏しいが，運動耐容能などの QOL は明らかに改善する[71, 84, 88, 89]。減量は心房細動の発生を抑制し，洞機能維持に有効である[104, 105]。10% の減量は 3% 未満の減量にくらべて 5 年後の心房細動患者の洞調律維持率が 6 倍になると報告されている[104]。

減量・代謝改善手術による肥満是正の心血管イベント抑制効果

減量・代謝改善手術は，糖尿病や肥満関連疾患の

COLUMN　膵臓・冠動脈における異所性脂肪

肝臓や骨格筋など非脂肪組織への脂肪蓄積を異所性脂肪とよび，これら臓器における異所性脂肪の病態生理学的意義は明らかにされつつある。一方，膵臓や冠動脈における脂肪蓄積は近年検討され始めた新たな異所性脂肪といえる。

膵臓における異所性脂肪は，組織学的には脂肪細胞浸潤や細胞内脂肪滴で評価され，CT や MRI などの画像検査によっても評価される。膵臓における異所性脂肪は，非糖尿病者における膵臓切除術後の血糖コントロールの悪化[1]，2 型糖尿病患者における経時的なインスリン分泌能の低下[2] に関わることから，病態増悪因子として関与している可能性がある。

さらに，難治性冠動脈疾患を有する 2 型糖尿病患者において，冠動脈 CT 画像の CT 値を用いた冠動脈壁の解析により，CT 値の低いトリグリセライド蓄積を疑う領域が血管中膜領域を中心に認められることが報告された[3]。これは，2 型糖尿病患者に特徴的な枯れ枝状の難治性冠動脈疾患の本態が血管中膜における異所性脂肪蓄積であり，高コレステロール血症者でみられる内膜を中心とする粥状動脈硬化とは病態が異なることを示唆するものである。

2 型糖尿病患者に対する SGLT2 阻害薬の投与が，肝臓

のみならず膵臓における異所性脂肪の減少に寄与する可能性も報告されており[4]，今後，SGLT2 阻害薬のみならず，GLP-1 受容体作動薬，PPARα 作動薬などによる治療の介入前後において，膵臓や冠動脈壁における脂肪蓄積と病態の変化を評価することで，異所性脂肪軽減による新たな治療への展開も期待される。

文 献
1) Ishibashi C, et al. Glucose Intolerance After Pancreatectomy Was Associated With Preoperative Hemoglobin A1c, Insulin Resistance, and Histological Pancreatic Fatty Infiltration. Pancreas. 2018; 47: e48-e50. PMID: 29995705
2) Ishibashi C, et al. Pancreatic fat is related to the longitudinal decrease in the increment of C-peptide in glucagon stimulation test in type 2 diabetes patients. J Diabetes Investig. 2020; 11: 80-87. PMID: 31240874
3) Kozawa J, et al. Intractable Coronary Artery Disease in a Patient With Type 2 Diabetes Presenting With Triglyceride Deposit Cardiomyovasculopathy. Diabetes Care. 2019; 42: 983-986. PMID: 30862655
4) Horii T, et al. Amelioration of pancreatic fat accumulation in Japanese type 2 diabetes patients treated with sodium-glucose cotransporter 2 inhibitors: a retrospective study. Obes Sci Pract. 2021; 7: 346-352. PMID: 34123402

転帰を劇的に改善する[106]。減量・代謝改善手術は，内科的減量にくらべ心臓血管病の発症を減らすというエビデンスが多いが[107]，減量・代謝改善手術で減量の程度が大きいことが最大の理由とされている（内科 5 〜 10 kg vs 手術 10 〜 40 kg）[108]。減量・代謝改善手術の長期的有効性の検証では，心不全リスクを減らすが，心筋梗塞を減らさないとされ[109]，長期的有効性についてのさらなる検証がまたれる。

肥満を是正する新規薬物療法と動脈硬化性心臓血管病

糖尿病治療薬 GLP-1 受容体作動薬と SGLT2 阻害薬は，いずれも減量効果があり，全死亡，心臓血管死を減少させる[110]。SGLT2 阻害薬は糖尿病患者で心不全入院と全死亡を減少させるが，ASCVD は減らさないと報告された[111, 112]。SGLT2 阻害薬は，糖尿病の有無にかかわらず心不全を減少させると報告されている[113]。SGLT2 阻害薬による心不全と心房細動/心房粗動の相対的リスク低下は BMI の程度にかかわらず認められるが，絶対的リスク低下は肥満 2 型糖尿病患者（BMI $\geq$ 30）で大きい可能性が指摘されている[114]。GLP-1 受容体作動薬の減量効果は大きく，非糖尿病患者の肥満症治療薬として注目される[115, 116]。リラグルチドは，複合心血管アウトカム，全死亡，心血管死を減少させ（LEADER 試験）[117]，セマグルチドは複合心血管アウトカム，非致死性脳卒中の発生を減少させた（SUSTAIN-6 試験）[118]。77 試験のメタアナリシスでは，GLP-1 受容体作動薬は，全死亡（HR 0.89，p = 0.02），心血管死（HR 0.86，p = 0.02）を減少させた[16]。心筋梗塞（HR 0.92，95% CI 0.83 〜 1.01，p = 0.092），脳卒中（HR 0.88，95% CI 0.76 〜 1.02，p = 0.097）は有意でなかった。同じ GLP-1 受容体作動薬であるリキシセナチドやエキセナチドは心血管イベントを減少させなかった。異なる GLP-1 受容体作動薬の試験のいずれも，HbA1c の改善，体重減少，収縮期血圧の低下，減量がみられた。新たなインクレチン関連薬，GIP 受容体と GLP-1 受容体の共受容体作動薬チルゼパチドは，肥満 2 型糖尿病においてセマグルチドよりも HbA1c 低下量（開始時平均 8.28%，チルゼパチド 5

〜 15 mg 群で−2.01 〜 −2.30％ポイント vs セマグルチド 1 mg 群で −1.86％ポイント），体重減少量（開始時平均 93.7 kg，チルゼパチド 5 〜 15 mg 群で −7.6 〜 −11.2 kg，セマグルチド 1 mg 群で −5.7 kg）が大きかったと報告されている[119]。チルゼパチドの心血管疾患アウトカム試験（SURPASS-CVOT）の報告は 2024 年 10 月に予定されている[120]。

6 脳梗塞・一過性脳虚血発作

> ### *Statement*
>
> 1. 肥満は脳梗塞の危険因子であり，内臓脂肪肥満の評価がその指標となりうる。　Level》Ⅱ
> ---
> 2. 肥満に合併する高血圧，脂質異常症，糖尿病の治療は脳梗塞予防に有効である。
> Grade》A　Level》Ⅰ

肥満は脳梗塞発症の独立した危険因子か

肥満者において脳梗塞（虚血性脳卒中）が多いとする報告は古くから多数存在する[66, 121-126]。若年期の肥満はその後の脳梗塞のリスクを上昇させる[127-129]。肥満の指標としてもっとも一般的な BMI を用いた場合，年齢・高血圧・脂質異常症・糖尿病などの他の危険因子で補正してもなお BMI 高値群で脳梗塞発症が有意に増加したとする大規模観察研究[130]が存在する一方で，同様に補正することで BMI 上昇の影響が有意差を失ったとする報告[123, 131, 132]もまた複数みられることから，BMI と脳梗塞発症の直接的な関連は不明瞭である。

高血圧・喫煙・糖尿病・身体活動度などの補正を加えることにより，脳卒中または一過性脳虚血発作の発症に対する BMI の関連は消失したが，ウエスト周囲長やウエストヒップ比は依然として強い関連がみられたとの報告がある[133]。ウエストヒップ比高値と脳梗塞発症の有意な関連は BMI で補正してもなお残存することも複数の研究によって示されており[134-138]，内臓脂肪肥満の重要性が強く示唆されるが，高血圧や糖尿病などでの補正追加により有意

差を失ったとする報告もある[137]。糖尿病患者を対象とした多数例の解析では，BMIと脳梗塞発症リスクが逆相関したとの報告がある[139]。以上の結果から，肥満は脳梗塞の危険因子であるが，BMIより内臓脂肪肥満の指標がより密接に関係し，高血圧や糖尿病など合併症の寄与が大きいと考えられる。

肥満症治療の脳梗塞予防に対する効果

肥満症は肥満に起因ないしは関連して発症する健康障害の存在をもって診断される。高血圧は脳梗塞の発症に対し最大の危険因子であり，降圧療法の脳卒中再発予防における有効性は確立している[140, 141]。脂質異常症および糖尿病も各々脳梗塞の独立した危険因子であり，高コレステロール血症治療薬であるスタチンが脳卒中の発症予防に重要であることもまた確立されている[142]。糖尿病治療薬としては，チアゾリジン薬[143, 144]やGLP-1受容体作動薬[118, 145]が脳卒中を中心とする血管イベントの発生を抑制したとの報告がある。2型糖尿病患者を対象としたJ-DOIT3試験では，これらの疾患を厳格に管理した強化療法群において脳血管イベントのハザード比は0.42と大きく低下した[12]。

脳梗塞発症抑制を目的として，肥満症例における減量の直接的な有用性を示した研究の数は少ない。肥満2型糖尿病患者を対象に，運動およびカロリー制限による減量の厳格指導を実施し，心血管イベントの発生を約10年間追跡したLook AHEAD試験では，減量率は介入群6.0%，対照群3.5%で，脳血管イベントに差を認めなかった[6]。高リスク肥満患者（8割以上が糖尿病）を対象に肥満症治療薬シブトラミン（本邦未承認）を投与し心血管イベントの発生を平均3.4年間追跡した試験では，シブトラミン群でlead-in期間終了後最大1.7kg体重が減少（プラセボ群は0.7kg増加）し，脳卒中のリスクが有意に増加した[146]。いずれの結果も対照との減量達成の差が小さかったことには留意を要する。一方で，肥満外科手術による減量は，最大20年間の観察で脳卒中の発症を有意に減少させたとする北欧の報告をはじめ[107]，メタアナリシスにおいて脳卒中リスクの有意な低下が報告されている[147, 148]。

脳梗塞発症後の予後と肥満の関係については議論があり，BMI高値で不良とする結果[124, 149]と，逆に過体重や肥満で良好とする結果[150, 151]が併存する。急性脳梗塞後の死亡に関する6研究のメタアナリシスでは，正常群に対し肥満群のハザード比が0.75と有意に低く[152]，「obesity paradox」が複数の研究で報告されているが，多くはBMIに基づく観察研究であり，高齢者でBMIと体脂肪率が乖離しやすい点など方法論上の限界が指摘されている[153]。

7 非アルコール性脂肪性肝疾患

Statement

1. 食事や運動療法による体重減少はNAFLDの肝機能および組織像を改善する。
   Grade A Level II

2. 運動療法単独でもNAFLD患者の肝機能，肝脂肪化を改善する。 Grade B Level II

概 念

非アルコール性脂肪性肝疾患（nonalcoholic fatty liver disease: NAFLD）は罹患者数が最多の慢性肝疾患である。わが国では30歳代以上の男性の30%以上が罹患しており，約2,000万人の罹患者がいると推測されている[154, 155]。NAFLDは肥満症関連疾患であり，おもにメタボリックシンドロームに関連する諸因子とともに，組織診断あるいは画像診断にて脂肪肝を認める病態である。NAFLDのうち1〜2割の症例は非アルコール性脂肪肝炎（nonalcoholic steatohepatitis: NASH）とよばれる進行性の脂肪肝であり，肝硬変・肝細胞がんへと進展し得る。糖尿病合併NAFLDはその半数以上がNASHであり，高リスク群に分類される。アルコール性肝障害，ウイルス性肝疾患，薬物性肝障害など他の肝疾患はNAFLDから除外する[154]。肝臓の脂肪沈着は組織学的に5%以上を有意とするが，一般的な画像診断（超音波検査，CT，MRI）では肝臓の20%以上に脂肪沈着が起こらないと脂肪肝と診断するのは困難で

ある点に注意が必要である。NASH の肝硬変のなかには，進展とともに脂肪変性が消失するいわゆる burned-out NASH を呈するものもある。

GWAS 研究により NAFLD の疾患感受性遺伝子としてさまざまなものが報告されている。なかでも *PNPLA3*（*patatin-like phospholipase domain-containing 3*）の I148M 変異（rs738409 C/G）は複数の GWAS 研究で NAFLD の疾患感受性遺伝子であることが報告されている [156]。*PNPLA3* の遺伝子多型（rs738409）のマイナーアレル保有者は NAFLD を発症しやすい。日本人は *PNPLA3* マイナーアレルを保有している割合が欧米にくらべ数倍高く，実に7割以上の人口がマイナーアレル（G）保有者であり，マイナーアレルホモ（G/G）が一般人口の20%に存在する [157]。マイナーアレル保有者は NAFLD の発症のみならず進展が早く，肝細胞がん発生率も高い [158]。日本人は NAFLD を罹患しやすい民族であり，NAFLD の発症，進展に注意が必要である。

予 後

NAFLD の生命予後にもっとも関連する病理所見は，肝線維化進展度であるため，これに応じて経過観察法・治療法を考慮すべきである [159]。近年の複数の疫学的検討により，肝線維化の進展度に応じて，肝疾患関連死のみならず，全体の死亡率も上昇していくことが示されている [159, 160]。肝疾患関連死以外にもっとも注意すべき予後因子は心血管疾患イベントである。また，他臓器がんの発症にも注意を要する [161]。

診 断

NAFLD の診断は脂肪肝の存在，他の慢性肝疾患の除外（ウイルス性肝炎，自己免疫性肝炎など），問診による飲酒量の確認（エタノール換算で男性30 g/日未満，女性20 g/日未満）によってなされる [154]。NAFLD から NASH を診断するためには肝生検による組織診断が必要である。しかしながら，わが国だけでも約2,000万人いると考えられている NAFLD 患者全員に肝生検を行うことは医療経済的，倫理的

に問題がある。そこで，NAFLD/NASH 診療ガイドライン 2020 では2ステップアルゴリズムを提唱している [154]。すなわち，非侵襲的診断によって高リスク群を絞り込み，肝生検の対象者を絞り込む試みである。具体的には FIB-4 index（年齢，血小板数，AST，ALT より計算）[162] や NAFLD fibrosis score（年齢，BMI，耐糖能異常の有無，AST/ALT，血小板数，アルブミン値により計算）[163] といったスコアリングシステムを用いて高リスク群を絞り込み，消化器専門医へ紹介し，消化器専門医ではエラストグラフィ（超音波，MRI）を用いて高リスク群をさらに絞り込み肝生検の必要な症例を決めていく方法である。

近年の画像診断法の進歩により，肝硬度の測定，肝臓脂肪定量が可能となっている。肝硬度測定については，2018年秋より超音波エラストグラフィが保険収載されている。肝臓脂肪定量については超音波の減衰を定量する方法と MRI によってプロトン密度を測定する PDFF 法が用いられている。通常の超音波検査や MRI では肝臓脂肪が20%を超えないと検出できないのに対し，近年の新しい脂肪定量方法では正常肝臓上限の5%の肝脂肪量を検出可能となっている。これらの画像検査法は非侵襲的であり，今後，肝生検に取って代わる NAFLD 診断方法として定着していくものと期待されている。

治 療

食事や運動療法による体重減少は NAFLD の病態を改善する [164, 165]。7%以上の減量により肝臓の組織学的改善（肝脂肪化，炎症）が期待でき，10%以上の減量で肝臓線維化も改善される [166]。そのため，NAFLD 患者では7%以上の減量を目標としている [167]。しかしながら7%以上の減量達成率は18%と低く，生活習慣への介入には注意を要する [168]。運動療法では有酸素運動とレジスタンス運動がともに有効である。メタアナリシスによると，レジスタンス運動はエネルギー消費量が有酸素運動にくらべて低いにもかかわらず，同様に NAFLD 患者の肝脂肪化を改善することが報告されている [169]。男性の場合は有酸素運動が，女性の場合はレジスタンス運動が NAFLD の改善に有用である。

現在世界中の製薬企業がしのぎを削って NAFLD 治療薬開発を行っているが，2022 年 4 月現在，NAFLD の特異的治療薬はない。NAFLD にはメタボリックシンドロームの諸因子が合併していることが多く，基礎疾患（糖尿病，脂質異常症，高血圧症）がある場合はそれぞれの基礎疾患の治療が NAFLD の病態改善に有効である。糖尿病合併 NAFLD は半数以上が NASH である。高リスク群である糖尿病合併 NAFLD は積極的な糖尿病治療が推奨される。ピオグリタゾンは RCT にて有効性が確認されており，NAFLD の組織学的改善がみられる[170,171]。また，エビデンスはまだ少ないが SGLT2 阻害薬，GLP-1 受容体作動薬も糖尿病合併 NAFLD への有用性が示されており，種々の治験も進行中である[172,173]。脂質異常症治療薬としてはスタチンの NAFLD 患者への投与が肝機能および肝組織像を改善したという報告がある[174]。ただし，スタチンは肝機能障害を有するかまたはその既往がある者に対しては慎重投与となっている。そのほかに，国内で認可された選択的 PPARαモジュレーターであるペマフィブラートは国内治験のサブ解析で肝機能改善を認めている[175]。また，最近わが国で行われた臨床第 II 相試験でペマフィブラートが肝硬度を改善することが報告された[176]。

　基礎疾患のない NAFLD 患者にはビタミン E の投与が推奨されている[154]。NAFLD に対する保険適用はないが，ビタミン E の長期投与によって線維化進展，NAFLD 患者の死亡，肝移植，非代償性肝硬変への移行が有意に抑制されたことが報告されている[177]。

8 女性の肥満

肥満妊婦

1）定　義

　肥満による何らかのリスク上昇を伴う肥満妊婦について，どの程度以上の BMI と定義するか，わが国において議論するのに十分な学術的知見は乏しい。日本肥満学会では，BMI ≧ 25 を一般的な肥満の定義としていること，日本産科婦人科学会・日本産婦

> **Statement**
>
> 肥満妊婦は妊娠高血圧症候群，妊娠糖尿病，帝王切開分娩，巨大児などのリスクが高い。 Level ＞ I

人科医会の産婦人科診療ガイドライン産科編 2020 においても同様の見解であることから[178]，妊娠前の BMI ≧ 25 を肥満妊婦の定義とする。ただし，初期の妊婦体重は妊娠悪阻の影響を受けている可能性があるため，問診による妊娠前体重を用いて BMI を算定する[178]。2021 年に日本産科婦人科学会から出された「妊婦の体重増加指導の目安」[179]では，日本肥満学会の高度肥満症の定義に準じて，25 ≦ BMI < 30 の妊婦を肥満（1 度），BMI ≧ 30 を肥満（2 度以上）と分類している。海外では BMI ≧ 30 の女性を肥満（obesity）とし，25 ≦ BMI < 30 は overweight として取り扱っている[180,181]。わが国と海外では肥満妊婦の定義が異なることに留意する。

2）合　併　症

　日本産科婦人科学会・日本産婦人科医会の産婦人科診療ガイドライン産科編 2020 では「肥満女性は妊娠高血圧症候群，妊娠糖尿病，帝王切開分娩，巨大児などのリスクが高い（推奨グレード B）」と記載している[178]。日本人妊婦 97,157 人の調査で，25 ≦ BMI < 30，BMI ≧ 30 の妊婦は，標準体重の妊婦にくらべて，妊娠高血圧症候群（オッズ比［OR］2.4，3.7），妊娠糖尿病（OR 2.9，6.6），巨大児（OR 2.6，4.6），帝王切開（OR 1.5，2.0）の発生率が高かったと報告されている[182]。妊娠末期の胎児死亡が増え[183]，神経管閉鎖障害児のリスクが増える[184]。

　また，肥満妊婦は分娩時，とりわけ帝王切開時において血栓塞栓症の高リスク群であり，リスク評価を行い，必要に応じて抗凝固療法あるいは間欠的空気圧迫法による予防を行う[178,181]。

3）栄養指導

　妊娠高血圧症候群（当時の名称は妊娠中毒症）の予防を目的とした「妊娠中の適切な体重増加の推奨」が 1999 年に日本産科婦人科学会から公表された[185]。

しかし，体重増加の推奨値が妊娠による生理的な体重増加値を下回っている可能性が危惧されること，さらに同指針による妊娠高血圧症候群の予防効果を支持する新たなエビデンスが乏しいことから，歴史的な役割を終えたと判断され2019年に推奨が取り下げられた[186]。

一方，厚生労働省は，日本産科婦人科学会の推奨とは別に，2006年の「健やか親子21」において「妊娠全期間を通しての推奨体重増加量」を発表した[187]。日本肥満学会も肥満症診断基準2011において，この厚生労働省の推奨値を記載し推奨してきた[188]。このように，わが国では妊婦の体重増加に関して相異なる2つの推奨が並存してきた歴史があり，周産期医療や妊婦の栄養指導の現場に若干の混乱を生じてきた。しかしながら，後述するように2021年に日本産科婦人科学会から「妊婦の体重増加指導の目安」[179]が新たに公表されたことを契機として，厚生労働省は2006年の「健やか親子21」における推奨を取り下げ，新しい日本産科婦人科学会からの指針に統一することとした[189, 190]。このような状況に鑑み，日本肥満学会としても2021年の日本産科婦人科学会の指針に統一して推奨することとする。単胎肥満妊婦の体重増加について表9-3の目安を推奨する。

日本産科婦人科学会は妊婦の体重増加の指導を行う目的について，国内の産婦人科医師の意向調査を行ったうえで，低出生体重児，巨大児，34週未満の早産，器械分娩，緊急帝王切開，妊娠高血圧症候群の項目について重み付け法による解析を行った[179]。日本産科婦人科学会の周産期データベース2015～2017から所定の除外対象を除き，約41万人の単胎妊婦を対象として後ろ向きに解析し，こららの予測確率が最小となる体重増加量を中央値として表9-3の「妊婦の体重増加指導の目安」を定めた[179]。介入試験を行っていないためエビデンスは十分でないことから，あくまでも「目安」であり，産婦人科診療ガイドライン産科編2020には「増加量を厳格に指導する根拠は必ずしも十分ではないと認識し，個人差を考慮したゆるやかな指導を心がける」[178]と付記されている。以上より，単胎妊娠において，25 ≦ BMI ＜ 30の肥満（1度）の妊婦は7～10 kg，BMI ≧ 30の肥満（2度以上）の妊婦は個別指導（上限5 kgまでが目安）を栄養指導の目安として推奨する。

近年，出生体重や胎児期の栄養環境などが児の長

COLUMN 胎児期低栄養とメタボリックシンドローム（DOHaD学説）

第二次世界大戦におけるオランダや中国の飢饉において，妊婦がエネルギー摂取の不足を来した場合，産まれた子どもが飽食の生活を経験すると，成人期に肥満，糖尿病などメタボリックシンドローム発症の高リスク群となることが報告されている[1]。これについて，胎生期に低栄養環境に曝された場合にエネルギー供給の不足に適応するために“thrifty phenotype（倹約型の体質，すなわちエネルギー消費の少ない体質）”を獲得し，出生後に多くのエネルギーを摂取した場合に“mismatch”を来し，過剰な脂肪蓄積や代謝異常の高リスク群となる可能性が想定されている[1]。このような概念はDevelopmental Origins of Health and Disease（DOHaD）学説とよばれており，エピジェネティックな遺伝子修飾が中心的役割を果たすと考えられているが，そのメカニズムの全貌は十分に解明されていない。

一方，2018年9月Science誌において，わが国における妊孕世代女性のやせ願望によるエネルギー摂取不足，諸外国の指針にくらべて厳しい妊娠中の体重増加の推奨値，平均出生体重の減少，低出生体重児の比率の増加な

どから，わが国の将来世代において健康障害のリスクが高くなることが危惧されるとの記事が掲載された[2]。この記事は取材の一部に誤りがあるものの[3]大きな契機となり，日本産科婦人科学会における2年間の検討を経て2021年4月に「妊婦の体重増加指導の目安」が公表され[4]，厚生労働省もこの新たな推奨値を支持した。本ガイドラインにおいてもこの目安を推奨する。

文　献
1) Gluckman PD, et al. Mismatch: Why our world no longer fits our bodies? Oxford: Oxford University Pres; 2006.
2) Normile D. Staying slim during pregnancy carries a price. Science. 2018; 361: 440. PMID: 30072522
3) Itoh H, et al. Multiple causative factors underlie low birthweight. Science. eLetter(1). OCT 14. 2018. https://www.science.org/doi/10.1126/science.361.6401.440
4) 日本産科婦人科学会．報告：周産期委員会：3．これまでの基準や用語を見直す小委員会．日本産科婦人科学会雑誌．2021；73：678-679．

表9-3　妊娠中の体重増加の目安*

妊娠前体格**	BMI	体重増加指導の目安
低体重	<18.5	12〜15 kg
普通体重	18.5≦BMI<25	10〜13 kg
肥満（1度）	25≦BMI<30	7〜10 kg
肥満（2度以上）	≧30	個別対応 （上限5 kgまでが目安）

*「増加量を厳格に指導する根拠は必ずしも十分ではないと認識し，個人差を考慮したゆるやかな指導を心がける」産婦人科診療ガイドライン産科編2020，CQ010より[178]
**体格分類は肥満度分類（第1章表1-3）に準じる
　　　　　日本産科婦人科学会．日産婦誌 2021; 73: 678-9.[179]より

期的な健康や種々の疾患発症リスク形成に関連するとの Developmental Origins of Health and Disease（DOHaD）学説が注目されているが[191]，本推奨の策定における評価項目に児の長期的な予後は含まれていない。

　多胎妊婦では胎児数の増加に伴い，妊娠中の体重増加量が大きくなる[192]。したがって，**表9-3**の指標を多胎妊娠にあてはめることはできない。しかしながら，わが国には多胎妊娠についての体重増加の指針はない。

月経異常

1）月経と月経異常

　月経とは，約28日の周期で繰り返される子宮内膜からの自発的な出血で，通常3〜7日で自然に止血する。月経は，平均12歳に開始し（初経），50歳頃に終了する（閉経）。この期間から思春期と更年期を除いた期間を性成熟期とよぶが，この間は妊娠・授乳期間を除いて月経がみられるのが正常である。

　月経異常には ①月経周期の異常，②月経随伴症状の異常（日常生活に影響を及ぼす月経痛，過多月経，および月経前症候群）がある。月経周期の異常には ①無月経（通常3ヵ月以上月経がない状態），②希発月経（39日以上の周期の月経），③頻発月経（25日未満の周期の月経）がある（**図9-4**）。

2）肥満と月経異常

　体重は多すぎても少なすぎても，月経異常（無月経・希発月経・月経不順），不妊，妊娠・分娩異常

Statement

1. 高度肥満者に対する生活習慣改善による減量治療は，月経異常の改善に有効である。
　　　　　　　　　　　　Grade▶B　Level▶Ⅱ

2. 多嚢胞性卵巣症候群（PCOS）は排卵障害による月経異常（無月経・希発月経・無排卵周期症），ひいては不妊症の原因となりえ，また肥満や脂質異常症を伴うことが多く，2型糖尿病や心血管疾患を含むメタボリックシンドロームの危険因子として重要である。
　　　　　　　　　　　　　　　　　Level▶Ⅰ

3. 肥満を伴う PCOS による月経異常は，減量によって改善される例がみられる。
　　　　　　　　　　　　Grade▶B　Level▶Ⅰ

図9-4　月経周期の異常

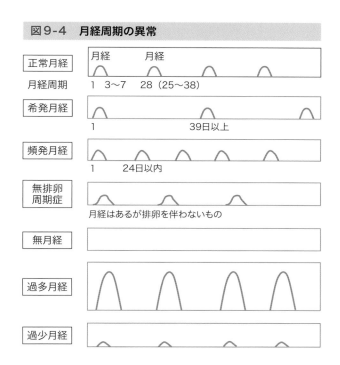

などの生殖機能異常のリスクが上昇することが知られている[193]。

　最近の報告によると，女性の肥満の割合は，20歳代，30歳代，40歳代でそれぞれ8.9％，15.0％，16.6％であるが，平成21年以降の年次推移としては横ばいを呈している[194]。

　月経異常者における肥満の割合は，正常な月経を有する女性の約4倍におよぶことが知られており[195]，

表9-4　内臓脂肪型（上半身型）肥満と月経異常の関連

月経の状態	脂肪重量比 （躯幹/脚）	腹部脂肪重量 （kg）
正常群（n=44）	1.25±0.38	12.9±3.8
異常群（n=39）	1.48±0.29**	14.9±4.1*

**P<0.01, *P<0.05

対象：肥満女性（BMI＞25，83例）
測定：躯幹/足の脂肪重量をDXAで測定
月経異常群と正常群で比較
Douchi T, et al. Acta Obstet Gynecol Scand. 2002; 81: 147-50. [196]より作表

このことも肥満と月経異常が関連することを示唆する。

　月経異常は，皮下脂肪型肥満よりも内臓脂肪型肥満との関連が大きいことが報告されている（表9-4）[196]。

　肥満症患者，とくに内臓脂肪型肥満者，および，次に述べる多嚢胞性卵巣症候群（PCOS）の内分泌学的背景として重要なのは，インスリン抵抗性と高アンドロゲン血症である。インスリン抵抗性は高インスリン血症をもたらし，これは卵巣におけるアンドロゲン産生細胞である莢膜細胞を増殖させる。その結果，卵巣でのアンドロゲン産生が促進されて，高アンドロゲン血症を発症させるとともに，卵巣局所でのアンドロゲン過剰は卵胞発育を障害し，排卵障害・月経異常を惹き起こすと考えられている。高インスリン血症によって肝臓での性ホルモン結合グロブリン（sex hormone binding globulin: SHBG）の分泌が低下し，そのため活性型の遊離型テストステロンが増加する機序も重要である。

3）多嚢胞性卵巣症候群（PCOS）

　月経異常や不妊の原因疾患で，肥満とインスリン抵抗性が関与するもっとも重要な疾患は，PCOSである。PCOSは性成熟期女性の3〜5％に認められる発生率の高い疾患であり，希発月経や無月経などの月経異常や，排卵障害による不妊症の原因となる。さらに，肥満や脂質異常症を伴うことが多く，心血管系疾患やメタボリックシンドロームの危険因子としても重要である[197]。

　PCOSでも，内分泌学的な背景は肥満症患者における内分泌異常と共通点がある。月経異常という症

状も共通であるので，肥満を伴うPCOS患者では，しばしば単純肥満による月経異常との鑑別は困難である。また，PCOS患者では内臓脂肪がインスリン抵抗性の予測因子となることが報告されている[198]。一方，日本人のPCOS患者では肥満を伴わないことが多い（表9-5）[199]。

　PCOSを含め肥満による月経異常は，多くの症例で減量によって月経周期と妊孕能が回復する。減量による生殖機能回復に関する重要なポイントは，理想体重までの減量でなく，5〜10％程度のわずかな減量でも良好な治療効果が得られることである[200]。最近のメタアナリシスにおいて，肥満を有するPCOSの場合，食事療法の有無にかかわらず運動は排卵再開を促すことが報告されている[201]。すなわち，肥満症患者の減量は，上記の内分泌的な異常の改善をもたらし，月経異常や排卵障害などの生殖機能異常の改善にも効果的であるといえる。また，生活習慣の改善とメトホルミン内服の併用群が生活習慣の改善とプラセボ投与群よりBMIの低下および月経の改善と関連するとするメタアナリシスも報告されている[202]。PCOSの診断と治療に関しては，産婦人科診療ガイドライン―婦人科外来編2020を参照いただきたい[203]。

4）治療

　メタアナリシスによると，身体活動は妊孕能を改善することが示唆されている[204]。たとえば，平均BMI 38.7の高度肥満者を対象に生活習慣改善による減量治療を行った試験では，6ヵ月後に平均6.3kgの減量が達成され，月経異常の回復率は92％にも達したという[205]。これは，内臓脂肪の蓄積が改善されたことによる効果と考えられる。つまり，理想体重にまで到達できない程度の減量でも，月経異常の改善はみられるという点が重要である。

　減量にあたっては，減量幅についての明確な基準がないために，月経異常の回復が見込めると報告されている「現体重の5％以上の減量」を目安にする。

5）効果の目安と評価

　治療成果については月経異常の正常化を確認する。排卵の確認には基礎体温を測定させる。とくに，

表9-5　PCOS診断上の症状と内分泌検査所見の不一致（出現率）

	所見	PCOS	PCOS疑い	その他
症状	月経異常	99.9	96.4	98.7
	多毛	10.5	8.2	2.4
	にきび, 低声音, 陰核肥大など	2.5	2.3	1.3
	肥満	14.3	10.5	10.0
卵巣超音波所見	多嚢胞性変化所見	97.8	87.4	16.8
内分泌検査所見	LH	68.2	37.7	25.0
	LH/FSH比	74.6	36.2	17.5
	テストステロン	14.3	15.6	6.3
	遊離テストステロン	65.3	64.8	70.7
	アンドロステンジオン	67.5	53.2	34.3

苛原稔. 日産婦誌. 2008; 60: N185〜N190 [199] より

PCOS などでは，血液中のホルモンの値の正常化についても検査を行い，改善されているかどうかを確認し，総合的に評価することが望ましい。

6）長期にわたるケアの重要性

月経異常の患者では，将来の生活習慣病の発生率が高いことが報告されている。とくに，PCOS患者では，将来の糖尿病や高血圧の発生率が高いので，閉経後もフォローが必要である。

7）悪性腫瘍との関連

月経異常はときに不正性器出血との鑑別が困難であり，子宮内膜増殖症や子宮内膜がんの可能性を考慮する。婦人科において子宮内膜細胞診や組織診を行う必要がある場合もあるので，精査依頼を行う必要もある。とくに閉経前後の女性では卵巣機能の低下とともに月経が不規則となるので注意を要する。

9 閉塞性睡眠時無呼吸症候群・肥満低換気症候群

閉塞性睡眠時無呼吸（OSA）と閉塞性睡眠時無呼吸症候群（OSAS）

睡眠時無呼吸には，無呼吸中にも呼吸努力を伴い，通常いびきが存在する閉塞性睡眠時無呼吸

Statement

1. 気道狭窄を来す顔面形態の影響を考慮する必要があるが，成人の閉塞性睡眠時無呼吸（OSA）発症の最大の要因は肥満である。　Level I

2. 肥満の進行により OSA は急激に重症化する。　Level I

3. 肥満が認められた OSA 患者において，減量は有効な治療であり，積極的に行う必要がある。　Grade A Level II

4. 治療対象OSAの標準治療は持続気道陽圧呼吸（CPAP）である。　Grade A Level I

5. CPAP 治療の適応とならない軽度〜中等症の OSA 患者あるいは CPAP 治療が継続不可能な患者では，口腔内装置（OA）は CPAP の代用治療となる。　Grade B Level II

（obstructive sleep apnea : OSA）と，呼吸努力を伴わない中枢性睡眠時無呼吸（central sleep apnea : CSA）がある。このうち肥満症患者でよくみられる病態は OSA である [206]。

肥満，特に内臓脂肪型肥満では，上気道周囲に脂肪沈着を生じることによって解剖学的に気道が狭くなることに加えて，上気道の尾側方向への牽引力が

低下することで，吸気時に気道は狭窄または虚脱しやすくなる[207, 208]。気道，おもに咽頭が完全に虚脱した場合，無呼吸となり，部分的に虚脱・狭窄した場合には低呼吸となる。気道狭窄に対して換気量維持のため呼吸努力が行われ，その呼吸努力のあとに覚醒反応がもたらされた場合を，呼吸努力関連覚醒（respiratory effort related arousal: RERA）とよぶ。睡眠時間1時間あたりの無呼吸と低呼吸の総数を無呼吸低呼吸指数（apnea hypopnea index : AHI）といい，AHI ≧ 5のとき，睡眠関連呼吸障害（sleep rerated breathing disorders : SRBD）あり，あるいはOSAとする。OSA患者が，1）眠気，充足感のない睡眠，疲労感，あるいは不眠を訴える，2）呼吸停止，あえぎ，窒息感を伴い覚醒する，3）ベッドパートナーや他の観察者が患者の習慣性いびき，呼吸の中断またはその両方を確認する，4）高血圧，気分障害，認知機能障害，冠動脈疾患，脳卒中，うっ血性心不全，心房細動，または2型糖尿病と診断されている，のいずれかひとつが存在する場合で，睡眠ポリグラフ検査（polysomnography: PSG）で睡眠1時間あたり，または必要なパラメータを測定できる携帯用モニター（portable monitor: PM）で記録時間1時間あたり5回以上の中枢性優位ではなく閉塞性優位な呼吸イベント（閉塞性あるいは混合性無呼吸，低呼吸やRERA）が認められる場合，または1）〜4）の臨床症状がなくてもPSG，PMにて同15回以上の主として閉塞性呼吸イベントが認められた場合，閉塞性睡眠時無呼吸症候群（obstructive sleep apnea syndrome: OSAS）と診断される。5 ≦ AHI < 15は軽症，15 ≦ AHI < 30は中等症，AHI ≧ 30は重症に分類される[205]。

肥満との関連

OSAの発症に関連するおもな因子として肥満，高齢，男性，遺伝的素因および人種に依存する頭蓋顎顔面形態などがあるが，最大の危険因子は肥満である。同じBMIでも，東アジア人では下顎が後退しているなどの顔面形態の影響からOSAになりやすいが[209]，肥満は性差や人種差とは無関係にOSAを重症化させる[210, 211]。米国の報告ではBMI 32.3前後で，AHI ≧ 15は約6倍以上に増えている。さらに，

AHI ≧ 15の中等症OSASの58％はBMI ≧ 25に起因するとされている[210]。また，4年間で体重が10％増加するとAHIが32％増加，体重が10％減少するとAHIが26％減少すると報告され，10％の体重増加ではAHI ≧ 15の中等症OSAを発症するリスクが6倍になっている[212]。これらの報告にみられるように，肥満によりOSAの有病率は増加し，急激に重症化する。

有病率

1993年の米国からの報告では，AHI ≧ 5で日中の過度の眠気などの症状を呈するOSASは30〜60歳で男性4％，女性2％であり，AHI ≧ 15のSRBDは男性9.1％，女性4.0％であったと報告されており[213]，肥満の増加とともにOSASの割合も増加傾向である[214]。さらに，循環器疾患，糖尿病，透析中の慢性腎不全患者群では，さらにその有病率は高まるとされる。わが国を含めた東アジア人では欧米に比して肥満度が低いわりに顔面形態などの関連からOSAの割合はそれほど低くないと考えられている[209]。また，肥満がOSAの割合に影響を与えているのは明らかである[215]。PSGで得られたAHIに基づくOSASの割合に関するわが国の疫学データは皆無であるが，7,051人の地域住民を対象とした最近の研究では，携帯型加速度計（アクチグラフ）により測定され客観的睡眠時間によって補正された3 % oxygen desaturation index（ODI: SpO_2が前値から3％以上低下するイベントの1時間あたりの発生回数）≧ 15の中等度以上の睡眠呼吸障害を，男性で23.7％，閉経前女性で1.5％，閉経後女性で9.5％に認めたことが報告されている[216]。チェーン-ストークス呼吸を含むCSAはOSAに比して少ないが，おもに心不全，心房細動，脳卒中患者でみられ，OSAとの合併も多い。

症状と徴候[205]

症状として，日中の過度の眠気，いびき，目撃されている睡眠中の無呼吸，夜間頻尿，情緒・記憶・学習障害，早朝の口や喉の渇き，早朝の頭痛，イン

ポテンツなどがあるが，OSA を予測するためのもっとも信頼できる所見は睡眠中の窒息感やあえぎ呼吸（gasping）の存在である[217]。その他の徴候として，肥満，高血圧（特に治療抵抗性高血圧），口腔咽頭の狭小化などがある。

検　査

OSA 診断の標準的検査として認識されているのは PSG である[218]。酸素飽和度測定のみ，あるいは酸素飽和度の連続測定と呼吸運動，いびき音，心電図，圧センサー，脈波などを組み合わせた簡易モニターも行われているが，脳波測定がなく真の睡眠時間判定ができないので，正確な AHI の測定は不可能である。報告される結果はあくまで測定時間中に異常と判定された呼吸イベント数であるため，AHI を過小評価し，偽陰性が増える可能性があることを認識する必要がある。

合併症と予後

OSA は二次性高血圧の主要な原因のひとつと考えられており，夜間・早朝高血圧や治療抵抗性高血圧を呈するケースが多いことが特徴である[219, 220]。また，糖尿病やインスリン抵抗性の独立した危険因子であることが指摘されており[221]，脂質代謝，メタボリックシンドロームなどとの関連も示唆されているが，高血圧以外でのエビデンスは不十分である。予後については，男性の OSA 患者では致死性・非致死性心血管疾患発症リスクが高いことが示されおり[222]，70 歳未満かつ AHI ≧ 30 で心不全，冠動脈疾患，脳卒中などによる予後悪化も報告されている[223]。女性については一部反論もあるが，OSA と心血管イベント，特に脳卒中について関連ありとする報告がある[224]。

治　療　法

持続気道陽圧呼吸（continuous positive airway pressure: CPAP）は OSAS の標準的な治療法として AHI の有意な低下をもたらし，日中の眠気などの臨床症状や予後の改善に効果があると報告され[225]，わが国では保険適用されている。臨床効果を得るためには少なくとも 1 晩 4 時間以上の CPAP 装着が必要とされているが[226]，CPAP にてアドヒランスが悪い患者，あるいは軽度〜中等症 OSA には，医科から歯科に口腔内装置（oral appliance: OA）を保険適用下で依頼可能である。重症 OSAS には積極的に CPAP の使用を励行するように促し，CPAP の使用が困難な患者，アドヒランスが悪い患者，あるいは軽度〜中等症で CPAP の適用を満たさないが AHI ≧ 5 で臨床症状が強い患者には OA 使用を促すことがよいと考えられる。

減量は肥満を合併した OSAS では必ず励行すべき治療法で，無作為化比較試験（RCT）を含む多くの介入研究が行われており，いずれの結果においても体重減少に伴い AHI が改善されることが示されている[227-229]。メタアナリシスの結果では，5.6 kg あるいは 13.8 kg の減量により，それぞれ 4.6 および 16.1 の AHI 低下がみられている[230-232]。このように減量が AHI を低下させることは明らかであるが，減量のみにより AHI を正常化（< 5）することは困難であることが多く，有効な減量が達成されるまでの期間は未確定なので，CPAP や OA 治療を行いながら減量を図ることが望ましい。CPAP，OA，減量で治療困難な場合，解剖学的異常が明らかな場合は，口蓋垂軟口蓋咽頭形成術や顎顔面形成術をはじめとした外科的治療も行われることがあるが[233, 234]，CPAP や OA に比してエビデンスが乏しい。減量手術も含め，治療後の長期の治療効果[235]のさらなる確認が必要である。

OSAに対するCPAP治療と予後

重症の OSAS に対する CPAP 治療は心血管疾患発症リスクを軽減する可能性が示されており[222]，特にアドヒアランスが良好な患者では，高血圧の新規発症を含む心血管イベントが有意に低下することが報告されている[236]。心血管疾患の既往を有する患者を対象として，CPAP 治療と無治療を比較した SAVE 試験[237]や RICCADSA 試験[238]においては，主要評価項目である心血管複合エンドポイント（心

血管死，心筋梗塞，脳卒中）に両群で統計学的有意差は認められなかったものの，良好な CPAP 使用状況は予後の改善と関連していた。また，BMI ≧ 30 の肥満を有する中等症以上の OSA 患者を対象とした RCT では，減量あるいは CPAP 単独群に比して，両者の併用群ではさらなる血圧の低下が報告されており，減量と CPAP の併用によって上乗せの降圧効果が期待できる[239]。一方で，インスリン抵抗性や脂質異常症に対する CPAP の効果に関しては，改善が得られた試験と得られなかった試験が混在しており，エビデンスは不十分である。また，RCT において CPAP 治療単独では内臓脂肪の減少効果は認められておらず，メタボリックシンドロームが改善しないことも示されている[240-242]。

肥満低換気症候群 (OHS)

BMI ≧ 30 で覚醒中の動脈血二酸化炭素分圧（$PaCO_2$）値 > 45 Torr で SRBD があり，$PaCO_2$ 値の上昇を来す他疾患がない場合を肥満低換気症候群 (OHS) という[205]。OHS は約 90％に OSA を伴い，低換気のない肥満よりも予後が悪い。重症肥満（BMI ≧ 40）は OHS 進展への主要な危険因子とされており[243]，欧米の OHS の BMI の平均はおよそ 44 程度である一方で[244]，わが国の 2014 年の報告では 36.7 であった[245]。欧米とわが国の BMI ≧ 30 の OSA 患者における OHS の割合はほぼ同じであり，わが国では OSA と同様に BMI が低くても OHS になりやすいことが指摘されている[244, 245]。

🔟 変形性膝関節症

肥満と運動器疾患

高齢者に多くみられる関節の変性疾患である変形性関節症は，肥満と関連する代表的な運動器疾患である。肥満患者では変形性膝関節症，変形性股関節症，手の変形性関節症の発症・進行のリスクが増大する。下肢の荷重関節である膝関節では，肥満により負荷が増大し関節軟骨の摩耗が進行すると考えられる。一方，非荷重関節である手指の関節にかかる

負荷は，肥満に伴って体重が増加しても変わらないため，生体力学的要因のみでは説明ができないが，脂肪組織から分泌される生理活性物質であるアディポカインによる関節の慢性炎症も，変形性関節症の発症に関与することが明らかにされた（図 9-5）。特に変形性膝関節症ではその発症と進行に肥満が関連し，肥満患者に対する減量は，運動療法と並んで疼痛や歩行能力の改善に有効な治療法である。

肥満ともっとも密接に関連している運動器疾患である変形性膝関節症に関して，その疫学・病態・治療を解説する。

病態生理

滑膜関節の関節表面は関節軟骨に覆われており，関節にかかる負荷を吸収するクッションとして働くとともに，滑らかな関節運動を可能としている。変形性膝関節症は退行性変化により関節軟骨が徐々に摩耗し，その土台になっている骨（軟骨下骨）の増殖性変化を伴う疾患である（図 9-6）。これらの組織の破綻により疼痛や関節の変形や拘縮が惹き起こされ，多くの高齢患者において歩行機能の低下を来し，日常生活活動制限の大きな要因となっている。

罹患率と肥満との相関

変形性膝関節症は中高齢者で発生率が高く，男性よりも女性の罹患率が高い。わが国で行われた大規模コホート研究（ROAD study）によると，日本における変形性膝関節症の患者数は 2009 年時点でおよそ 2,530 万人（男性 860 万人，女性 1,670 万人）であると推定され，今後高齢化が進みその数はさらに増加すると予測されている[246]。肥満と変形性膝関節症の関連性についてはこれまでに多く報告され，メタアナリシスで BMI が 5 上昇すると変形性膝関節症のリスクが 35％上昇し（95％信頼区間 [CI] 1.21 ～ 1.51），その関連は男性よりも女性で強かった（相対リスク：男性 1.22 [95％ CI 1.19 ～ 1.25]，女性 1.38 [95％ CI 1.23 ～ 1.54]，p = 0.04），と報告されている[247]。

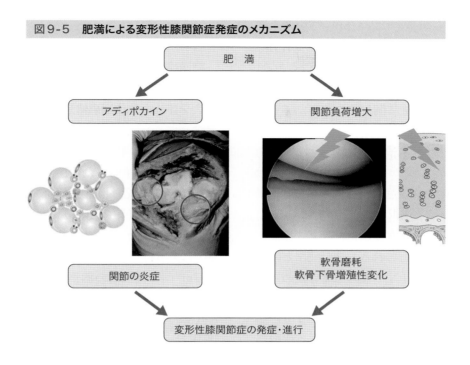

図9-5　肥満による変形性膝関節症発症のメカニズム

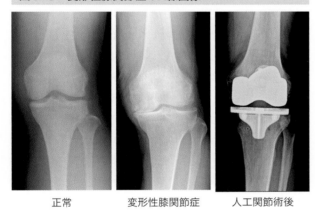

図9-6　変形性膝関節症のＸ線画像

正常　　　変形性膝関節症　　　人工関節術後

体重増加による負荷の増大

　変形性膝関節症の発症には多くの要因が関与すると考えられているが，生体力学的要因として，体重増加による関節にかかる負荷の増大があげられる。関節にかかる負荷について，直接測定可能な人工膝関節手術を受けた患者を対象とした研究で日常生活動作によって膝関節にかかる負荷を測定した結果，両側立位保持で片方の膝には体重の 1.07 倍，片脚立位で 2.59 倍，歩行で 2.61 倍，階段のぼりで 3.16 倍，階段下りで 3.46 倍の負荷がかかっていた[248]。この結果から，肥満患者では荷重関節である膝関節に過大な負荷がかかり，関節軟骨の摩耗や軟骨下骨の増殖性変化が惹き起こされると考えられる。

メタボリックシンドロームとの相関

　変形性膝関節症患者ではメタボリックシンドロームの合併率が高く，また，メタボリックシンドローム患者では変形性膝関節症の発症や進行のリスクが高いと報告されている[249]。このことから，肥満患者の代謝的要因が変形性関節症の発症に関与していることが明らかになった。特に，脂肪組織から産生されるアディポカインは軟骨代謝や骨代謝に影響して，関節内の恒常性を破綻させることで変形性関節症の発症に関与する。レプチンは変形性関節症患者の軟骨細胞で多く産生され，IL-1β とともに関節の炎症を惹き起こすとともに，マトリックスメタロプロテアーゼ（MMP）の産生を介して軟骨の分解を促進する。また，レプチンは骨芽細胞の機能調節を介して骨代謝にも影響し，変形性関節症患者の関節破壊を惹き起こす。アディポネクチンは変形性関節症患者の血清中で上昇しており，進行した症例で高値を示す。関節内の滑膜由来線維芽細胞や膝蓋下脂肪体などからも産生され，関節内濃度とアグリカンの分解との間に相関がみられた。一方で，アディポネ

クチンは IL-1β から誘導される MMP-13 の産生抑制や組織性メタロプロテアーゼ阻害因子（TIMP）の産生を介して，軟骨保護に働くという報告もある。アディポネクチンは骨代謝にも影響し，軟骨代謝とともに変形性関節症の発症に関与する[250]。

減量による治療効果

変形性膝関節症の治療の選択肢は多く，患者背景に応じて適切な治療法を選択することが重要である。多くの患者が対象となる保存療法は，非薬物療法と薬物療法を組み合わせて行われる。運動療法と減量は保存療法の中心であり，すべての患者に勧められる治療であるが，肥満患者に対しては減量という治療介入が重要であり，体重の 5.1％の減量により疼痛および機能障害が改善される[251]。進行した変形性膝関節症に対しては膝周囲骨切り術や人工関節手術などの外科的治療が行われる（**図 9-6**）。肥満の変形性関節症患者に対しても除痛や歩行能力の改善といった効果が期待できるが，病的肥満患者での人工膝関節全置換術では高くはないが周術期感染のリスクなどを伴い，手術費用や入院期間が増加する[252]。

11 肥満関連腎臓病

Statement

1. 肥満は慢性腎臓病の発症および進展の独立した危険因子である。　Level〉I

2. 肥満はアルブミン尿・蛋白尿の独立した危険因子である。　Level〉I
   ときにネフローゼ症候群を来し，腎組織では糸球体肥大と巣状分節性糸球体硬化症を呈する。　Level〉III

3. 肥満関連腎臓病において，減量治療はアルブミン尿・蛋白尿の改善に有効である。　Grade▶A　Level〉I

4. 肥満関連腎臓病において，減量治療は心血管イベント，末期腎不全を予防し，生命予後を改善する。　Grade▶B　Level〉III

疫 学

肥満症の診断に必要となる 11 の健康障害のひとつに肥満関連腎臓病がある。初期には腎肥大，糸球体肥大を伴う糸球体過剰濾過の時期があり，臨床的にはアルブミン尿・蛋白尿が出現して次第に増加する。その後，糸球体硬化を伴って経時的に糸球体濾過量が低下して末期腎不全に至る。肥満は慢性腎臓病（CKD）発症の危険因子であることが，多くの疫学研究とメタアナリシスで示されている。Garofalo らは腎機能が正常な一般成人を対象として，BMI 高値（肥満）による推算糸球体濾過量（eGFR）< 60 mL/分/1.73 m^2 への腎機能の低下もしくはアルブミン尿の出現について検討するため，39 のコホート研究，630,677 人を対象としてメタアナリシスを施行した[253]。肥満は eGFR 低下が 1.28（95％信頼区間 1.07 〜 1.54），アルブミン尿の出現は 1.51（1.36 〜 1.67）といずれにおいても相対リスクの上昇を認めた。この解析にはわが国の 16 コホートが含まれており，肥満の定義としてはアジア人では BMI > 25 が，それ以外の人種では BMI > 30 が用いられている。Zhang らは 8 つの横断研究（14,787 人）と 4 つのコホート研究（166,718 人）のメタアナリシスを施行し，BMI < 25，25 ≦ BMI < 29.9，BMI ≧ 25 もしくは 30，およびメタボリックシンドロームの代謝異常の有無で 6 グループに分けて腎機能の低下（eGFR < 60 mL/分/1.73 m^2）のリスクを検討した[254]。「正常体重，代謝異常なし」を基準として，「BMI ≧ 25，代謝異常なし」では 1.094 倍，「BMI ≧ 30，代謝異常なし」では 1.235 倍，「正常体重，代謝異常あり」では 1.572 倍，「BMI ≧ 25，代謝異常あり」では 1.652 倍，「BMI ≧ 30，代謝異常あり」では 1.898 倍とリスクの上昇を認めている。さらに Pinto らによる 21 論文 3,504,303 人の検討でも，肥満による腎機能低下（eGFR < 60 mL/分/1.73 m^2）のリスクについて 1.81 倍（1.52 〜 2.16）と報告している[255]。

メタボリックシンドロームも CKD 発症の危険因子である。57 研究 10,603,067 人の解析では，メタボリックシンドロームは蛋白尿について 2.08 倍（1.85 〜 2.34），アルブミン尿について 1.92 倍（1.71 〜 2.15）のリスク上昇をもたらすことが報告されている[256]。

また，Thomas らによる 11 研究 30,146 人のメタア ナリシスでは，腎機能の低下（eGFR < 60 mL/分 /1.73 m²）のオッズ比は 1.55（1.34 〜 1.80）であり， それぞれの構成要素のオッズ比は血圧高値が 1.61 （1.29 〜 2.01），トリグリセライド高値が 1.27（1.11 〜 1.46），HDL-C 低値が 1.23（1.12 〜 1.36），腹部 肥満が 1.19（1.05 〜 1.34），血糖高値が 1.14（1.03 〜 1.26）と報告されている [257]。

一方，いったん CKD を発症した場合，その進展 すなわち末期腎不全への進行や生命予後への影響に ついては必ずしも一定の結論が得られていない。た とえば米国国民健康栄養調査（National Health and Nutrition Examination Survey: NHANES）に参加した CKD を有する 2,852 人の患者について検討したとこ ろ，BMI や DXA によって測定した fat mass index や 体脂肪率の高値は死亡率の低下と関連があった [258]。 さらに，3,344 人の CKD 患者のコホート研究では， BMI の上昇は腎代替療法が開始されていない患者 の死亡に対して男性において保護的に作用してお り，また，腎代替療法の開始には男女ともに危険因 子ではないことが報告されている [259]。末期腎不全 となった場合は，BMI の上昇は生命予後の改善に 寄与しており，"obesity paradox" とよばれている [260]。

成　因

肥満はアルブミン尿や蛋白尿の独立した危険因子 であり，蛋白尿の持続的な増加とともに腎機能低下 が進行し，末期腎不全に至る。糖尿病と診断されず このような過程をたどる症例があり，肥満症と腎障 害（蛋白尿や eGFR の低下）を合併した症例は肥満 関連腎臓病（obesity-related kidney disease）とよば れる。さらに腎生検を施行した場合，肥満関連腎臓 病の特異的な腎病理所見は，「巣状糸球体硬化 (focal segmental glomerulosclerosis: FSGS) を伴う糸球体肥 大」もしくは「糸球体肥大単独」であり，肥満関連 腎症（obesity-related glomerulopathy: ORG）とよば れる。一方，肥満症は糖尿病，高血圧症，脂質異常 症を合併することがあり，そのような場合は糖尿病 性腎症，高血圧性腎硬化症，腎組織への脂質の沈着

COLUMN　肥満症と腸内細菌

肥満症の病態に腸内細菌が影響を与えていることが 2000 年頃から報告されるようになり，多種の腸内細菌が 存在する腸管内腔をひとつの代謝器官と解釈することによ る肥満症の病態の理解が進んでいる。腸内細菌は，多糖 や胆汁酸などをさまざまな産物に代謝することは以前から 知られていたが，近年の網羅的な解析手法により，分枝鎖 アミノ酸やアミン，長鎖脂肪酸，さらにニコチンアミドの 代謝・合成にも関わることが明らかにされている。さらに， それらの分子に対する宿主側の受容体などを介した諸臓器 の応答も解明が進み，腸内細菌は腸管内腔での代謝を介 して，宿主のエネルギー代謝，およびインスリン抵抗性や 動脈硬化症などを含めた肥満症の病態を大きく修飾してい ると理解されるようになっている。

同時に，肥満症の治療においても腸内細菌の関与が明ら かにされてきた。食事療法においては，腸内細菌による短 鎖脂肪酸産生が，インクレチン分泌の促進などを介し，肥 満症の病態を改善することが示されている。一方で，食品 添加物や食品用乳化剤は，摂取エネルギーとは独立して腸 管バリア機能低下などを惹き起こし，インスリン抵抗性を 増悪させる。運動療法によるインスリン抵抗性の改善にも，

腸内細菌を介した短鎖脂肪酸産生の促進，分枝鎖アミノ 酸産生の抑制が重要であることが報告されている。薬物療 法においても，たとえばメトホルミンは腸管腔内の胆汁酸 代謝を変化させ，また腸管の糖代謝を変化させることで， 腸内細菌叢の機能変化をもたらし，耐糖能改善に寄与する ことが明らかにされている。減量・代謝改善手術においても， その代謝改善効果に腸内細菌叢と腸管内代謝産物の変化 が重要であることが，日本人を含めた肥満症患者において 示されている。

このように，腸内細菌叢が肥満症に与える影響は大きく， その理解は肥満症の病態解釈と治療に極めて重要である。 さらに最近，個人の腸内細菌叢の成立に，母体の代謝状 態が影響を与えていることも報告された。さまざまなライ フステージの肥満症治療を考えるうえでも，やはり腸内細 菌の理解が大切であると考えられる。

文　献

1) Sonnenburg JL, et al. Diet-microbiota interactions as moderators of human metabolism. Nature. 2016; 535: 56- 64. PMID: 27383980

が腎生検で観察されるが，いずれも血尿が軽度で蛋白尿を呈するため，腎生検が未施行の場合鑑別は困難である。

肥満関連腎臓病の臨床病理学的な特徴を整理すると，臨床的には，1) 高度肥満症でBMI ≧ 35が多い，2) 血尿は認めないか軽度で，非ネフローゼ症候群の範囲にある蛋白尿が多い，3) ネフローゼ症候群の範囲にある蛋白尿を呈することがあるが，血清アルブミンは3.0 g/dL以上に保たれている，4) 減量によって蛋白尿が改善することである。また，病理学的には1) 糸球体肥大（≧ 250μm），2) FSGSを認める，3) 糖尿病性腎症および高血圧性腎硬化症の所見は，糖尿病，高血圧症を合併していれば認められる。特発性FSGSと比較して予後は良好といわれるが，10 〜 33％が末期腎不全に移行すると報告されている[261-263]。

コロンビア大学の腎生検コホート3,263例の検討ではBMI ≧ 40の症例が248例あり，ORGは73例に認められ，167例においては糖尿病性腎症，急性尿細管壊死，高血圧性腎硬化症，IgA腎症，膜性腎症，ループス腎炎など多彩な腎疾患が認められた[264]。また，中国の34,630例の腎生検の後ろ向き研究では，2009 〜 2013年では0.86％，2014 〜 2018年では1.65％にORGを認めており，肥満者の増加と関連している[265]。

肥満関連腎臓病の成因としては，レニン-アンジオテンシン（RA）系の亢進による輸入細動脈の拡張と輸出細動脈の収縮による糸球体過剰濾過，近位尿細管によるナトリウム再吸収の増加，糸球体過剰濾過によるメカニカルストレスによるポドサイトの喪失，高レプチン血症やアディポネクチン低下などのアディポカインの分泌異常が考えられている[266, 267]。

減量治療の効果

食事療法，運動療法は肥満症に対するもっとも効果的な予防・治療であり，肥満関連腎臓病に対する有効性の報告も蓄積している。Navaneethanらはメタアナリシスを施行し13研究（非手術療法6研究，手術療法7研究）を検討した。非手術療法87名ではBMIが3.67減少し，蛋白尿，収縮期血圧が改善され，GFRには変化がなかった。一方，BMI ＞ 40，GFR ≧ 125 mL/分の患者を対象とした手術療法77名では，BMIの低下とともにGFRが25.56 mL/分低下し，糸球体過剰濾過が抑制された[268]。蛋白尿の改善はAfshinniaらのメタアナリシスでも示されており，非手術療法・手術療法を受けた522名の検討で，体重1 kgの減量あたり顕性蛋白尿群では蛋白尿110 mg，微量アルブミン尿群では尿中アルブミン1.1 mgの減少が示されている[269]。また，腎機能についても31研究2,013名（手術療法の13研究562名含む）の検討で，糸球体過剰濾過の症例を検討した6研究ではeGFRが低下し，CKD stage 3 〜 4の患者を対象とした研究では上昇していた[270]。手術療法のみを対象としたメタアナリシスでは蛋白尿の減少，GFR低下の抑制が報告されているが，いずれも末期腎不全への進行を遅らせるかどうかの結論は出ていない[271, 272]。また，薬物療法についてはRA系阻害薬が，糖尿病・非糖尿病に関わらずCKDの進展抑制効果を発揮することは複数のメタアナリシスで報告されている[273]。SGLT2阻害薬では，糖尿病[274]もしくは糖尿病＋非糖尿病患者[275]においてCKDの進展抑制が報告された。GLP-1受容体作動薬も糖尿病に合併したCKDの進展抑制効果が報告されている[276]。しかし，肥満関連腎臓病に対する効果についてはエビデンスに乏しい。さらに，末期腎不全を含むさまざまなステージのCKDに対する食事療法・運動療法・薬物療法・手術療法による減量治療のシステマティックレビューでは，体重の改善は認めるものの心血管リスクや死亡リスクに対する効果は現時点では限定的で，生命予後の改善についてさらなる検討が必要と考えられる。

2 肥満症の診断には含めないが，肥満に関連する健康障害

1 悪性疾患

肥満によるリスク

わが国におけるがんの死亡総数は増加しており，2019 年には死亡全体の 27.3％を占めるに至ったが，肥満もがんのリスク上昇の一因と考えられている[277]。世界がん研究基金と米国がん研究機構は，世界のさまざまな地域における肥満とがんのリスクを報告した成績をまとめ，2007 年に「食物・栄養・身体活動とがん予防：世界的展望」第 2 回エキスパート報告書として出版している[278]。この報告によると，肥満が大腸，食道，子宮体部，膵臓，腎臓，乳房（閉経後）のがんのリスクを増加させることは「確実」，胆嚢がんについては「ほぼ確実」，肝臓がんについては「可能性あり」とされており，2020 年に出版された第 3 回エキスパート報告書でもこれが踏襲されている[279]。Renehan らのメタアナリシスによると，肥満による相対リスクの大きいがんとして，男性では食道（腺がん），甲状腺，結腸，腎臓がん，女性では子宮体部，胆嚢，食道（腺がん），腎臓がんなどがあげられ，一方で，男女とも肺がんについては肥満によりリスクが減少することが報告されている[280]。肥満とがん死亡リスクに関しては，欧米の白人を対象とした 19 件のコホート研究 146 万人の統合解析により，BMI が 22.5 ～ 24.9 のグループにくらべ BMI ＞ 25 のグループでは BMI の増加とともにがん死亡のリスクが増大することが示されており，ハザード比は BMI 30.0 ～ 34.9 で 1.34，35.0 ～ 39.9 で 1.47，40 ～ 49.9 で 1.70 と報告されている[281]。

わが国では高度な肥満の割合が低いことによる統計学的な検出力不足のために，エビデンスは少ないものの，国立がん研究センターによる「科学的根拠に基づく発がん性・がん予防効果の評価とがん予防ガイドライン提言に関する研究」において，肥満が乳がん（閉経後）のリスクを増加させるのは「確実」であり，大腸がんおよび肝臓がんを増加させるのは

「ほぼ確実」，子宮体がんに関しては「可能性あり」と報告されている[282]。がん死亡に対するリスク増加に関しては，女性で BMI ≧ 30 の場合に「可能性あり」とされているが，男性ではむしろ BMI ＜ 23 のやせの場合が「可能性あり」とされている[283,284]。以上のように，肥満はがん死亡や複数の部位のがん罹患リスクを増加させることが，欧米のみならず日本人を対象とした研究においても示されている。肥満の合併ががんの予後に影響を及ぼすかどうかに関する成績はきわめて限定的であるが，BMI の増加が乳がん，大腸がん，前立腺がんの予後不良と関連する一方，腎がんや子宮体がんではむしろ予後が改善することを示した成績がある[285]。

欧米を対象としたコホート研究によると，がん罹患の原因として肥満が寄与する割合は，男性 2.5％，女性 4.1％，がん死亡の原因として肥満が寄与する割合は，男性 4.2％，女性 14.3％と推計されている[286,287]。わが国では欧米とくらべ高度な肥満の割合が小さいことから，がん罹患・死亡に対する肥満の寄与割合は欧米より小さく，それぞれ男性で 0.8％，0.5％，女性で 1.6％，1.1％と推計されている[288]。

前述の欧米白人 146 万人を対象とした解析において，健康な非喫煙者でがん死亡のリスクがもっとも低いのは BMI が 18.5 ～ 24.9 の範囲と報告されている。がん死亡を含めたすべての原因による死亡に関してもおおむね同様であり，BMI 20.0 ～ 24.9 の範囲がもっともリスクが低く，それ以上や以下においてリスクが増加することが知られている[281]。日本人を対象とした研究においてもおおむね同様の結果であり，BMI の推奨範囲として男性 21 ～ 27，女性 21 ～ 25 が示されている[289]。

肥満によりがんが増加する機序として，①インスリン抵抗性を背景とした高インスリン血症と，遊離型インスリン様成長因子（IGF）の増加による細胞増殖促進やアポトーシス抑制作用，②脂肪組織からのエストロゲン分泌の増加（閉経後子宮内膜がんや乳がんのリスク増大），③肥満で多くみられる胃食

道逆流（食道腺がんのリスク増加），④肥満に伴う慢性炎症や低アディポネクチン血症や高レプチン血症の関与，などの可能性が推定されている[290]。

肥満の是正によるリスク低減

前述のとおり，肥満ががん死亡や複数の部位のがん罹患リスクを増加させることは明らかであるが，肥満の是正が悪性疾患のリスクを低減させるかどうかに関する疫学研究は少ない。胃バイパス術などの外科的手術を用いずに生活習慣の改善のみで体重を減少させ減量後の体重を維持するのは難しい場合が多いことや，観察研究において意図的な体重の減量と意図的ではないがんに伴う体重減少を区別するのは困難であることなどが疫学的研究を難しくする要因となっている[291]。

米国において意図的な体重の減量とがんのリスクを検討したいくつかの前向きコホート研究の成績がある[291-293]。Parker らは，意図的に 9 kg 以上体重を減量した女性において全がんあるいは乳がんの罹患リスクが低下することを報告している[292]。Williamson らも，意図的な体重の減量が女性におけるがん死亡の低下と関連することを示している[293]。胃バイパス術などの肥満外科手術（bariatric surgery）は，体重の減量に有効でありリバウンドも少ないことから，欧米では高度な肥満に対する治療として普及している。この肥満外科手術を行った患者群は，手術を受けていない肥満の対照群とくらべてがんの罹患や死亡が低減することを示した報告もみられる[294-296]。以上のようにエビデンスは限定的であるが，肥満の改善はがんの予防につながる可能性が示唆されている。

肥満を是正し適切な体重を維持するうえで食事療法はもっとも重要である。食塩あるいは食塩を多く含有する食品が胃がんのリスクを増加させること，野菜や果物が複数のがんのリスクを低下させること，加工肉や赤肉の過剰摂取が大腸がんのリスクを増加させることなど，個別の栄養素・食品とがんのリスクとの関連も示されており[278, 297, 298]，適正なエネルギー量に加え栄養バランスのよい食事が推奨される。また，運動療法は食事療法とともに肥満の是正と適正体重の維持にきわめて重要である。前述の

「食物・栄養・身体活動とがん予防：世界的展望」第 2 回エキスパート報告書において，運動を含めた身体活動量の増加が大腸がんのリスクを抑制するのは「確実」，乳がん（閉経後）と子宮体がんについては「ほぼ確実」と報告されている[278]。日本人を対象とした観察研究においても，大腸がんのリスクの低下が示されている[299]。食事療法や運動療法とともに節酒や禁煙も，肥満におけるがん予防のための生活習慣改善の一環として重要である。

2 胆 石 症

Statement

1. 肥満は胆石症の危険因子である。 [Level] I

2. 比較的急速な減量時，胆石の生成に注意を要する。 [Level] I

3. 低エネルギー高脂肪食とウルソデオキシコール酸（UDCA）の投与は，減量に伴う胆石生成の予防効果をもつ。 [Grade] B [Level] I

胆石症の危険因子としての肥満

肥満は胆石，とくにコレステロール胆石の危険因子である[300, 301]。55,670 人の胆嚢疾患を有する者を調べた 17 の前向き研究のシステマティックレビューでは，BMI が 5 上昇することに対する胆嚢疾患の相対リスクが 1.63（95% CI 1.49 〜 1.78）であったと報告されている[302]。肥満で胆石が増加する機序として，内臓脂肪型肥満に伴う肝臓のインスリン抵抗性と，胆汁中のコレステロール濃度の上昇の関与が推定されている。しばしば肥満に伴うことが知られるメタボリックシンドローム，非アルコール性脂肪肝炎（nonalcoholic steatohepatitis: NASH），2 型糖尿病なども，胆石の独立した危険因子である[303]。

胆石症の危険因子としての減量

一方で，比較的急速な減量は，胆石の生成を促進することが知られる[301, 304]。その機序として，減量

に伴う胆嚢の収縮力の低下や，胆汁中のコレステロール濃度の過飽和などが知られる。肥満の外科手術においても胆石の発症が増える可能性があり，予防的な胆嚢摘出術が同時に行われることがある。しかし，肥満の外科手術の際，胆嚢を同時摘出するべきかについては，十分なコンセンサスがない。

胆石生成に対する予防法

HMG-CoA 還元酵素阻害薬（いわゆるスタチン）は，コレステロール合成を減少させることにより胆石の生成リスクを軽減する[301]。また，減量に伴う胆石生成に対する予防法として，低エネルギー高脂肪食とウルソデオキシコール酸（UDCA）の投与が有効であるとの報告がある[305]。

3 静脈血栓症・肺塞栓症

> ### *Statement*
>
> 肥満は静脈血栓塞栓症の重要な危険因子である。
>
> Level I

静脈血栓塞栓症の危険因子としての肥満

静脈血栓塞栓症（VTE）とは，肺血栓塞栓症（PE）と深部静脈血栓症（DVT）を併せもつ疾患概念である。肥満は VTE の危険因子の 1 つと考えられている。VTE の一度目の発症に与える肥満の影響を調べたメタアナリシスによれば，肥満者のオッズ比は 2.33（95% CI 1.68 ～ 3.24）と報告されている[306]。肥満は VTE の再発においても危険因子となるが，その関係は男性とくらべて女性において，より強い[307]。また，特に内臓脂肪型肥満は強い危険因子となる。VTE は手術に関連して発症しやすい。わが国における調査でも，産婦人科領域の手術において，BMI ＞ 27 の肥満が周術期肺塞栓に与えるリスクは，オッズ比 3.5 近くにまで上昇することが示されている[308]。

肥満による静脈血栓塞栓症増加の機序

肥満で VTE が増加する機序としていくつかの説明がなされている。まず，肥満症患者では慢性的に腹腔内圧が上昇するため，下腿の静脈からの還流速度が低下する。また，活動性の低下や歩行困難など肥満に伴うさまざまな変化や併存症も，下腿からの静脈血還流量を減少させ，血栓が形成されやすい環境をつくる。さらに，肥満状態では内臓脂肪組織のリモデリングに伴い TNF-α や IL-6 など炎症性サイトカインや PAI-1 などいわゆる悪玉アディポカインの発現が増加する。これらが，凝固系の亢進および線溶系の低下を介して，血栓形成に促進的に働くと考えられている[309]。

静脈血栓塞栓症予防における肥満の位置づけ

わが国で実施された研究において，VTE が発症した場合の院内死亡率は 14% と報告されている[310]。また，死亡例の 26% 以上が発症 1 時間以内の突然死であることから[311]，発症予防の対策が極めて重要である。わが国の関連 10 学会は合同で研究班を組織し，「肺血栓塞栓症および深部静脈血栓症の診断，治療，予防に関するガイドライン（2017 年改訂版）」を作成した[312]。同ガイドラインでは年齢や手術などによりリスクを低，中，高，最高の 4 段階に分類し，段階ごとに施行するべき予防法を推奨している。また，個々の患者の最終的なリスク評価に加味するべき付加的な危険因子の強度を，弱い，中等度，強いの 3 段階にわけて提示している。肥満はこの付加的な危険因子の「弱い」のなかに，エストロゲン治療，下肢静脈瘤などとともに分類されている。

4 気管支喘息

肥満に関連した気管支喘息の特徴

肥満は喘息の発症および発症後増悪の危険因子であり，BMI が高いほど喘息発症のリスクが高くなる[313, 314]。喘息は不均一な臨床的特徴をもつ疾患で

あり，その表現型に応じていくつかの群（クラスター）にわけて整理されることがある。その1つに肥満で特徴づけられる一群が存在すると報告されている。この群に含まれる喘息患者は，肥満であること以外に，高齢発症，非アレルギー性，女性が多い，などの特徴をもつ[315]。

肥満による喘息増悪の機序

肥満が喘息症状を悪化させる機序として，肥満に伴う器質的な変化と代謝・炎症に伴う変化が知られる[316]。前者では脂肪組織などの増加によって気道が狭くなり，肺機能が制限される[317]。後者では，代謝産物や腸内細菌の異常，免疫細胞とそれに伴うサイトカインの変化など多彩な変化によって，気道の閉塞や吸入ステロイド薬に対する抵抗性が生じる[318, 319]。

肥満に関連した喘息の治療

肥満のある喘息患者において，減量は喘息のコントロールと喘息患者のQOLを改善する。その効果は食事療法だけでなく運動療法，および両者の併用療法においても確認されている[320, 321]。ただし，減量による喘息の改善効果を得るためには，10%以上の減量が必要とする報告もある[320]。胃バイパス術など外科治療による減量でも，同様に喘息の改善を認めた[322]。

5 皮膚疾患

肥満に関連した皮膚疾患

肥満症患者では，偽性黒色表皮腫，摩擦疹，汗疹，萎縮性皮膚線条，乾癬などの発症率が高くなる。ま

た，皮膚への細菌や真菌の感染リスクが高くなる結果，爪真菌症や化膿性汗腺炎など皮膚感染性疾患の発症率も高くなる[323]。

肥満関連皮膚疾患の治療

肥満関連皮膚疾患に対する最優先の予防策は減量である。発症後は，患部の清潔保持や保湿クリームなどを用いたスキンケアに加え，個々の疾患に対する治療を行う。

6 男性不妊

男性不妊の危険因子としての肥満

肥満は，男性不妊の危険因子のひとつである。肥満では，視床下部−下垂体−性腺系の機能低下，アンドロゲンの産生減少，高インスリン血症，高レプチン血症などが存在し，その結果として，精子機能やクロマチンに対する悪影響が生じるとされる[324]。

肥満を伴う男性不妊患者の治療

肥満を伴う男性不妊患者に減量を指示する専門家

もいる。また，妊孕性に良いとされる食事や栄養素，運動の効果についても検討が進んでいるが，その効果については，十分に明らかにはなっていない[324]。

7 胃食道逆流症

Statement

1. 肥満は胃食道逆流症の危険因子の 1 つである。
   Level＞Ⅱ

2. 減量は胃酸の pH と胃食道逆流症の自覚症状を改善する。
   Grade▶B Level＞Ⅱ

胃食道逆流症の危険因子としての肥満

　肥満は食道括約筋圧の低下，食道裂孔ヘルニア，腹腔内圧の上昇，胆汁や膵酵素の排出など複合的な機序を介して胃食道逆流症（GERD）の危険因子になると考えられている。高度肥満者では GERD が多く，肥満度と GERD の症状には正の相関があるとの報告がある[325]。治療としては，就寝時の頭部挙上や腹式呼吸などの一般療法に加えて，脂質を避けるなど食事管理をし，減量することで自覚症状を改善することが可能である。肥満合併 GERD 患者では，一般的な噴門形成術が有効でないことがある。その場合，ルーワイ胃バイパス術が有用であることが報告されている[326]。

8 精神疾患

肥満症と精神疾患

　統合失調症や双極性障害といった代表的な精神疾患に肥満症や代謝疾患の併存が多いことが指摘されているが[327, 328]，一方で肥満症全体からみても精神疾患が多く合併し，なかでもうつ病がもっとも多く双方向性に関連していることが指摘されている[329, 330]。肥満症について，メンタルヘルス分野の診断基準 DSM（米国精神医学会による精神疾患の診断・統計マニュアル）においては，「個人によって異なるさ

Statement

1. 肥満症ではさまざまな精神疾患の合併率が高い。特に肥満症患者におけるうつ病の有病率は高く，肥満とうつ病は互いに発病を促進し，症状を悪化させるという悪循環を惹き起こす。
   Level＞Ⅰ

2. 肥満症は，個人によって程度の異なるさまざまな遺伝的，生理的，行動的，そして環境要因が関連する多因子疾患である。 Level＞Ⅲ

3. 肥満症治療を円滑に行うためには，すべての医療者が各患者の心理社会的背景を理解したうえでの支持的対応や環境調整なども含む対応が求められる。その際，オベシティスティグマ（肥満に対する社会的偏見）を患者が感じることがないよう，医療者自身にも患者への配慮が求められる。 Grade▶A Level＞Ⅰ

4. 肥満外科手術（減量・代謝改善手術）の前には，全例に対して心理社会的評価を行う。
   Grade▶A Level＞Ⅲ

まざまな遺伝的，生理的，行動的，そして環境要因が肥満の発症に寄与しているため，肥満は精神疾患とはみなされないのである。しかし，肥満と多くの精神疾患とのあいだには強い関連がある（過食性障害，抑うつ障害群，双極性障害群，統合失調症など）。さらに，向精神薬のなかには肥満の発症に寄与する副作用をもつものもあり，また，肥満は一部の精神疾患（抑うつ障害群）の発症の危険因子である可能性がある。」と記載されており，肥満症と精神疾患の密接な関連を指摘している[331]。そして，2014 年の改訂版 DSM-5 では，むちゃ食いを繰り返す病態でほとんど全例に肥満症を認める「過食性障害（binge eating disorder）」が一疾患として加えられた[331]。

1）肥満症とうつ病

　肥満症でもっとも多く合併するのはうつ病であり，うつ症状との関連性を指摘する報告は多い。うつ病と肥満は双方向性の関係にあり，肥満はうつ病の発症リスクを増大させる一方，うつ病はその後の

肥満のリスクを高めており[329,330]，この傾向は青年でも同様で，女性でより関連性が強かった[332]。さらに両者が強く関連している理由として，心理的，行動的，環境的なメカニズムだけでなく，遺伝的，生理的（神経内分泌調節因子や，脳機能における恒常性や調節機構など）メカニズムも関連しているといわれている[330]。

このようにうつ病が多く合併することが指摘されているが，うつ症状は本人が自覚できない場合もあるため，肥満症治療に際しては，医療者側がうつ病併存の可能性を想定し，簡単な心理テストを導入するのもよい（表9-6）[333]。潜在するうつ病が肥満症治療を困難にしている場合もあり，質問紙の結果をきっかけにメンタルヘルスの治療を導入することで精神心理面が安定し，肥満症治療そのものが円滑に進む可能性もある。

2) その他の精神疾患

統合失調症[327,334]，双極性障害[328,335,336]，不安障害[337]，過食性障害[338-340]，発達障害[341-343]，知的障害[344]など，いずれの精神疾患においても肥満との関連性が指摘されている。特に最近注目されているのは，過食性障害と発達障害である。

過食性障害は，過食（むちゃ食い）のエピソードと，それを制御することができないという感覚の2つを満たす，新たに疾患単位とされた摂食障害である。WHOによる14ヵ国約24,000人を調査した報告では，肥満症患者における有病率は3.3〜3.5%[338]である一方，過食性障害の30.7%が過体重，36.2%が肥満であったと報告されている[339]。また，食物依存との関係性も指摘されており[345]，食行動異常だけでなく，その精神病理も問題となっている。

発達障害にはおもに自閉症スペクトラム障害（ASD）[341,342]と注意欠陥多動性障害（ADHD）[343]があり，いずれも肥満の有病率が高いことが知られているうえ，両者はしばしば合併する。発達障害は，その症状に衝動性の高さ，こだわりに特徴づけられる固執傾向，対人コミュニケーションの不得手さがあり，これらの特性と社会生活におけるストレスと日常の生活パターンが食行動や偏食と結びつくことで肥満が成立すると考えられる。

3) 肥満と向精神薬

肥満症の治療は，前述の合併する精神疾患を治療することでより円滑になると考えられるが，一方で精神疾患の治療に用いられる向精神薬には，肥満を悪化させる副作用をもつものが複数存在する（表9-7）。特に抗精神病薬のオランザピン，クエチアピンは不眠，焦燥感に有効な薬剤であるが，血糖値を上昇させることがあり，糖尿病では禁忌となっている。その他にも食欲増進作用や眠気，めまいなどの副作用から肥満を誘発する可能性のある薬剤も多い。一方，抗てんかん薬であるトピラマートはメタアナリシスで体重減少が証明されている[346]。しかし，精神科の治療は薬物療法だけでなく，精神療法，行動療法，各種心理療法などを組み合わせながら医療者 – 患者関係を継続することそのものも治療であり，患者とのやり取りのなかでは，薬剤を容易に変えることができない場合もある。このような事情を理解したうえで，精神疾患を合併した肥満症患者を診療する場合はメンタルヘルスの主治医と連携し，お互いの専門的立場を理解したうえで，本人にとってもっともよい治療法を考慮していくとよい。

多因子疾患としての肥満症

肥満症が成立する背景には図9-7[347-349]に示すようにさまざまな要因があることが提唱されている。内的および外的要因のほかに，成長発達上の諸問題[350]や，食行動を中心とした食習慣や食への依存といった側面[345,351,352]，心理社会的な葛藤やストレスなどが関連している状態[353,354]は，精神疾患に罹患しやすい素地ができているともいえる。

さらに，昨今問題となっているオベシティスティグマ（肥満に対する社会的偏見）は，各個人の自己評価を下げ（セルフスティグマ），日々のストレスをさらに強く感じさせ，自暴自棄を誘発し肥満を悪化させるという悪循環を成立させる[355-357]。そして，肥満に対する偏見は医療従事者においても存在することが明らかになっており[358,359]，医療者自身にも患者への配慮が求められる[360]。

肥満症の原因や遷延に関連するこのような因子は，各個人において程度に差があり，それぞれにお

表9-6　実用的なうつ病スクリーニングツール

	検査名	質問(項目)数	入手方法・出典
自己記入式の質問紙（診断基準に即した質問紙）	PHQ-9 Patient Health Questionnaire-9	9問(0〜27点) 10点以上はうつ病の可能性を示唆	村松公美子, 上島国利. プライマリ・ケア診療とうつ病スクリーニング評価ツール；Patient Health Questionnare-9. 日本語版「こころとからだの質問票」について. 診断と治療 2009; 97: 1465-73. [333]
自己記入式の質問紙	BDI-II Beck Depression Inventory-2	21問(0〜63点) 0〜13点：極軽症 14〜19点：軽症 20〜28点：中等症 29〜63点：重症	市販 サクセス・ベル株式会社 http://saccess55.co.jp/kobetu/detail/bdi.html
	CES-D Center for Epidemiologic Studies Depression Scale	20問(0〜60点) 閾値：16点以上	市販 株式会社千葉テストセンター https://www.chibatc.co.jp/cgi/web/index.cgi?c=catalogue-zoom&pk=136 サクセス・ベル株式会社 http://www.saccess55.co.jp/kobetu/detail/ces-d.html
	SDS Self-rating Depression Scale	20問 40〜47点：軽度 48〜55点：中等度 56点〜：重度	市販 株式会社千葉テストセンター https://www.chibatc.co.jp/cgi/web/index.cgi?c=catalogue-zoom&pk=138 サクセス・ベル株式会社 http://www.saccess55.co.jp/kobetu/detail/sds.html

表9-7　精神症状に使用する各薬物の特徴

薬物	おもな治療薬	利点	肥満治療に関しての留意事項
抗うつ薬	SSRI・SNRI NaSSA 三環系・四環系 その他	うつ病, うつ状態に効果があり. SSRIであるフルボキサミンとフルオキセチンは衝動的な食行動に対してのエビデンスあり.	三環系：心毒性あり循環器疾患の合併にはとくに不向き, また, 食欲増進の副作用あり. SNRI：尿閉の副作用あり腎障害には不向き. NaSSA：傾眠による活動量低下が懸念される. 食欲増進の副作用もあり.
抗精神病薬	非定型抗精神病薬 定型抗精神病薬	基本的に統合失調症に対しての薬だが, 衝動性, 不安定性, 易刺激性にも効果がある.	食欲増進, 眠気, ふらつきなどのあるものが多いため, リスクとベネフィットを考慮したうえでの処方となる. 特にクエチアピン, オランザピンは血糖を上昇させることがあり, 糖尿病には禁忌である.
気分安定薬	リチウム 各種抗てんかん薬 非定型抗精神病薬 定型抗精神病薬	強い衝撃性や感情の波を抑えることができる.	バルプロ酸では体重増加が指摘されている. トピラマートはメタアナリシスで効果があることが示されている[346].
抗不安薬	BZ系（ジアゼパムなど） 非BZ系（タンドスピロン）	即効性があり, 不安感, 緊張感の改善を明確に自覚できる.	傾眠やふらつきの副作用があるものがほとんどで, 活動量低下が懸念される. 筋弛緩作用があるため, 睡眠時無呼吸症候群合併の患者には夕方以降は慎重投与.
睡眠薬	BZ系（ブロチゾラムなど） メラトニン受容体作動薬（ラメルテオン） オレキシン受容体拮抗薬（スボレキサントなど）	不眠・浅眠の改善を明確に自覚できる.	BZ系は筋弛緩作用があるため, 睡眠時無呼吸症候群合併の患者には慎重投与. 逆行性健忘の副作用あり. 記憶のないあいだに, 夜間摂食行動が出るなどに注意が必要. 呼吸に影響を与えないBZ系以外の新出の睡眠薬が推奨される.
漢方薬	抑肝散 柴胡加竜骨牡蛎湯など	衝動的な食行動やうつ症状などのさまざまな精神症状に有用な場合がある. 副作用や相互作用を最小限に抑えられる.	食前3回内服, 口あたりの悪さなどで敬遠される場合もある. 各個人によって適応, 効果発現に差がある.

BZ系：ベンゾジアゼピン系, NaSSA：ノルアドレナリン作動性・特異的セロトニン作動性抗うつ薬, SSRI：選択的セロトニン再取込み阻害薬, SNRI：セロトニン・ノルアドレナリン再取込み阻害薬

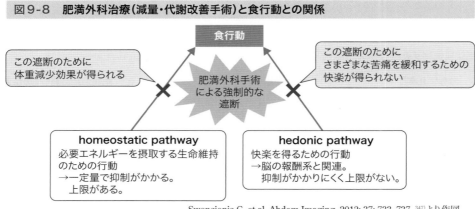

図9-7　肥満症成立にかかわるさまざまな因子

内的および外的要因

- 遺伝的素因
- 経済的問題（健康的なものは高価な傾向）
- 交通手段の発展などによる活動量の低下
- 神経伝達物質およびホルモンの問題

肥満が持続・悪化する要因

- 成長発達における問題
- 習慣化および依存的な要素
- 心理社会的背景（家族・学校・職場など）
- 精神病理学的要素（むちゃ食い障害など）

肥満

精神疾患
罹患の
準備状態

さらに悪循環を来す要因

- 身体的な不自由さ
- 偏見や軽蔑による自己評価の低下
  （オベシティスティグマの問題）
- 身体合併症に対する不安

高度肥満症

Swencionis C, et al. Abdom Imaging. 2012; 37: 733–737.[347]より作図，林果林ほか．精神科治療学．2014；29；
477–482.[348]，林果林ほか．臨床栄養．2015；127：575–578.[349]より改変

図9-8　肥満外科治療（減量・代謝改善手術）と食行動との関係

食行動

この遮断のために
体重減少効果が得られる

肥満外科手術
による強制的な
遮断

この遮断のために
さまざまな苦痛を緩和するための
快楽が得られない

homeostatic pathway
必要エネルギーを摂取する生命維持
のための行動
→一定量で抑制がかかる。
　上限がある。

hedonic pathway
快楽を得るための行動
→脳の報酬系と関連。
　抑制がかかりにくく上限がない。

Swencionis C, et al. Abdom Imaging. 2012; 37: 733–737.[347]より作図

いて事情が異なる。そのため，肥満症患者にかかわるすべての医療者には，各患者の肥満状態が成立した背景を見立て，理解したうえでの支持的対応や，必要時には環境調整（家族への説明理解，各種行政サービスのコーディネートなど）も含む診療が推奨される[361]。

肥満外科手術（減量・代謝改善手術）前の心理社会的評価の重要性

食行動には，上限のある生命維持のための食行動（homeostatic pathway）と，上限のない報酬系と結びつく食行動（hedonic pathway）があり，高度肥満症患者はこのhedonic pathwayが何らかの理由から過度に賦活されている状態と考えることができる。その何らかの理由が前述のさまざまな程度の異なる多因子であり，肥満外科手術はそれまでhedonic pathwayによって何とか保っていた個人の報酬系の均衡を崩す可能性がある（図9-8）。肥満外科手術（減量・代謝改善手術）が広く普及している欧米においては，当初，心理社会的評価を怠った結果，術後の精神症状の悪化（自殺や自傷行為の増加）[362-366]が指摘された。そのため，現在，欧米のガイドラインでは肥満外科手術（減量・代謝改善手術）前に心理社会的評価を行うことが推奨されており[367-369]，特に2019年に発表された最新の米国のガイドラインでは全例に

行うことを推奨している[367, 370]。日本の肥満外科手術（減量・代謝改善手術）候補者の精神疾患有病率は26〜52％と高く[371, 372]，2021年に発表された本邦3学会合同委員会によるコンセンサスステートメントにおいても，術前の心理社会的評価の重要性を指摘している。推奨される評価項目には，①心理社会的背景の聴取，②簡易構造化面接（MINI）によ

る精神疾患のスクリーニング，③心理テストによる精神症状や食行動の評価があげられている[23]。

一方，術後の体重減少効果による精神面，心理社会面のポジティブな効果も報告されており[373-375]，手術施行に際しては，リスクとベネフィットを踏まえたうえでの総合的な判断が必要である。

第9章の文献

1) Ford ES, et al. Metabolic syndrome and incident diabetes: Current state of the evidence. Diabetes Care. 2008; 31: 1898-1904. PMID: 18591398
2) 日本糖尿病学会. 糖尿病診療ガイドライン2019. 南江堂; 2019.
3) Diabetes Prevention Program Research Group. Reduction in the incidence of type 2 diabetes with lifestyle intervention or metformin. N Engl J Med. 2002; 346: 393-403. PMID: 11832527
4) Eriksson J, et al. Prevention of Type II diabetes in subjects with impaired glucose tolerance: the Diabetes Prevention Study (DPS) in Finland. Study design and 1-year interim report on the feasibility of the lifestyle intervention programme. Diabetologia. 1999; 42: 793-801. PMID: 10440120
5) Look AHEAD Research Group. Eight-year weight losses with an intensive lifestyle intervention: The look AHEAD study. Obesity (Silver Spring). 2014; 22: 5-13. PMID: 24307184
6) Look AHEAD Research Group. Cardiovascular effects of intensive lifestyle intervention in type 2 diabetes. N Engl J Med. 2013; 369: 145-154. PMID: 23796131
7) 清野裕ほか. 糖尿病の分類と診断基準に関する委員会報告. 糖尿病. 2012；55：485-504.
8) 日本糖尿病学会. 糖尿病治療ガイド2022-2023. 文光堂; 2022.
9) 日本糖尿病学会, 日本老年医学会. 高齢者糖尿病治療ガイド2021. 文光堂；2021.
10) 日本高血圧学会高血圧治療ガイドライン作成委員会. 高血圧治療ガイドライン2019. ライフサイエンス出版；2019.
11) 日本動脈硬化学会. 動脈硬化性疾患予防ガイドライン 2022年版. 日本動脈硬化学会; 2022.
12) Ueki K, et al.; J-DOIT3 Study Group. Effect of an intensified multifactorial intervention on cardiovascular outcomes and mortality in type 2 diabetes (J-DOIT3): an open-label, randomised controlled trial. Lancet Diabetes Endocrinol. 2017; 5: 951-964. PMID: 29079252
13) UK Prospective Diabetes Study (UKPDS) Group. Effect of intensive blood-glucose control with metformin on complications in overweight patients with type 2 diabetes (UKPDS 34). Lancet. 1998; 352: 854-865. PMID: 9742977
14) Griffin SJ, et al. Impact of metformin on cardiovascular disease: a meta-analysis of randomised trials among people with type 2 diabetes. Diabetologia. 2017; 60: 1620-1629. PMID: 28770324
15) Zheng SL, et al. Association between use of sodium-glucose cotransporter 2 inhibitors, glucagon-like peptide 1 agonists, and dipeptidyl peptidase 4 inhibitors with all-cause mortality in patients with type 2 diabetes: A systematic review and meta-analysis. JAMA. 2018; 319: 1580-1591. PMID: 29677303
16) Gargiulo P, et al. Efficacy and safety of glucagon-like peptide-1 agonists on macrovascular and microvascular events in type 2 diabetes mellitus: A meta-analysis. Nutr Metab Cardiovasc Dis. 2017; 27: 1081-1088. PMID: 29113708
17) Ribaric G, et al. Diabetes and weight in comparative studies of bariatric surgery vs conventional medical therapy: A systematic review and meta-analysis. Obes Surg. 2014; 24: 437-455. PMID: 24374842
18) Chang SH, et al. The effectiveness and risks of bariatric surgery: An updated systematic review and meta-analysis, 2003-2012. JAMA Surg. 2014; 149: 275-287. PMID: 24352617
19) Yan Y, et al. Roux-en-Y gastric bypass versus medical treatment for type 2 diabetes mellitus in obese patients: A systematic review and meta-analysis of randomized controlled trials. Medicine (Baltimore). 2016; 95: e3462. PMID: 27124041
20) Merlotti C, et al. Bariatric surgery and diabetic retinopathy: a systematic review and meta-analysis of controlled clinical studies. Obes Rev. 2017; 18: 309-316. PMID: 28085992
21) Carlsson LMS, et al. Long-term incidence of microvascular disease after bariatric surgery or usual care in patients with obesity, stratified by baseline glycaemic status: a post-hoc analysis of participants from the Swedish Obese Subjects study. Lancet Diabetes Endocrinol. 2017; 5: 271-279. PMID: 28237791
22) Cummings DE, et al. Bariatric/metabolic surgery to treat type 2 diabetes in patients with a BMI <35 kg/m2. Diabetes Care. 2016; 39: 924-933. PMID: 27222550
23) 日本人の肥満2型糖尿病患者に対する減量・代謝改善手術の適応基準に関する3学会合同委員会. 日本人の肥満2型糖尿病患者に対する減量・代謝改善手術に関するコンセンサスステートメント. コンパス出版；2021. p.34.
24) Lamon-Fava S, et al. Impact of body mass index on coronary heart disease risk factors in men and women: The Framingham Offspring Study. Arterioscler Thromb Vasc Biol. 1996; 16: 1509-1515. PMID: 8977456
25) 厚生労働科学研究費補助金（循環器疾患・糖尿病等生活習慣病対策総合研究事業）. 生活習慣病予防活動・疾病管理による健康指標に及ぼす影響と医療費適正化効果に関する研究. 平成23年度総括・分担研究報告書. 2012.

26) Iso H, et al. Serum triglycerides and risk of coronary heart disease among Japanese men and women. Am J Epidemiol. 2001; 153: 490-499. PMID: 11226981

27) Kotani K, et al.; Japan Obesity and Metabolic Syndrome Study Group. A novel oxidized low-density lipoprotein marker, serum amyloid A-LDL, is associated with obesity and the metabolic syndrome. Atherosclerosis. 2009; 204: 526-531. PMID: 19007930

28) Satoh N, et al. Small dense LDL-cholesterol relative to LDL-cholesterol is a strong independent determinant of hypoadiponectinemia in metabolic syndrome. Circ J. 2008; 72: 932-939. PMID: 18503219

29) Sacks FM, et al. Comparison of weight-loss diets with different compositions of fat, protein, and carbohydrates. N Engl J Med. 2009; 360: 859-873. PMID: 19246357

30) Gardner CD, et al. Comparison of the Atkins, Zone, Ornish, and LEARN diets for change in weight and related risk factors among overweight premenopausal women: The A TO Z Weight Loss Study: a randomized trial. JAMA. 2007; 297: 969-977. PMID: 17341711

31) Dansinger ML, et al. Comparison of the Atkins, Ornish, Weight Watchers, and Zone diets for weight loss and heart disease risk reduction: A randomized trial. JAMA. 2005; 293: 43-53. PMID: 15632335

32) Shai I, et al.; for the Dietary Intervention Randomized Controlled Trial (DIRECT) Group. Weight loss with a low-carbohydrate, Mediterranean, or low-fat diet. N Engl J Med. 2008; 359: 229-241. PMID: 18635428

33) Tada N, et al. Japanese dietary lifestyle and cardiovascular disease. J Atheroscler Thromb. 2011; 18: 723-734. PMID: 21685707

34) Shirai K, et al. The effects of partial use of formula diet on weight reduction and metabolic variables in obese type 2 diabetic patients—Multicenter trial. Obes Res Clin Pract. 2013; 7: e43-e54. PMID: 24331681

35) Durstine JL, et al. Blood lipid and lipoprotein adaptations to exercise: A quantitative analysis. Sports Med. 2001; 31: 1033-1062. PMID: 11735685

36) Leon AS, et al. Response of blood lipids to exercise training alone or combined with dietary intervention. Med Sci Sports Exerc. 2001; 33: S502-S515. PMID: 11427777

37) Kelley GA, et al. Walking, lipids, and lipoproteins: a meta-analysis of randomized controlled trials. Prev Med. 2004; 38: 651-661. PMID: 15066369

38) Kelley GA, et al. Aerobic exercise and lipids and lipoproteins in women: a meta-analysis of randomized controlled trials. J Womens Health (Larchmt). 2004; 13: 1148-1164. PMID: 15650348

39) Kelley GA, et al. Exercise, lipids, and lipoproteins in older adults: a meta-analysis. Prev Cardiol. 2005; 8: 206-214. PMID: 16230875

40) Kodama S, et al. Effect of aerobic exercise training on serum levels of high-density lipoprotein cholesterol: A meta-analysis. Arch Intern Med. 2007; 167: 999-1008. PMID: 17533202

41) Kuhle CL, et al. Effect of exercise on anthropometric measures and serum lipids in older individuals: a systematic review and meta-analysis. BMJ Open. 2014; 4: e005283. PMID: 24928594

42) Kelley GA, et al. Aerobic exercise and lipids and lipoproteins in men: a meta-analysis of randomized controlled trials. J Mens Health Gend. 2006; 3: 61-70. PMID: 18645633

43) Kelley GA, et al. Impact of progressive resistance training on lipids and lipoproteins in adults: Another look at a meta-analysis using prediction intervals. Prev Med. 2009; 49: 473-475. PMID: 19804794

44) Koba S, et al. Physical activity in the Japan population: association with blood lipid levels and effects in reducing cardiovascular and all-cause mortality. J Atheroscler Thromb. 2011; 18: 833-845. PMID: 21946534

45) Saito Y, et al.; for the JELIS Investigators, Japan. Effects of EPA on coronary artery disease in hypercholesterolemic patients with multiple risk factors: Sub-analysis of primary prevention cases from the Japan EPA Lipid Intervention Study (JELIS). Atherosclerosis. 2008; 200: 135-140. PMID: 18667204

46) Hall JE, et al. Obesity-induced hypertension: Interaction of neurohumoral and renal mechanisms. Circ Res. 2015; 116: 991-1006. PMID: 25767285

47) Fox CS, et al. Abdominal visceral and subcutaneous adipose tissue compartments: Association with metabolic risk factors in the Framingham Heart Study. Circulation. 2007; 116: 39-48. PMID: 17576866

48) Ohnishi H, et al. Incidence of hypertension in individuals with abdominal obesity in a rural Japanese population: The Tanno and Sobetsu study. Hypertens Res. 2008; 31: 1385-1390. PMID: 18957809

49) 名倉育子. 都市住民のBMIの変化と血圧の変化の関連. 日本公衆衛生雑誌. 2005；52：607-617.

50) Neter JE, et al. Influence of weight reduction on blood pressure: A meta-analysis of randomized controlled trials. Hypertension. 2003; 42: 878-884. PMID: 12975389

51) 日本高血圧学会 高血圧診療ガイド2020作成委員会. 高血圧診療ガイド2020. 文光堂；2020.

52) Semlitsch T, et al. Long-term effects of weight-reducing diets in people with hypertension. Cochrane Database Syst Rev. 2021: CD008274. PMID: 33555049

53) Ogihara T, et al.; for the Candesartan Antihypertensive Survival Evaluation in Japan Trial Group. Effects of candesartan compared with amlodipine in hypertensive patients with high cardiovascular risks: Candesartan antihypertensive survival evaluation in Japan trial. Hypertension. 2008; 51: 393-398. PMID: 18172059

54) Trissel LA. Pharmaceutical properties of paclitaxel and their effects on preparation and administration. Pharmacotherapy. 1997; 17: 133S-139S. PMID: 9322880

55) Kakutani-Hatayama M, et al. Nonpharmacological Management of Gout and Hyperuricemia: Hints for Better Lifestyle. Am J Lifestyle Med. 2015; 11: 321-329. PMID: 30202351

56) Matsuura F, et al. Effect of visceral fat accumulation on uric acid metabolism in male obese subjects: Visceral fat obesity is linked more closely to overproduction of uric acid than subcutaneous fat obesity. Metabolism. 1998; 47: 929-933. PMID: 9711987

57) 日本痛風・尿酸核酸学会ガイドライン改訂委員会. 高尿酸血症・痛風の治療ガイドライン 第3版. 診断と治療社；2018.

58) Muramoto A, et al. Three percent weight reduction is the minimum requirement to improve health hazards in obese and overweight people in Japan. Obes Res Clin Pract. 2014; 8: e466-e475. PMID: 25263836

59) Castaldo G, et al. Aggressive nutritional strategy in morbid obesity in clinical practice: Safety, feasibility, and effects on metabolic and haemodynamic risk factors. Obes Res Clin

Pract. 2016; 10: 169-177. PMID: 26044613

60) Faller J, et al. Ethanol-induced hyperuricemia: Evidence for increased urate production by activation of adenine nucleotide turnover. N Engl J Med. 1982; 307: 1598-1602. PMID: 7144847

61) Nishimura T, et al. Influence of daily drinking habits on ethanol-induced hyperuricemia. Metabolism. 1994; 43: 745-748. PMID: 8201965

62) Gibson T, et al. A controlled study of diet in patients with gout. Ann Rheum Dis. 1983; 42: 123-127. PMID: 6847259

63) Malik VS, et al. Sugar-sweetened beverages and risk of metabolic syndrome and type 2 diabetes: A meta-analysis. Diabetes Care. 2010; 33: 2477-2483. PMID: 20693348

64) Yamamoto T, et al. Effects of febuxostat on serum urate level in Japanese hyperuricemia patients. Mod Rheumatol. 2015; 25: 779-783. PMID: 25671406

65) Arnett DK, et al. 2019 ACC/AHA Guideline on the Primary Prevention of Cardiovascular Disease: A Report of the American College of Cardiology/American Heart Association Task Force on Clinical Practice Guidelines. Circulation. 2019; 140: e596-e646. PMID: 30879355

66) Hubert HB, et al. Obesity as an independent risk factor for cardiovascular disease: A 26-year follow-up of participants in the Framingham Heart Study. Circulation. 1983; 67: 968-977. PMID: 6219830

67) Mongraw-Chaffin ML, et al. The sex-specific association between BMI and coronary heart disease: A systematic review and meta-analysis of 95 cohorts with 1·2 million participants. Lancet Diabetes Endocrinol. 2015; 3: 437-449. PMID: 25960160

68) Chen Y, et al. Association between body mass index and cardiovascular disease mortality in east Asians and south Asians: pooled analysis of prospective data from the Asia Cohort Consortium. BMJ. 2013; 347: f5446. PMID: 24473060

69) Matsuzawa Y, et al. Adiponectin and metabolic syndrome. Arterioscler Thromb Vasc Biol. 2004; 24: 29-33. PMID: 14551151

70) Neeland IJ, et al.; for the International Atherosclerosis Society and the International Chair on Cardiometabolic Risk Working Group on Visceral Obesity. Visceral and ectopic fat, atherosclerosis, and cardiometabolic disease: a position statement. Lancet Diabetes Endocrinol. 2019; 7: 715-725. PMID: 31301983

71) Powell-Wiley TM, et al. Obesity and Cardiovascular Disease: A Scientific Statement From the American Heart Association. Circulation. 2021; 143: e984-e1010. PMID: 33882682

72) Kokubo Y, et al. Impact of metabolic syndrome components on the incidence of cardiovascular disease in a general urban Japanese population: The Suita study. Hypertens Res. 2008; 31: 2027-2035. PMID: 19098374

73) Ninomiya T, et al. Impact of metabolic syndrome on the development of cardiovascular disease in a general Japanese population: The Hisayama study. Stroke. 2007; 38: 2063-2069. PMID: 17525396

74) Iso H, et al. Risk Classification for Metabolic Syndrome and the Incidence of Cardiovascular Disease in Japan With Low Prevalence of Obesity: A Pooled Analysis of 10 Prospective Cohort Studies. J Am Heart Assoc. 2021; 10: e020760. PMID: 34796738

75) Shimabukuro M. Cardiac adiposity and global cardiometabolic risk: New concept and clinical implication.

Circ J. 2009; 73: 27-34. PMID: 19057089

76) Shimabukuro M, et al. Epicardial adipose tissue volume and adipocytokine imbalance are strongly linked to human coronary atherosclerosis. Arterioscler Thromb Vasc Biol. 2013; 33: 1077-1084. PMID: 23471228

77) Tanabe H, et al. Novel strategies for glycaemic control and preventing diabetic complications applying the clustering-based classification of adult-onset diabetes mellitus: A perspective. Diabetes Res Clin Pract. 2021; 180: 109067. PMID: 34563587

78) Itoh H, et al. Metabolically Healthy Obesity and the Risk of Cardiovascular Disease in the General Population — Analysis of a Nationwide Epidemiological Database. Circ J. 2021; 85: 914-920. PMID: 33551397

79) Niedziela J, et al. The obesity paradox in acute coronary syndrome: a meta-analysis. Eur J Epidemiol. 2014; 29: 801-812. PMID: 25354991

80) Antonopoulos AS, et al. From the BMI paradox to the obesity paradox: the obesity-mortality association in coronary heart disease. Obes Rev. 2016; 17: 989-1000. PMID: 27405510

81) Neeland IJ, et al. Cardiovascular and Metabolic Heterogeneity of Obesity: Clinical Challenges and Implications for Management. Circulation. 2018; 137: 1391-1406. PMID: 29581366

82) Vicent L, et al. Frailty and acute coronary syndrome: does gender matter? J Geriatr Cardiol. 2019; 16: 138-144. PMID: 30923545

83) Park DW, et al. Association of body mass index with major cardiovascular events and with mortality after percutaneous coronary intervention. Circ Cardiovasc Interv. 2013; 6: 146-153. PMID: 23532553

84) Lavie CJ, et al. Reprint of: Healthy Weight and Obesity Prevention: JACC Health Promotion Series. J Am Coll Cardiol. 2018; 72: 3027-3052. PMID: 30522635

85) Elagizi A, et al. An Overview and Update on Obesity and the Obesity Paradox in Cardiovascular Diseases. Prog Cardiovasc Dis. 2018; 61: 142-150. PMID: 29981771

86) Bozkurt B, et al. Contributory Risk and Management of Comorbidities of Hypertension, Obesity, Diabetes Mellitus, Hyperlipidemia, and Metabolic Syndrome in Chronic Heart Failure: A Scientific Statement From the American Heart Association. Circulation. 2016; 134: e535-e578. PMID: 27799274

87) Loehr LR, et al. Association of multiple anthropometrics of overweight and obesity with incident heart failure: The Atherosclerosis Risk in Communities study. Circ Heart Fail. 2009; 2: 18-24. PMID: 19808311

88) Pandey A, et al. Relationship Between Physical Activity, Body Mass Index, and Risk of Heart Failure. J Am Coll Cardiol. 2017; 69: 1129-1142. PMID: 28254175

89) Pandey A, et al. Body Mass Index and Cardiorespiratory Fitness in Mid-Life and Risk of Heart Failure Hospitalization in Older Age: Findings From the Cooper Center Longitudinal Study. JACC Heart Fail. 2017; 5: 367-374. PMID: 28396043

90) Marcks N, et al. Re-appraisal of the obesity paradox in heart failure: a meta-analysis of individual data. Clin Res Cardiol. 2021; 110: 1280-1291. PMID: 33704552

91) Rosengren A, et al. Big men and atrial fibrillation: effects of body size and weight gain on risk of atrial fibrillation in men. Eur Heart J. 2009; 30: 1113-1120. PMID: 19304990

92) Tedrow UB, et al. The long- and short-term impact of elevated body mass index on the risk of new atrial fibrillation

the WHS (women's health study). J Am Coll Cardiol. 2010; 55: 2319-2327. PMID: 20488302

93) Watanabe H, et al. Metabolic syndrome and risk of development of atrial fibrillation: The Niigata preventive medicine study. Circulation. 2008; 117: 1255-1260. PMID: 18285562

94) Hamada R, et al. Influence of abdominal obesity and habitual behaviors on incident atrial fibrillation in Japanese. J Cardiol. 2018; 71: 118-124. PMID: 29126781

95) Wong CX, et al. Associations of Epicardial, Abdominal, and Overall Adiposity With Atrial Fibrillation. Circ Arrhythm Electrophysiol. 2016; 9: e004378. PMID: 27923804

96) Oba K, et al. Effect of the Epicardial Adipose Tissue Volume on the Prevalence of Paroxysmal and Persistent Atrial Fibrillation. Circ J. 2018; 82: 1778-1787. PMID: 29806623

97) Maeda M, et al. Usefulness of Epicardial Adipose Tissue Volume to Predict Recurrent Atrial Fibrillation After Radiofrequency Catheter Ablation. Am J Cardiol. 2018; 122: 1694-1700. PMID: 30244845

98) Aune D, et al. Body mass index, abdominal fatness, and the risk of sudden cardiac death: a systematic review and dose-response meta-analysis of prospective studies. Eur J Epidemiol. 2018; 33: 711-722. PMID: 29417316

99) Adabag S, et al. Obesity related risk of sudden cardiac death in the atherosclerosis risk in communities study. Heart. 2015; 101: 215-221. PMID: 25410499

100) Fumagalli S, et al. Determinants of thoracic electrical impedance in external electrical cardioversion of atrial fibrillation. Am J Cardiol. 2006; 98: 82-87. PMID: 16784926

101) Madigan CD, et al. Regular self-weighing to promote weight maintenance after intentional weight loss: a quasi-randomized controlled trial. J Public Health (Oxf). 2014; 36: 259-267. PMID: 23753256

102) Look AHEAD Research Group. Association of the magnitude of weight loss and changes in physical fitness with long-term cardiovascular disease outcomes in overweight or obese people with type 2 diabetes: a post-hoc analysis of the Look AHEAD randomised clinical trial. Lancet Diabetes Endocrinol. 2016; 4: 913-921. PMID: 27595918

103) Ma C, et al. Effects of weight loss interventions for adults who are obese on mortality, cardiovascular disease, and cancer: systematic review and meta-analysis. BMJ. 2017; 359: j4849. PMID: 29138133

104) Pathak RK, et al. Long-Term Effect of Goal-Directed Weight Management in an Atrial Fibrillation Cohort: A Long-Term Follow-Up Study (LEGACY). J Am Coll Cardiol. 2015; 65: 2159-2169. PMID: 25792361

105) Abed HS, et al. Effect of weight reduction and cardiometabolic risk factor management on symptom burden and severity in patients with atrial fibrillation: A randomized clinical trial. JAMA. 2013; 310: 2050-2060. PMID: 24240932

106) Frühbeck G. Bariatric and metabolic surgery: a shift in eligibility and success criteria. Nat Rev Endocrinol. 2015; 11: 465-477. PMID: 26055046

107) Sjöström L, et al. Bariatric surgery and long-term cardiovascular events. JAMA. 2012; 307: 56-65. PMID: 22215166

108) Batsis JA, et al. Cardiovascular risk after bariatric surgery for obesity. Am J Cardiol. 2008; 102: 930-937. PMID: 18805125

109) Benotti PN, et al. Gastric Bypass Surgery Produces a Durable Reduction in Cardiovascular Disease Risk Factors and Reduces the Long-Term Risks of Congestive Heart Failure. J

Am Heart Assoc. 2017; 6: e005126. PMID: 28536154

110) Palmer SC, et al. Sodium-glucose cotransporter protein-2 (SGLT-2) inhibitors and glucagon-like peptide-1 (GLP-1) receptor agonists for type 2 diabetes: systematic review and network meta-analysis of randomised controlled trials. BMJ. 2021; 372: m4573. PMID: 33441402

111) Ghosh RK, et al. Sodium Glucose Co-transporter 2 Inhibitors and Heart Failure. Am J Cardiol. 2019; 124: 1790-1796. PMID: 31627834

112) McMurray JJV, et al.; for the DAPA-HF Trial Committees and Investigators. Dapagliflozin in Patients with Heart Failure and Reduced Ejection Fraction. N Engl J Med. 2019; 381: 1995-2008. PMID: 31535829

113) Zannad F, et al. SGLT2 inhibitors in patients with heart failure with reduced ejection fraction: a meta-analysis of the EMPEROR-Reduced and DAPA-HF trials. Lancet. 2020; 396: 819-829. PMID: 32877652

114) Oyama K, et al. Obesity and effects of dapagliflozin on cardiovascular and renal outcomes in patients with type 2 diabetes mellitus in the DECLARE-TIMI 58 trial. Eur Heart J. 2021 Aug 24. doi: 10.1093/eurheartj/ehab530 PMID: 34427295

115) Wilding JPH, et al.; for the STEP 1 Study Group. Once-Weekly Semaglutide in Adults with Overweight or Obesity. N Engl J Med. 2021; 384: 989-1002. PMID: 33567185

116) Rubino D, et al.; for the STEP 4 Investigators. Effect of Continued Weekly Subcutaneous Semaglutide vs Placebo on Weight Loss Maintenance in Adults With Overweight or Obesity: The STEP 4 Randomized Clinical Trial. JAMA. 2021; 325: 1414-1425. PMID: 33755728

117) Marso SP, et al.; for the LEADER Steering Committee. Liraglutide and Cardiovascular Outcomes in Type 2 Diabetes. N Engl J Med. 2016; 375: 311-322. PMID: 27295427

118) Marso SP, et al.; for the SUSTAIN-6 Investigators. Semaglutide and Cardiovascular Outcomes in Patients with Type 2 Diabetes. N Engl J Med. 2016; 375: 1834-1844. PMID: 27633186

119) Frías JP, et al.; for the SURPASS-2 Investigators. Tirzepatide versus Semaglutide Once Weekly in Patients with Type 2 Diabetes. N Engl J Med. 2021; 385: 503-515. PMID: 34170647

120) Sattar N, et al. Tirzepatide cardiovascular event risk assessment: a pre-specified meta-analysis. Nat Med. 2022; 28: 591-598. PMID: 35210595

121) Rexrode KM, et al. A prospective study of body mass index, weight change, and risk of stroke in women. JAMA. 1997; 277: 1539-1545. PMID: 9153368

122) Song YM, et al. Body mass index and ischemic and hemorrhagic stroke: A prospective study in Korean men. Stroke. 2004; 35: 831-836. PMID: 15001798

123) Kurth T, et al. Prospective study of body mass index and risk of stroke in apparently healthy women. Circulation. 2005; 111: 1992-1998. PMID: 15837954

124) Bazzano LA, et al. Body mass index and risk of stroke among Chinese men and women. Ann Neurol. 2010; 67: 11-20. PMID: 20186847

125) Strazzullo P, et al. Excess body weight and incidence of stroke: Meta-analysis of prospective studies with 2 million participants. Stroke. 2010; 41: e418-e426. PMID: 20299666

126) Price AJ, et al. Differences in risk factors for 3 types of stroke: UK prospective study and meta-analyses. Neurology. 2018; 90: e298-e306. PMID: 29321237

127) Schmiegelow MD, et al. Prepregnancy obesity and associations with stroke and myocardial infarction in women in the years after childbirth: A nationwide cohort study.

Circulation. 2014; 129: 330-337. PMID: 24146252

128) Lu M, et al. Prospective study of body size and risk for stroke amongst women below age 60. J Intern Med. 2006; 260: 442-450. PMID: 17040250

129) Silventoinen K, et al. Association of body size and muscle strength with incidence of coronary heart disease and cerebrovascular diseases: a population-based cohort study of one million Swedish men. Int J Epidemiol. 2009; 38: 110-118. PMID: 19033357

130) Hu G, et al. Body mass index, waist circumference, and waist-hip ratio on the risk of total and type-specific stroke. Arch Intern Med. 2007; 167: 1420-1427. PMID: 17620537

131) Jood K, et al. Body mass index in mid-life is associated with a first stroke in men: A prospective population study over 28 years. Stroke. 2004; 35: 2764-2769. PMID: 15514172

132) Yatsuya H, et al.; for the Japan Arteriosclerosis Longitudinal Study (JALS) group. Body mass index and risk of stroke and myocardial infarction in a relatively lean population: Meta-analysis of 16 Japanese cohorts using individual data. Circ Cardiovasc Qual Outcomes. 2010; 3: 498-505. PMID: 20699444

133) Winter Y, et al. Contribution of obesity and abdominal fat mass to risk of stroke and transient ischemic attacks. Stroke. 2008; 39: 3145-3151. PMID: 18703800

134) Suk SH, et al.; Northern Manhattan Stroke Study. Abdominal obesity and risk of ischemic stroke: The Northern Manhattan Stroke Study. Stroke. 2003; 34: 1586-1592. PMID: 12775882

135) Welin L, et al. Analysis of risk factors for stroke in a cohort of men born in 1913. N Engl J Med. 1987; 317: 521-526. PMID: 3614303

136) Walker SP, et al. Body size and fat distribution as predictors of stroke among US men. Am J Epidemiol. 1996; 144: 1143-1150. PMID: 8956626

137) Folsom AR, et al. Incidence of hypertension and stroke in relation to body fat distribution and other risk factors in older women. Stroke. 1990; 21: 701-706. PMID: 2339449

138) Bodenant M, et al.; MORGAM Project. Measures of abdominal adiposity and the risk of stroke: The MOnica Risk, Genetics, Archiving and Monograph (MORGAM) study. Stroke. 2011; 42: 2872-2877. PMID: 21836099

139) Li W, et al. Body mass index and stroke risk among patients with type 2 diabetes mellitus. Stroke. 2015; 46: 164-169. PMID: 25468880

140) Gueyffier F, et al.; The INDANA (INdividual Data ANalysis of Antihypertensive intervention trials) Project Collaborators. Effect of antihypertensive treatment in patients having already suffered from stroke. Gathering the evidence. Stroke. 1997; 28: 2557-2562. PMID: 9412649

141) PROGRESS Collaborative Group. Randomised trial of a perindopril-based blood-pressure-lowering regimen among 6,105 individuals with previous stroke or transient ischaemic attack. Lancet. 2001; 358: 1033-1041. PMID: 11589932

142) Cholesterol Treatment Trialists' (CTT) Collaborators. The effects of lowering LDL cholesterol with statin therapy in people at low risk of vascular disease: meta-analysis of individual data from 27 randomised trials. Lancet. 2012; 380: 581-590. PMID: 22607822

143) Dormandy JA, et al.; on behalf of the PROactive Investigators. Secondary prevention of macrovascular events in patients with type 2 diabetes in the PROactive Study (PROspective pioglitAzone Clinical Trial In macroVascular Events): a randomised controlled trial. Lancet. 2005; 366:

1279-1289. PMID: 16214598

144) Kernan WN, et al.; for the IRIS Trial Investigators. Pioglitazone after Ischemic Stroke or Transient Ischemic Attack. N Engl J Med. 2016; 374: 1321-1331. PMID: 26886418

145) Gerstein HC, et al.; for the REWIND Investigators. Dulaglutide and cardiovascular outcomes in type 2 diabetes (REWIND): a double-blind, randomised placebo-controlled trial. Lancet. 2019; 394: 121-130. PMID: 31189511

146) James WP, et al.; for the SCOUT Investigators. Effect of sibutramine on cardiovascular outcomes in overweight and obese subjects. N Engl J Med. 2010; 363: 905-917. PMID: 20818901

147) Kwok CS, et al. Bariatric surgery and its impact on cardiovascular disease and mortality: A systematic review and meta-analysis. Int J Cardiol. 2014; 173: 20-28. PMID: 24636546

148) Zhou X, et al. Effects of Bariatric Surgery on Mortality, Cardiovascular Events, and Cancer Outcomes in Obese Patients: Systematic Review and Meta-analysis. Obes Surg. 2016; 26: 2590-2601. PMID: 26992897

149) Yi SW, et al. Body mass index and stroke mortality by smoking and age at menopause among Korean postmenopausal women. Stroke. 2009; 40: 3428-3435. PMID: 19696422

150) Towfighi A, et al. The impact of body mass index on mortality after stroke. Stroke. 2009; 40: 2704-2708. PMID: 19542056

151) Vemmos K, et al. Association between obesity and mortality after acute first-ever stroke: The obesity-stroke paradox. Stroke. 2011; 42: 30-36. PMID: 21127299

152) Zhang P, et al. Association between abnormal body weight and stroke outcome: A meta-analysis and systematic review. Eur J Neurol. 2021; 28: 2552-2564. PMID: 33896081

153) Oesch L, et al. Obesity paradox in stroke - Myth or reality? A systematic review. PLoS One. 2017; 12: e0171334. PMID: 28291782

154) 日本消化器病学会, 日本肝臓学会. NAFLD/NASH診療ガイドライン2020 改訂第2版. 南江堂；2020.

155) 日本肝臓学会. NASH・NAFLDの診療ガイド2021. 文光堂；2021.

156) Romeo S, et al. Genetic variation in PNPLA3 confers susceptibility to nonalcoholic fatty liver disease. Nat Genet. 2008; 40: 1461-1465. PMID: 18820647

157) Carlsson B, et al. Review article: the emerging role of genetics in precision medicine for patients with non-alcoholic steatohepatitis. Aliment Pharmacol Ther. 2020; 51: 1305-1320. PMID: 32383295

158) Seko Y, et al. Development of hepatocellular carcinoma in Japanese patients with biopsy-proven non-alcoholic fatty liver disease: Association between PNPLA3 genotype and hepatocarcinogenesis/fibrosis progression. Hepatol Res. 2017; 47: 1083-1092. PMID: 27862719

159) Angulo P, et al. Liver Fibrosis, but No Other Histologic Features, Is Associated With Long-term Outcomes of Patients With Nonalcoholic Fatty Liver Disease. Gastroenterology. 2015; 149: 389-397. PMID: 25935633

160) Dulai PS, et al. Increased risk of mortality by fibrosis stage in nonalcoholic fatty liver disease: Systematic review and meta-analysis. Hepatology. 2017; 65: 1557-1565. PMID: 28130788

161) Kim GA, et al. Association between non-alcoholic fatty liver disease and cancer incidence rate. J Hepatol. 2017; 68: 140-146. PMID: 29150142

162) Shah AG, et al. Comparison of noninvasive markers of fibrosis in patients with nonalcoholic fatty liver disease. Clin Gastroenterol Hepatol. 2009; 7: 1104-1112. PMID: 19523535

163) Harrison SA, et al. Development and validation of a simple NAFLD clinical scoring system for identifying patients without advanced disease. Gut. 2008; 57: 1441-1447. PMID: 18390575

164) Musso G, et al. Impact of current treatments on liver disease, glucose metabolism and cardiovascular risk in non-alcoholic fatty liver disease (NAFLD): a systematic review and meta-analysis of randomised trials. Diabetologia. 2012; 55: 885-904. PMID: 22278337

165) Haufe S, et al. Randomized comparison of reduced fat and reduced carbohydrate hypocaloric diets on intrahepatic fat in overweight and obese human subjects. Hepatology. 2011; 53: 1504-1514. PMID: 21400557

166) Promrat K, et al. Randomized controlled trial testing the effects of weight loss on nonalcoholic steatohepatitis. Hepatology. 2010; 51: 121-129. PMID: 19827166

167) 日本消化器病学会. NAFLD/NASH診療ガイドライン2014. 南江堂；2014.

168) Vilar-Gomez E, et al. Weight Loss Through Lifestyle Modification Significantly Reduces Features of Nonalcoholic Steatohepatitis. Gastroenterology. 2015; 149: 367-378. PMID: 25865049

169) Hashida R, et al. Aerobic vs. resistance exercise in non-alcoholic fatty liver disease: A systematic review. J Hepatol. 2017; 66: 142-152. PMID: 27639843

170) Belfort R, et al. A placebo-controlled trial of pioglitazone in subjects with nonalcoholic steatohepatitis. N Engl J Med. 2006; 355: 2297-2307. PMID: 17135584

171) Sanyal AJ, et al.; NASH CRN. Pioglitazone, vitamin E, or placebo for nonalcoholic steatohepatitis. N Engl J Med. 2010; 362: 1675-1685. PMID: 20427778

172) Li B, et al. Effects of Canagliflozin on Fatty Liver Indexes in Patients with Type 2 Diabetes: A Meta-analysis of Randomized Controlled Trials. J Pharm Pharm Sci. 2018; 21: 222-235. PMID: 29935547

173) Armstrong MJ, et al. Liraglutide safety and efficacy in patients with non-alcoholic steatohepatitis (LEAN): a multicentre, double-blind, randomised, placebo-controlled phase 2 study. Lancet. 2016; 387: 679-690. PMID: 26608256

174) Dongiovanni P, et al. Statin use and non-alcoholic steatohepatitis in at risk individuals. J Hepatol. 2015; 63: 705-712. PMID: 25980762

175) Ishibashi S, et al. Effects of K-877, a novel selective PPAR α modulator (SPPARMα), in dyslipidaemic patients: A randomized, double blind, active- and placebo-controlled, phase 2 trial. Atherosclerosis. 2016; 249: 36-43. PMID: 27062408

176) Nakajima A, et al. Randomised clinical trial: Pemafibrate, a novel selective peroxisome proliferator-activated receptor α modulator (SPPARMα), versus placebo in patients with non-alcoholic fatty liver disease. Aliment Pharmacol Ther. 2021; 54: 1263-1277. PMID: 34528723

177) Vilar-Gomez E, et al. Vitamin E Improves Transplant-Free Survival and Hepatic Decompensation Among Patients With Nonalcoholic Steatohepatitis and Advanced Fibrosis. Hepatology. 2020; 71: 495-509. PMID: 30506586

178) 日本産科婦人科学会, 日本産婦人科医会. 産婦人科診療ガイドライン―産科編2020. 日本産科婦人科学会；2020.

179) 日本産科婦人科学会. 報告：周産期委員会：3. これまでの基準や用語を見直す小委員会. 日本産科婦人科学会雑誌. 2021；

180) Kathleen M, et al.; Institute of Medicine (US) and National Research Council (US) Committee to Reexamine IOM Pregnancy Weight Guidelines. Weight Gain During Pregnancy: Reexamining the Guidelines. National Academies Press; 2009.

181) American College of Obstetricians and Gynecologists' Committee on Practice Bulletins–Obstetrics. Obesity in Pregnancy: ACOG Practice Bulletin, Number 230. Obstet Gynecol. 2021; 137: e128-e144. PMID: 34011890

182) Enomoto K, et al. Pregnancy Outcomes Based on Pre-Pregnancy Body Mass Index in Japanese Women. PLoS One. 2016; 11: e0157081. PMID: 27280958

183) Salihu HM, et al. Extreme obesity and risk of stillbirth among black and white gravidas. Obstet Gynecol. 2007; 110: 552-557. PMID: 17766599

184) Stothard KJ, et al. Maternal overweight and obesity and the risk of congenital anomalies: A systematic review and meta-analysis. JAMA. 2009; 301: 636-650. PMID: 19211471

185) 中林正雄. 妊娠中毒症の栄養管理指針. 日本産科婦人科学会雑誌. 1999；51：N507-N510.

186) 金山尚裕. 1997年日本産科婦人科学会周産期委員会による「妊娠中毒症の栄養管理指針」の推奨の停止について. 日本産科婦人科学会雑誌. 2019；71：1248.

187) 厚生労働省. 「妊産婦のための食生活指針」について―妊娠中の体重増加は, お母さんと赤ちゃんにとって望ましい量に―. 妊産婦のための食生活指針「健やか親子21」推進検討会報告書. 2006. https://www.mhlw.go.jp/houdou/2006/02/dl/h0201-3a3-02f.pdf （2021年11月閲覧）

188) 日本肥満学会肥満症診断基準検討委員会. 肥満症診断基準2011. 肥満研究. 2011；17 臨時増刊：1-78.

189) 厚生労働省. 妊娠前からはじめる妊産婦のための食生活指針～妊娠前から, 健康なからだづくりを～解説要領. （令和3年3月） https://www.mhlw.go.jp/content/000776926.pdf

190) 厚生労働省. 妊産婦のための食生活指針」改定の概要（2021年3月）. https://www.mhlw.go.jp/content/000776927.pdf

191) Barker DJ. The origins of the developmental origins theory. J Intern Med. 2007; 261: 412-417. PMID: 17444880

192) Morikawa M, et al. Gestational weight gain according to number of fetuses in Japanese women. J Perinat Med. 2014; 42: 523-528. PMID: 24334426

193) Rowland AS, et al. Influence of medical conditions and lifestyle factors on the menstrual cycle. Epidemiology. 2002; 13: 668-674. PMID: 12410008

194) 厚生労働省. 令和元年国民健康・栄養調査報告. （令和2年12月） https://www.mhlw.go.jp/stf/seisakunitsuite/bunya/kenkou_iryou/kenkou/eiyou/r1-houkoku_00002.html

195) Hartz AJ, et al. The association of obesity with infertility and related menstural abnormalities in women. Int J Obes. 1979; 3: 57-73. PMID: 528119

196) Douchi T, et al. Relationship of upper body obesity to menstrual disorders. Acta Obstet Gynecol Scand. 2002; 81: 147-150. PMID: 11942905

197) 日本産科婦人科学会. 生殖・内分泌委員会報告：本邦における多嚢胞性卵巣症候群の新しい診断基準の設定に関する小委員会（平成17年度～平成18年度）検討結果報告. 婦人科学会雑誌. 2007；59：868-886.

198) Oh JY, et al. The visceral adiposity index as a predictor of insulin resistance in young women with polycystic ovary syndrome. Obesity (Silver Spring). 2013; 21: 1690-1694. PMID: 23585246

199) 苛原稔. PCOSの新しい診断基準. 日本産科婦人科学会雑誌. 2008；60：N185-N190.

73：678-679.

200) Kiddy DS, et al. Improvement in endocrine and ovarian function during dietary treatment of obese women with polycystic ovary syndrome. Clin Endocrinol (Oxf). 1992; 36: 105-111. PMID: 1559293

201) Hakimi O, et al. Effect of exercise on ovulation: A systematic review. Sports Med. 2017; 47: 1555-1567. PMID: 28035585

202) Naderpoor N, et al. Metformin and lifestyle modification in polycystic ovary syndrome: systematic review and meta-analysis. Hum Reprod Update. 2015; 21: 560-574. PMID: 26060208

203) 日本産科婦人科学会, 日本産婦人科医会. 産婦人科診療ガイドライン―婦人科外来編2020. 日本産科婦人科学会；2020.

204) Mena GP, et al. The effect of physical activity on reproductive health outcomes in young women: a systematic review and meta-analysis. Hum Reprod Update. 2019; 25: 541-563. PMID: 31304974

205) Clark AM, et al. Weight loss results in significant improvement in pregnancy and ovulation rates in anovulatory obese women. Hum Reprod 1995; 10: 2705-2712. PMID: 8567797

206) American Academy of Sleep Medicine. International classification of sleep disorders, 3rd ed. American Academy of Sleep Medicine; 2014.

207) Yang L, et al. Visceral adiposity is closely correlated with neck circumference and represents a significant indicator of insulin resistance in WHO grade III obesity. Clin Endocrinol (Oxf). 2010; 73: 197-200. PMID: 20050862

208) Hoffstein V, et al. Lung volume dependence of pharyngeal cross-sectional area in patients with obstructive sleep apnea. Am Rev Respir Dis. 1984; 130: 175-178. PMID: 6465671

209) Li KK, et al. Obstructive sleep apnea syndrome: a comparison between Far-East Asian and white men. Laryngoscope. 2000; 110: 1689-1693. PMID: 11037826

210) Young T, et al. Excess weight and sleep-disordered breathing. J Appl Physiol (1985). 2005; 99: 1592-1599. PMID: 16160020

211) Jordan AS, et al. Adult obstructive sleep apnoea. Lancet. 2014; 383: 736-747. PMID: 23910433

212) Peppard PE, et al. Longitudinal study of moderate weight change and sleep-disordered breathing. JAMA. 2000; 284: 3015-3021. PMID: 11122588

213) Young T, et al. The occurrence of sleep-disordered breathing among middle-aged adults. N Engl J Med. 1993; 328: 1230-1235. PMID: 8464434

214) Peppard PE, et al. Increased prevalence of sleep-disordered breathing in adults. Am J Epidemiol. 2013; 177: 1006-1014. PMID: 23589584

215) Yamagishi K, et al. Cross-cultural comparison of the sleep-disordered breathing prevalence among Americans and Japanese. Eur Respir J. 2010; 36: 379-384. PMID: 20110399

216) Matsumoto T, et al. Impact of sleep characteristics and obesity on diabetes and hypertension across genders and menopausal status: the Nagahama study. Sleep. 2018; 41: zsy071. PMID: 29746662

217) Myers KA, et al. Does this patient have obstructive sleep apnea?: The Rational Clinical Examination systematic review. JAMA. 2013; 310: 731-741. PMID: 23989984

218) Qaseem A, et al. Diagnosis of obstructive sleep apnea in adults: A clinical practice guideline from theAmerican College of Physicians. Ann Intern Med. 2014; 161: 210-220. PMID: 25089864

219) Wolf J, et al. Non-dipping pattern of hypertension and obstructive sleep apnea syndrome. Hypertens Res. 2010; 33:

867-871. PMID: 20818398

220) Pedrosa RP, et al. Obstructive sleep apnea: The most common secondary cause of hypertension associated with resistant hypertension. Hypertension. 2011; 58: 811-817. PMID: 21968750

221) Pamidi S, et al. Obstructive sleep apnea in young lean men: Impact on insulin sensitivity and secretion. Diabetes Care. 2012; 35: 2384-2389. PMID: 22912423

222) Marin JM, et al. Long-term cardiovascular outcomes in men with obstructive sleep apnoea-hypopnoea with or without treatment with continuous positive airway pressure: an observational study. Lancet. 2005; 365: 1046-1053. PMID: 15781100

223) Punjabi NM, et al. Sleep-disordered breathing and mortality: a prospective cohort study. PLoS Med. 2009; 6: e1000132. PMID: 19688045

224) Campos-Rodriguez F, et al. Role of sleep apnea and continuous positive airway pressure therapy in the incidence of stroke or coronary heart disease in women. Am J Respir Crit Care Med. 2014; 189: 1544-1550. PMID: 24673616

225) Qaseem A, et al. Management of obstructive sleep apnea in adults: A clinical practice guideline from the American College of Physicians. Ann Intern Med. 2013; 159: 471-483. PMID: 24061345

226) Javaheri S, et al. Sleep Apnea: Types, Mechanisms, and Clinical Cardiovascular Consequences. J Am Coll Cardiol. 2017; 69: 841-858. PMID: 28209226

227) Foster GD, et al.; for the Sleep AHEAD Research Group of Look AHEAD Research Group. A randomized study on the effect of weight loss on obstructive sleep apnea among obese patients with type 2 diabetes: The Sleep AHEAD study. Arch Intern Med. 2009; 169: 1619-1626. PMID: 19786682

228) Johansson K, et al. Effect of a very low energy diet on moderate and severe obstructive sleep apnoea in obese men: a randomised controlled trial. BMJ. 2009; 339: b4609. PMID: 19959590

229) Tuomilehto HP, et al.; on behalf of the Kuopio Sleep Apnea Group. Lifestyle intervention with weight reduction: First-line treatment in mild obstructive sleep apnea. Am J Respir Crit Care Med. 2009; 179: 320-327. PMID: 19011153

230) Thomasouli MA, et al. The impact of diet and lifestyle management strategies for obstructive sleep apnoea in adults: a systematic review and meta-analysis of randomised controlled trials. Sleep Breath. 2013; 17: 925-935. PMID: 23361137

231) Mitchell LJ, et al. Weight loss from lifestyle interventions and severity of sleep apnoea: a systematic review and meta-analysis. Sleep Med. 2014; 15: 1173-1183. PMID: 25192671

232) 睡眠時無呼吸症候群 (SAS) の診療ガイドライン作成委員会. 睡眠時無呼吸症候群 (SAS) の診療ガイドライン2020. 南江堂；2020.

233) Aurora RN, et al. Practice parameters for the surgical modifications of the upper airway for obstructive sleep apnea in adults. Sleep. 2010; 33: 1408-1413. PMID: 21061864

234) Vicini C, et al. Surgery vs ventilation in adult severe obstructive sleep apnea syndrome. Am J Otolaryngol. 2010; 31: 14-20. PMID: 19944893

235) Dixon JB, et al. Surgical vs conventional therapy for weight loss treatment of obstructive sleep apnea: A randomized controlled trial. JAMA. 2012; 308: 1142-1149. PMID: 22990273

236) Barbé F, et al.; for the Spanish Sleep And Breathing Network. Effect of continuous positive airway pressure on the incidence

of hypertension and cardiovascular events in nonsleepy patients with obstructive sleep apnea: A randomized controlled trial. JAMA. 2012; 307: 2161-2168. PMID: 22618923

237) McEvoy RD, et al.; for the SAVE Investigators and Coordinators. CPAP for Prevention of Cardiovascular Events in Obstructive Sleep Apnea. N Engl J Med. 2016; 375: 919-931. PMID: 27571048

238) Peker Y, et al. Effect of Positive Airway Pressure on Cardiovascular Outcomes in Coronary Artery Disease Patients with Nonsleepy Obstructive Sleep Apnea. The RICCADSA Randomized Controlled Trial. Am J Respir Crit Care Med. 2016; 194: 613-620. PMID: 26914592

239) Chirinos JA, et al. CPAP, weight loss, or both for obstructive sleep apnea. N Engl J Med. 2014; 370: 2265-2275. PMID: 24918371

240) Kritikou I, et al. Sleep apnoea and visceral adiposity in middle-aged male and female subjects. Eur Respir J. 2013; 41: 601-609. PMID: 22743670

241) Coughlin SR, et al. Cardiovascular and metabolic effects of CPAP in obese males with OSA. Eur Respir J. 2007; 29: 720-727. PMID: 17251237

242) Hoyos CM, et al. Effect of CPAP on the metabolic syndrome: a randomised sham-controlled study. Thorax. 2013; 68: 588-589. PMID: 23321601

243) Mokhlesi B, et al. Evaluation and Management of Obesity Hypoventilation Syndrome. An Official American Thoracic Society Clinical Practice Guideline. Am J Respir Crit Care Med. 2019; 200: e6-e24. PMID: 31368798

244) Masa JF, et al. Obesity hypoventilation syndrome. Eur Respir Rev. 2019; 28: 180097. PMID: 30872398

245) Harada Y, et al.; Japan Respiratory Failure Group. Obesity hypoventilation syndrome in Japan and independent determinants of arterial carbon dioxide levels. Respirology. 2014; 19: 1233-1240. PMID: 25208458

246) Yoshimura N, et al. Prevalence of knee osteoarthritis, lumbar spondylosis, and osteoporosis in Japanese men and women: the research on osteoarthritis/osteoporosis against disability study. J Bone Miner Metab. 2009; 27: 620-628. PMID: 19568689

247) Jiang L, et al. Body mass index and susceptibility to knee osteoarthritis: A systematic review and meta-analysis. Joint Bone Spine. 2012; 79: 291-297. PMID: 21803633

248) Kutzner I, et al. Loading of the knee joint during activities of daily living measured in vivo in five subjects. J Biomech. 2010; 43: 2164-2173. PMID: 20537336

249) Yoshimura N, et al. Accumulation of metabolic risk factors such as overweight, hypertension, dyslipidaemia, and impaired glucose tolerance raises the risk of occurrence and progression of knee osteoarthritis: a 3-year follow-up of the ROAD study. Osteoarthritis Cartilage. 2012; 20: 1217-1226. PMID: 22796312

250) Francisco V, et al. Adipokines: Linking metabolic syndrome, the immune system, and arthritic diseases. Biochem Pharmacol. 2019; 165: 196-206. PMID: 30910694

251) Christensen R, et al. Effect of weight reduction in obese patients diagnosed with knee osteoarthritis: a systematic review and meta-analysis. Ann Rheum Dis. 2007; 66: 433-439. PMID: 17204567

252) D'Apuzzo MR, et al. The John Insall Award: Morbid obesity independently impacts complications, mortality, and resource use after TKA. Clin Orthop Relat Res. 2015; 473: 57-63. PMID: 24818736

253) Garofalo C, et al. A systematic review and meta-analysis suggests obesity predicts onset of chronic kidney disease in the general population. Kidney Int. 2017; 91: 1224-1235. PMID: 28187985

254) Zhang J, et al. Combined effect of body mass index and metabolic status on the risk of prevalent and incident chronic kidney disease: a systematic review and meta-analysis. Oncotarget. 2017; 8: 35619-35629. PMID: 27579531

255) Pinto KRD, et al. Obesity as a predictive factor for chronic kidney disease in adults: systematic review and meta-analysis. Braz J Med Biol Res. 2021; 54: e10022. PMID: 33656052

256) Rashidbeygi E, et al. Metabolic syndrome and its components are related to a higher risk for albuminuria and proteinuria: Evidence from a meta-analysis on 10,603,067 subjects from 57 studies. Diabetes Metab Syndr. 2019; 13: 830-843. PMID: 30641817

257) Thomas G, et al. Metabolic syndrome and kidney disease: A systematic review and meta-analysis. Clin J Am Soc Nephrol. 2011; 6: 2364-2373. PMID: 21852664

258) Ziolkowski SL, et al. Chronic Kidney Disease and the Adiposity Paradox: Valid or Confounded? J Ren Nutr. 2019; 29: 521-528. PMID: 30709713

259) Wang Z, et al. BMI and its association with death and the initiation of renal replacement therapy (RRT) in a cohort of patients with chronic kidney disease (CKD). BMC Nephrol. 2019; 20: 329. PMID: 31438869

260) Park J, et al. Obesity paradox in end-stage kidney disease patients. Prog Cardiovasc Dis. 2014; 56: 415-425. PMID: 24438733

261) Kambham N, et al. Obesity-related glomerulopathy: An emerging epidemic. Kidney Int. 2001; 59: 1498-1509. PMID: 11260414

262) Praga M, et al. Clinical features and long-term outcome of obesity-associated focal segmental glomerulosclerosis. Nephrol Dial Transplant. 2001; 16: 1790-1798. PMID: 11522860

263) Tsuboi N, et al. Clinical features and long-term renal outcomes of Japanese patients with obesity-related glomerulopathy. Clin Exp Nephrol. 2013; 17: 379-385. PMID: 23135866

264) Choung HG, et al. The spectrum of kidney biopsy findings in patients with morbid obesity. Kidney Int. 2019; 95: 647-654. PMID: 30712921

265) Hu R, et al. Spectrum of biopsy proven renal diseases in Central China: a 10-year retrospective study based on 34,630 cases. Sci Rep. 2020; 10: 10994. PMID: 32620914

266) D'Agati VD, et al. Obesity-related glomerulopathy: clinical and pathologic characteristics and pathogenesis. Nat Rev Nephrol. 2016; 12: 453-471. PMID: 27263398

267) Xu T, et al. Obesity-related glomerulopathy: pathogenesis, pathologic, clinical characteristics and treatment. Front Med. 2017; 11: 340-348. PMID: 28791668

268) Navaneethan SD, et al. Weight loss interventions in chronic kidney disease: a systematic review and meta-analysis. Clin J Am Soc Nephrol. 2009; 4: 1565-1574. PMID: 19808241

269) Afshinnia F, et al. Weight loss and proteinuria: systematic review of clinical trials and comparative cohorts. Nephrol Dial Transplant. 2010; 25: 1173-1183. PMID: 19945950

270) Bolignano D, et al. Effects of weight loss on renal function in obese CKD patients: a systematic review. Nephrol Dial Transplant. 2013; 28 Suppl: iv82-iv98. PMID: 24092846

271) Li K, et al. Effects of Bariatric Surgery on Renal Function

in Obese Patients: A Systematic Review and Meta Analysis. PLoS One. 2016; 11: e0163907. PMID: 27701452

272) Bilha SC, et al. The Effects of Bariatric Surgery on Renal Outcomes: a Systematic Review and Meta-analysis. Obes Surg. 2018; 28: 3815-3833. PMID: 30054877

273) Xie X, et al. Renin-Angiotensin System Inhibitors and Kidney and Cardiovascular Outcomes in Patients With CKD: A Bayesian Network Meta-analysis of Randomized Clinical Trials. Am J Kidney Dis. 2016; 67: 728-741. PMID: 26597926

274) Perkovic V, et al.; for the CREDENCE Trial Investigators. Canagliflozin and Renal Outcomes in Type 2 Diabetes and Nephropathy. N Engl J Med. 2019; 380: 2295-2306. PMID: 30990260

275) Heerspink HJL, et al.; for the DAPA-CKD Trial Committees and Investigators. Dapagliflozin in Patients with Chronic Kidney Disease. N Engl J Med. 2020; 383: 1436-1446. PMID: 32970396

276) Mann JFE, et al.; for the LEADER Steering Committee and Investigators. Liraglutide and Renal Outcomes in Type 2 Diabetes. N Engl J Med. 2017; 377: 839-848. PMID: 28854085

277) 電子化医療情報を活用した疾患横断的コホート研究情報基盤整備事業. 疾患横断的エビデンスに基づく健康寿命延伸のための提言（第一次）Ver.1.0,（令和3年2月10日）https://www.ncc.go.jp/jp/icc/cohort/040/010/6NC_20210820.pdf

278) World Cancer Research Fund, American Institute for Cancer Research. Food, Nutrition, Physical Activity, and the Prevention of Cancer: a Global Perspective. American Institute for Cancer Research; 2007.

279) Clinton SK, et al. The World Cancer Research Fund/American Institute for Cancer Research Third Expert Report on Diet, Nutrition, Physical Activity, and Cancer: Impact and Future Directions. J Nutr. 2020; 150: 663-671. PMID: 31758189

280) Renehan AG, et al. Body-mass index and incidence of cancer: a systematic review and meta-analysis of prospective observational studies. Lancet. 2008; 371: 569-578. PMID: 18280327

281) Berrington de Gonzalez A, et al. Body-mass index and mortality among 1.46 million white adults. N Engl J Med. 2010; 363: 2211-2219. PMID: 21121834

282) 国立がん研究センター．科学的根拠に基づくがんリスク評価とがん予防ガイドライン提言に関する研究：エビデンスの評価. http://epi.ncc.go.jp/cgi-bin/cms/public/index.cgi/nccepi/can_prev/outcome/index

283) Sasazuki S, et al.; for the Research Group for the Development and Evaluation of Cancer Prevention Strategies in Japan. Body mass index and mortality from all causes and major causes in Japanese: results of a pooled analysis of 7 large-scale cohort studies. J Epidemiol. 2011; 21: 417-430. PMID: 21908941

284) 国立がん研究センター．科学的根拠に基づくがんリスク評価とがん予防ガイドライン提言に関する研究：肥満指数（BMI）と死亡リスク. http://epi.ncc.go.jp/can_prev/evaluation/2830.html

285) Handelsman Y, et al. Diabetes and cancer—An AACE/ACE consensus statement. Endocr Pract. 2013; 19: 675-693. PMID: 23978590

286) Renehan AG, et al. Incident cancer burden attributable to excess body mass index in 30 European countries. Int J Cancer. 2010; 126: 692-702. PMID: 19645011

287) Calle EE, et al. Overweight, obesity, and mortality from cancer in a prospectively studied cohort of U.S. adults. N Engl J Med. 2003; 348: 1625-1638. PMID: 12711737

288) Inoue M, et al. Attributable causes of cancer in Japan in 2005—systematic assessment to estimate current burden of cancer attributable to known preventable risk factors in Japan. Ann Oncol. 2012; 23: 1362-1369. PMID: 22048150

289) 国立がん研究センター がん情報サービス. 科学的根拠に基づくがん予防—がんになるリスクを減らすために. https://ganjoho.jp/public/qa_links/brochure/pdf/301.pdf

290) Calle EE, et al. Overweight, obesity and cancer: epidemiological evidence and proposed mechanisms. Nat Rev Cancer. 2004; 4: 579-591. PMID: 15286738

291) Birks S, et al. A systematic review of the impact of weight loss on cancer incidence and mortality. Obes Rev. 2012; 13: 868-891. PMID: 22672203

292) Parker ED, et al. Intentional weight loss and incidence of obesity-related cancers: the Iowa Women's Health Study. Int J Obes Relat Metab Disord. 2003; 27: 1447-1452. PMID: 14634673

293) Williamson DF, et al. Prospective study of intentional weight loss and mortality in never-smoking overweight US white women aged 40-64 years. Am J Epidemiol. 1995; 141: 1128-1141. PMID: 7771451

294) Sjöström L, et al.; for the Swedish Obese Subjects Study. Effects of bariatric surgery on cancer incidence in obese patients in Sweden (Swedish Obese Subjects Study): a prospective, controlled intervention trial. Lancet Oncol. 2009; 10: 653-662. PMID: 19556163

295) Christou NV, et al. Bariatric surgery reduces cancer risk in morbidly obese patients. Surg Obes Relat Dis. 2008; 4: 691-695. PMID: 19026373

296) Adams TD, et al. Cancer incidence and mortality after gastric bypass surgery. Obesity (Silver Spring). 2009; 17: 796-802. PMID: 19148123

297) Tsugane S, et al. Salt and salted food intake and subsequent risk of gastric cancer among middle-aged Japanese men and women. Br J Cancer. 2004; 90: 128-134. PMID: 14710219

298) Wakai K, et al.; for the Research Group for the Development and Evaluation of Cancer Prevention Strategies in Japan. Lung cancer risk and consumption of vegetables and fruit: an evaluation based on a systematic review of epidemiological evidence from Japan. Jpn J Clin Oncol. 2011; 41: 693-708. PMID: 21422002

299) Pham NM, et al.; for the Research Group for the Development and Evaluation of Cancer Prevention Strategies in Japan. Physical activity and colorectal cancer risk: an evaluation based on a systematic review of epidemiologic evidence among the Japanese population. Jpn J Clin Oncol. 2012; 42: 2-13. PMID: 22068300

300) Figueiredo JC, et al. Sex and ethnic/racial-specific risk factors for gallbladder disease. BMC Gastroenterol. 2017; 17: 153. PMID: 29221432

301) Stinton LM, et al. Epidemiology of gallbladder disease: cholelithiasis and cancer. Gut Liver. 2012; 6: 172-187. PMID: 22570746

302) Aune D, et al. Body mass index, abdominal fatness and the risk of gallbladder disease. Eur J Epidemiol. 2015; 30: 1009-1019. PMID: 26374741

303) Littlefield A, et al. Cholelithiasis: Presentation and Management. J Midwifery Womens Health. 2019; 64: 289-297. PMID: 30908805

304) Erlinger S. Gallstones in obesity and weight loss. Eur J Gastroenterol Hepatol. 2000; 12: 1347-1352. PMID: 11192327

305) Stokes CS, et al. Ursodeoxycholic acid and diets higher in fat prevent gallbladder stones during weight loss: a meta-analysis of randomized controlled trials. Clin Gastroenterol Hepatol. 2014; 12: 1090-1100. PMID: 24321208

306) Ageno W, et al. Cardiovascular risk factors and venous thromboembolism: A meta-analysis. Circulation. 2008; 117: 93-102. PMID: 18086925

307) Eichinger S, et al. Overweight, obesity, and the risk of recurrent venous thromboembolism. Arch Intern Med. 2008; 168: 1678-1683. PMID: 18695082

308) Kobayashi T, et al. Pulmonary thromboembolism in obstetrics and gynecology increased by 6.5-fold over the past decade in Japan. Circ J. 2008; 72: 753-756. PMID: 18441455

309) Vilahur G, et al. New insights into the role of adipose tissue in thrombosis. Cardiovasc Res. 2017; 113: 1046-1054. PMID: 28472252

310) Nakamura M, et al. Clinical characteristics of acute pulmonary thromboembolism in Japan: Results of a multicenter registry in the Japanese Society of Pulmonary Embolism Research. Clin Cardiol. 2001; 24: 132-138. PMID: 11214743

311) Ota M, et al. Prognostic significance of early diagnosis in acute pulmonary thromboembolism with circulatory failure. Heart Vessels. 2002; 17: 7-11. PMID: 12434196

312) 日本循環器学会. 肺血栓塞栓症および深部静脈血栓症の診断, 治療, 予防に関するガイドライン (2017年改訂版). https://www.j-circ.or.jp/cms/wp-content/uploads/2017/09/JCS2017_ito_h.pdf

313) Assad N, et al. Body mass index is a stronger predictor than the metabolic syndrome for future asthma in women. The longitudinal CARDIA study. Am J Respir Crit Care Med. 2013; 188: 319-326. PMID: 23905525

314) Cardet JC, et al. Insulin resistance modifies the association between obesity and current asthma in adults. Eur Respir J. 2016; 48: 403-410. PMID: 27103388

315) Moore WC, et al.; for the National Heart, Lung, and Blood Institute's Severe Asthma Research Program. Identification of asthma phenotypes using cluster analysis in the Severe Asthma Research Program. Am J Respir Crit Care Med. 2010; 181: 315-323. PMID: 19892860

316) Miethe S, et al. Obesity and asthma. J Allergy Clin Immunol. 2020; 146: 685-693. PMID: 33032723

317) Leiria LO, et al. Obesity and asthma: beyond TH2 inflammation. Metabolism. 2015; 64: 172-181. PMID: 25458831

318) Martinez FD, et al. Early Origins of Asthma. Role of Microbial Dysbiosis and Metabolic Dysfunction. Am J Respir Crit Care Med. 2018; 197: 573-579. PMID: 29048927

319) Nguyen DV, et al. Obesity-related, metabolic asthma: a new role for glucagon-like peptide 1 agonists. Lancet Respir Med. 2017; 5: 162-164. PMID: 28266322

320) Ma J, et al. Behavioral weight loss and physical activity intervention in obese adults with asthma. A randomized trial. Ann Am Thorac Soc. 2015; 12: 1-11. PMID: 25496399

321) Freitas PD, et al. The Role of Exercise in a Weight-Loss Program on Clinical Control in Obese Adults with Asthma. A Randomized Controlled Trial. Am J Respir Crit Care Med. 2017; 195: 32-42. PMID: 27744739

322) van Huisstede A, et al. Effect of bariatric surgery on asthma control, lung function and bronchial and systemic inflammation in morbidly obese subjects with asthma. Thorax. 2015; 70: 659-667. PMID: 25934136

323) Hirt PA, et al. Skin changes in the obese patient. J Am Acad Dermatol. 2019; 81: 1037-1057. PMID: 31610857

324) Leisegang K, et al. Obesity and male infertility: Mechanisms and management. Andrologia. 2021; 53: e13617. PMID: 32399992

325) Nilsson M, et al. Obesity and estrogen as risk factors for gastroesophageal reflux symptoms. JAMA. 2003; 290: 66-72. PMID: 12837713

326) Madalosso CA, et al. The Impact of Gastric Bypass on Gastroesophageal Reflux Disease in Morbidly Obese Patients. Ann Surg. 2016; 263: 110-116. PMID: 25607766

327) Mitchell AJ, et al. Prevalence of metabolic syndrome and metabolic abnormalities in schizophrenia and related disorders—A systematic review and meta-analysis. Schizophr Bull. 2013; 39: 306-318. PMID: 22207632

328) Zhao Z, et al. The potential association between obesity and bipolar disorder: A meta-analysis. J Affect Disord. 2016; 202: 120-123. PMID: 27262632

329) Luppino FS, et al. Overweight, obesity, and depression: A systematic review and meta-analysis of longitudinal studies. Arch Gen Psychiatry. 2010; 67: 220-229. PMID: 20194822

330) Milaneschi Y, et al. Depression and obesity: evidence of shared biological mechanisms. Mol Psychiatry. 2019; 24: 18-33. PMID: 29453413

331) American Psychiatric Association. Feeding and Eating Disorders. In: Diagnostic and Statistical Manual of Mental Disorders, 5th ed. American Psychiatric Publishing; 2013. p.329.

332) Mannan M, et al. Prospective Associations between Depression and Obesity for Adolescent Males and Females-A Systematic Review and Meta-Analysis of Longitudinal Studies. PLoS One. 2016; 11: e0157240. PMID: 27285386

333) 村松久美子ほか. プライマリ・ケア診療とうつ病スクリーニング評価ツール：Patient Health Questionnaire-9日本語版「こころとからだの質問票」について. 診断と治療. 2009；97：1465-1473.

334) Bioque M, et al. Evolution of metabolic risk factors over a two-year period in a cohort of first episodes of psychosis. Schizophr Res. 2018; 193: 188-196. PMID: 28663026

335) Calkin C, et al. Can body mass index help predict outcome in patients with bipolar disorder? Bipolar Disord. 2009; 11: 650-656. PMID: 19689507

336) Fagiolini A, et al. Suicide attempts and ideation in patients with bipolar I disorder. J Clin Psychiatry. 2004; 65: 509-514. PMID: 15119913

337) Gariepy G, et al. The association between obesity and anxiety disorders in the population: a systematic review and meta-analysis. Int J Obes (Lond). 2010; 34: 407-419. PMID: 19997072

338) Herpertz S, et al. Prevalence of mental disorders in normal-weight and obese individuals with and without weight loss treatment in a German urban population. J Psychosom Res. 2006; 61: 95-103. PMID: 16813851

339) Kessler RC, et al. The prevalence and correlates of binge eating disorder in the World Health Organization World Mental Health Surveys. Biol Psychiatry. 2013; 73: 904-914. PMID: 23290497

340) Arias Horcajadas F, et al. Clinical differences between morbid obese patients with and without binge eating. [in Spanish] Actas Esp Psiquiatr. 2006; 34: 362-370. PMID: 17117332

341) Healy S, et al. Prevalence of overweight and obesity among US youth with autism spectrum disorder. Autism. 2019; 23: 1046-1050. PMID: 30101597

342) Kahathuduwa CN, et al. The risk of overweight and obesity in children with autism spectrum disorders: A systematic review and meta-analysis. Obes Rev. 2019; 20: 1667-1679.

PMID: 31595678

343) Cortese S, et al. Association Between ADHD and Obesity: A Systematic Review and Meta-Analysis. Am J Psychiatry. 2016; 173: 34-43. PMID: 26315982

344) Yu ZB, et al. Intelligence in relation to obesity: a systematic review and meta-analysis. Obes Rev. 2010; 11: 656-670. PMID: 19780990

345) Gearhardt AN, et al. Binge eating disorder and food addiction. Curr Drug Abuse Rev. 2011; 4: 201-207. PMID: 21999695

346) Bray GA, et al. A 6-month randomized, placebo-controlled, dose-ranging trial of topiramate for weight loss in obesity. Obes Res. 2003; 11: 722-733. PMID: 12805393

347) Swencionis C, et al. The psychology of obesity. Abdom Imaging. 2012; 37: 733-737. PMID: 22392131

348) 林果林ほか. 高度肥満症に併発した抑うつ, 不安. 精神科治療学. 2014；29；477-482.

349) 林果林ほか. 肥満における食行動異常, 精神疾患. 臨床栄養. 2015；127；575-578.

350) Alciati A, et al. The relationship between childhood parental loss and metabolic syndrome in obese subjects. Stress Health. 2013; 29: 5-13. PMID: 22190357

351) 林果林ほか. 高度肥満症と精神疾患. 内分泌・糖尿病・代謝内科. 2016；43；356-361.

352) Vinai P, et al. Psychopathological characteristics of patients seeking for bariatric surgery, either affected or not by binge eating disorder following the criteria of the DSM IV TR and of the DSM 5. Eat Behav. 2015; 16: 1-4. PMID: 25464057

353) Sarwer D, et al. Psychosocial characteristics of bariatric surgery candidates. In: American Society for Metabolic and Bariatric Surgery. The ASMBS textbook of bariatric surgery, 2nd ed. Springer; 2014. p.3-10.

354) Sogg S, et al. Psychosocial evaluation for bariatric surgery: The Boston interview and opportunities for intervention. Obes Surg. 2009; 19: 369-377. PMID: 18795379

355) Vartanian LR, et al. Weight stigma and eating behavior: A review of the literature. Appetite. 2016; 102: 3-14. PMID: 26829371

356) Hunger JM, et al. Weight labeling and obesity: A longitudinal study of girls aged 10 to 19 years. JAMA Pediatr. 2014; 168: 579-580. PMID: 24781349

357) Olson KL, et al. Prospective evaluation of internalized weight bias and weight change among successful weight-loss maintainers. Obesity (Silver Spring). 2018; 26: 1888-1892. PMID: 30421843

358) Teachman BA, et al. Implicit anti-fat bias among health professionals: is anyone immune? Int J Obes Relat Metab Disord. 2001; 25: 1525-1531. PMID: 11673776

359) Sabin JA, et al. Implicit and explicit anti-fat bias among a large sample of medical doctors by BMI, race/ethnicity and gender. PLoS One. 2012; 7: e48448. PMID: 23144885

360) Albury C, et al. The importance of language in engagement between health-care professionals and people living with obesity: a joint consensus statement. Lancet Diabetes Endocrinol. 2020; 8: 447-455. PMID: 32333880

361) 肥満症患者の心理と行動に関係する要因. 日本肥満症治療学会メンタルヘルス部会. 肥満症治療に必須な心理的背景の把握と対応～内科的・外科的治療の効果を上げるために～. 日本肥満症治療学会；2016. p.21-26.

362) Adams TD, et al. Long-term mortality after gastric bypass surgery. N Engl J Med. 2007; 357: 753-761. PMID: 17715409

363) Bhatti JA, et al. Self-harm Emergencies After Bariatric Surgery: A Population-Based Cohort Study. JAMA Surg. 2016; 151: 226-232. PMID: 26444444

364) Omalu BI, et al. Death rates and causes of death after bariatric surgery for Pennsylvania residents, 1995 to 2004. Arch Surg. 2007; 142: 923-928. PMID: 17938303

365) Peterhänsel C, et al. Risk of completed suicide after bariatric surgery: a systematic review. Obes Rev. 2013; 14: 369-382. PMID: 23297762

366) Tindle HA, et al. Risk of suicide after long-term follow-up from bariatric surgery. Am J Med. 2010; 123: 1036-1042. PMID: 20843498

367) Mechanick JI, et al. Clinical Practice Guidelines For The Perioperative Nutrition, Metabolic, and Nonsurgical Support of Patients Undergoing Bariatric Procedures—2019 Update: Cosponsored By American Association of Clinical Endocrinologists/American College of Endocrinology, The Obesity Society, American Society For Metabolic & Bariatric Surgery, Obesity Medicine Association, and American Society of Anesthesiologists: Executive Summary. Endocr Pract. 2019; 25: 1346-1359. PMID: 31682518

368) Fried M, et al. Interdisciplinary European Guidelines on metabolic and bariatric surgery. Obes Facts. 2013; 6: 449-468. PMID: 24135948

369) De Luca M, et al. Indications for Surgery for Obesity and Weight-Related Diseases: Position Statements from the International Federation for the Surgery of Obesity and Metabolic Disorders (IFSO). Obes Surg. 2016; 26: 1659-1696. PMID: 27412673

370) Sogg S, et al. Recommendations for the presurgical psychosocial evaluation of bariatric surgery patients. Surg Obes Relat Dis. 2016; 12: 731-749. PMID: 27179400

371) 林果林ほか. 高度肥満症患者に併存する精神疾患：うつ症状を中心に. 日本心療内科学会誌. 2016；20；267-272.

372) Saiki A, et al.; Japanese Survey of Morbid and Treatment-Resistant Obesity Group (J-SMART Group). Background characteristics and postoperative outcomes of insufficient weight loss after laparoscopic sleeve gastrectomy in Japanese patients. Ann Gastroenterol Surg. 2019; 3: 638-647. PMID: 31788652

373) Klingemann J, et al. Relationship between quality of life and weight loss 1 year after gastric bypass. Dig Surg. 2009; 26: 430-433. PMID: 19923833

374) Laurino Neto RM, et al. Changes in quality of life after short and long term follow-up of Roux-en-Y gastric bypass for morbid obesity. Arq Gastroenterol. 2013; 50: 186-190. PMID: 24322189

375) Dixon JB, et al. Depression in association with severe obesity: Changes with weight loss. Arch Intern Med. 2003; 163: 2058-2065. PMID: 14504119

第10章 肥満・肥満症の予防，保健指導

1 肥満・肥満症のスクリーニング

Statement

1. 特定保健指導はウエスト周囲長，BMI の減少に有用である。　Grade B　Level Ⅱ

肥満・肥満症の発症および生活習慣病などの健康障害の発症予防のためには，過体重やメタボリックシンドロームに該当する人を早期にスクリーニングし，健康行動に向けた効果的な保健指導介入が必要になる。わが国では，2008 年にメタボリックシンドロームに着目した特定健康診査（以下，特定健診）制度が施行され，健診でスクリーニングされた肥満・肥満症に対し，減量，生活習慣の修正などを目的とした特定保健指導が実施されている。

特定健診制度施行の背景には，わが国の喫緊の課題である健康寿命の延伸を阻む最大の原因となっている脳心臓血管疾患と糖尿病合併症の積極的な予防という理念がある。したがって，妊娠中，入院または入所中を除く 40 ～ 74 歳のすべての国民（※生活保護受給者は同内容を別制度で運用）を健診対象とし，より積極的な予防介入が目的とされている。

この特定健診は，1978 年から続くわが国の健診制度の目的を大きく変えた点に特徴がある。これまでの健診は，高リスク者のスクリーニングによる早期受療の勧奨に主眼を置いていたが，特定健診は，受療勧奨に加えて生活習慣の修正が必要な肥満やメタボリックシンドローム予備群・該当者などを抽出し，行動変容に向けた早期介入が目的となっている。こうした健診目的の拡大の背景には，脂肪細胞から分泌されるアディポサイトカイン／アディポカインの影響により，高血圧や耐糖能障害が惹起されると

いうメタボリックシンドロームの病態[1] が明らかになったことがあり，過剰に蓄積した内臓脂肪を減少させれば，血管障害の原因となる複数の危険因子を一度に改善することが可能であるという考え方である。そのため，新たな健診項目としてウエスト周囲長の測定が導入され，BMI またはウエスト周囲長とメタボリックシンドロームの判定に用いる危険因子数に応じて保健指導対象者をスクリーニングする方法が取り入れられた。具体的には，BMI ≧ 25，またはウエスト周囲長 ≧ 85 cm（男性），≧ 90 cm（女性）で，かつ，血圧高値，血糖高値，脂質異常のうち，1 つ以上の危険因子があれば，特定保健指導の対象者と判定される（表 10-1）[2,3]。

特定健診の結果，危険因子数によって，「情報提供レベル」「動機付け支援レベル」「積極的支援レベル」の 3 つに層別され，各レベルで保健指導の頻度や強度が規定されている[2]。なかでも，もっとも保健指導の強度が高い積極的支援レベルは，対面での保健指導や 3 ヵ月以上のフォローアップの対象になる（図 10-1）。これら特定健診，特定保健指導の実施は，企業の健康保険組合や国民健康保険などの各医療保険者に義務づけられている。

特定保健指導の効果を評価した研究のひとつにレセプト情報・特定健診等情報データベース（National Data Base: NDB）を用いた MetS ACTION-J 研究[4] があり，特定保健指導利用者は非利用者とくらべて，3 年後のウエスト周囲長，BMI ≧ 5 ％の減少を認めた割合，ならびにメタボリックシンドローム非該当に転じた割合が大きかったことが報告されている。また，特定保健指導の有効性の評価に関するレビュー[5] では，7 文献のメタアナリシスの結果，特定保健指導群は保健指導を受けていない対照群にく

表10-1 特定保健指導の対象者（階層化）

腹囲	追加リスク	④喫煙歴	対象	
	①血糖 ②脂質 ③血圧		40〜64歳	65〜74歳
≧85cm（男性） ≧90cm（女性）	2つ以上該当		積極的支援	動機付け支援
	1つ該当	あり		
		なし		
上記以外でBMI≧25	3つ該当		積極的支援	動機付け支援
	2つ該当	あり		
		なし		
	1つ該当			

（注）喫煙歴の斜線欄は，階層化の判定が喫煙歴の有無に関係ないことを意味する。

厚生労働省．特定健康診査（いわゆるメタボ健診）・特定保健指導．[3]より

図10-1 特定保健指導の内容

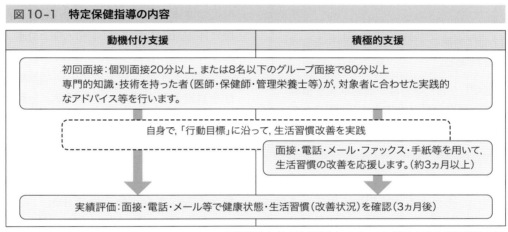

厚生労働省．特定健康診査（いわゆるメタボ健診）・特定保健指導．[3]より

らべて，体重，BMI，ウエスト周囲長が有意に減少していた。さらに，企業健保において2008〜2010年のいずれかに特定保健指導（積極的支援レベル）の対象者であり，その後7年間の連続した健診データのある者を対象とした，特定保健指導利用者と未利用者の体重やウエスト周囲長の比較では，6年後においても利用者が未利用者より減少していたとの報告がある[6]。しかしながら，特定健診制度の最終目的である脳心臓血管疾患や糖尿病合併症の発症抑制効果の評価に関する報告は，今のところ乏しい。

2 肥満・肥満症に対する効果的な保健指導の理論と方法

健康行動理論に基づく減量指導

減量や生活習慣の修正の保健指導において，健康行動理論がしばしば用いられている。健康行動理論とは，健康行動に関する知識だけでなく，健康への態度や信念，認識，期待，動機，価値観，さらには，関連する習慣や行動パターン，個人のスキルなどの構成概念を評価したうえで提唱された，健康によい行動を行う可能性を高めるさまざまなアプローチのことで，個人レベル，個人間レベル，一定のコミュニティ（組織・地域など）を対象にした集団レベルに区分して整理される[7]。

Statement

1. 個人および個人間レベルの健康行動理論を用いた保健指導は，健康行動理論を用いない保健指導とくらべて減量に有用である。
   Grade B **Level** Ⅱ

2. 介入期間がより長い方が 1 年後の減量に有用な可能性がある。
   Grade B **Level** Ⅱ

3. 対面や電話での保健指導にくらべて，セルフモニタリングアプリやテキストメッセージ送信の併用は，より減量に効果的である。
   Grade A **Level** Ⅰ

4. 教育教材やセルフモニタリングデバイス提供のみの場合は，対面または電話による個別指導がより効果的である。
   Grade A **Level** Ⅰ

5. DVD を活用した自己学習は一般的な個別指導とくらべて，減量効果を維持させる可能性がある。
   Grade B **Level** Ⅱ

　健康行動理論および技法を用いた減量指導に関する報告は多く[8-37]，もっともよく用いられている健康行動理論は，個人間レベルの理論である社会的認知理論（Social Cognitive Theory）[38]である。社会的認知理論は，行動が①知識や結果予測，自己効力感（self-efficacy）などの認知要因，②観察学習，そうあるべきだという規範信念，社会的サポート，ならびに行動促進する機会や妨げなどの環境要因，③行動のためのスキルや意図，報酬や罰などの行動要因の 3 つの相互作用に規定されるという理論である。また，個人レベルの理論であるトランスセオレティカルモデル（Transtheoretical Model）[38, 39]によるものも多い。トランスセオレティカルモデルは，行動変容は段階（ステージ）を通過していくという時間的概念があることが特徴の概念である。変容ステージを進めるためには各段階に応じた適切な変容プロセス（知識，動機，自分の周辺に与える影響についての認知・感情の評価，行動による利益，不利益，自己効力感など）が媒介するという理論である。

　併せて，動機付け面接法（Motivational Interviewing）や自己効力感を高める技法を活用して介入している報告も多く[11, 12, 18, 19, 26, 30, 31, 35, 37, 40-43]，これらを用いて対面，テキストメッセージ，スマートフォンアプリケーションを通じて減量指導が提供されている。このような健康行動理論に基づく対面での介入が，健康行動理論を用いない一般的な保健指導とくらべて効果的かどうかを評価した研究は多くないが，ブラジルの地域ヘルスケアセンターで行われた食事や身体活動習慣の改善を目指すグループ指導の効果を評価する RCT では，過体重の集団において，セルフモニタリングや目標設定，自己効力感，社会的障壁やサポートの修正といった構成概念の社会的認知理論を用いて作成されたプログラムによる指導群は，健康行動理論を用いない指導群とくらべて有意に体重，BMI が減少し，介入前と比較した体重 5% 減少の割合も有意に大きい結果であった[13]。トランスセオレティカルモデルを用いた減量指導では，女性を対象としたグループ指導で，一般的な指導とくらべて有意に減量したという報告[24]がある一方，診療場面で提供する個別指導では，改善効果をデータで示しながらカウンセリングを行う介入群は，生活習慣修正のフィードバックをしない伝統的な指導群とくらべても，介入後の BMI に差がなかったという報告もある[31]。

　いずれのモデルにおいても，減量の達成のためには，知識の提供だけでなく，環境要因（生活改善による周りへの影響やその行動を妨げるもの）を明確にし，新たな行動による利益や不利益を意識化するとともに，自己効力感を高めることといった包括的なアプローチが必要であることが示唆されている。特に，社会的認知理論を用いたプロセスでは"観察学習"が要素のひとつになっており，自らの行動を振り返るだけでなく，他者の行動観察や行動の模倣のきっかけになる継続的なグループ指導は効果的であると推測される。

介入期間と減量効果との関連

　職域において，電話による減量支援をベースラインの 3 ヵ月後から 12 ヵ月後までの計 9 ヵ月間行う群（Long 群）と，6 ヵ月後から 9 ヵ月後までの計 3 ヵ月間介入を行う群（Short 群）の減量効果の比較で

は，12 ヵ月後は Short 群の体重減少が −3.3 kg（95%
信頼区間 −5.8 〜 −0.8）に対し Long 群では −8.4 kg
（−11.3 〜−5.4）と，より体重減少がみられたが，
36 ヵ月後は両群間に差はみられていない[44]。

保健指導の方法と減量効果

対面による個別指導単独と比較して，オンライン
サポートやスマートフォン上のアプリケーションを
利用したセルフモニタリングを追加した介入の方
が，より減量効果が高いとする報告が多い[9, 16, 18, 42,
45, 46]。たとえば，18 〜 25 歳の BMI 25 〜 40（平均
28.5）を対象にした RCT では，スマートフォンに
ヘルスコーチから，Self-efficacy theory に基づくテ
キストメッセージが特定の時間に送られる群が，対
面セッションのみの群にくらべて BMI，ウエスト
周囲長とも有意に減少した[18]。糖尿病予備群，ある
いは，メタボリックシンドロームの成人を対象とし
た 3 ヵ月間の介入効果を評価した RCT では，プラ
イマリケアにおける通常の診療と比較して，オンラ
イン継続指導群（セルフモニタリングの結果や質問
に対するヘルスコーチからのメッセージ送信）で，
介入開始から 15 ヵ月後，24 ヵ月後も，より体重減少
効果が高かった[47]。しかし，複数回のグループ減量
指導後，個人ごとにカスタマイズされた推奨の生活
習慣アドバイスのテキストメッセージを，自動化し
て送信されたグループと，されなかったグループと
では，体重や体脂肪の減少に差がなかった[48]。こう
したことから，減量カウンセリングに加えて健康行
動理論に基づく効果的なテキストメッセージの活用
は減量達成の効果的な要因になりうる。

グループセッションのみにくらべて，週 1 回の電
話または電子メールを通じた個別コーチングはより
減量効果が高く[9, 42]，さらに，ビデオレッスンとス
マートフォンへのショートメッセージ，週 1 回の電
話または電子メールによるコーチングの方が診療場
面における通常のケアよりも減量効果が高い[45]と
いった報告がある。

個別カウンセリングに加えて，自己の体重や摂取
および消費エネルギーを入力してモニタリングする
アプリケーションを使用すると，一般的な保健指導
のみとくらべて，より減量効果を高めるという複数
の報告がある[16, 18, 46]。インターネットベースのプロ
グラムにおいても，セルフモニタリングを加えると
より効果が高い[49]。そのひとつである SURI プログ
ラム[36]では，インターネットによる 3 ヵ月間の減
量プログラムのみが提供された群とくらべて，自己
入力型のセルフモニタリング（体重，摂取エネル
ギー，活動量）と，結果への自動化フィードバック
も提供される群でより減量効果が高く，12 週間後
においても，ベースラインからの減量割合はセルフ
モニタリングのないグループより大きかった。また，
グループセッションでも，併せてセルフモニタリン
グのためのアプリケーションを用いたほうが，外来
診療での通常のケアとくらべて，12 ヵ月後の評価
で有意に減量していたとの報告があり[8]，セルフモ
ニタリングは減量効果をより高めることが示唆され
る。なお，SURI プログラムでは，3 ヵ月間のセル
フモニタリングに対面のグループセッションを併せ
た場合，さらに減量効果が高かった[49]。

教育教材やパンフレット，あるいは活動量や減量
状況がわかるセルフモニタリングデバイスの提供だ
けの場合は，対面または電話による個別指導が有意
に効果的であるが[15, 50-53]，グループ指導においては，
対面指導と DVD 視聴学習とのあいだに差はない[54]。
DVD を活用した自己学習は一般的な個別指導とく
らべて，減量効果が維持されることが示唆されてい
る[47]。

3 保健指導で必要となる生活習慣と減量効果のエビデンス

食事は老化，そして肥満症，動脈硬化性疾患，が
ん化と関係し，寿命に影響する。サーカディアンリ
ズムがエネルギー代謝に関わるさまざまな因子に関
連するとされ，身体のエネルギー調節は，摂取エネ

ルギー量とだけでなく，24時間のサイクルからみた内分泌学的エネルギー消費と蓄積，食事回数や摂食・絶食サイクル，身体活動，睡眠などの生活習慣との関係が検討されるようになった[55-58]。さまざまな動物種において総エネルギー摂取量制限が寿命に影響を及ぼすことが明らかにされ，人においても減量介入によるRCTのメタアナリシスでは，介入群に割り当てられた者で全死亡リスクは有意に減少し[59]，身体活動と食事への介入によるRCTのメタアナリシスでは，糖代謝異常のない者で血圧，総コレステロール，LDL-C，トリグリセライドの低下とHDL-Cの増加を認めている[60]。

欠食，食事頻度と肥満との関連

　朝食や夕食の摂取については，朝食を摂取する習慣は米国のコホート研究で体重増加の抑制に関連し[61, 62]，朝食欠食，あるいは夜間遅くの摂食は冠動脈疾患発症と関連していた[63]。横断研究では，朝食欠食は，冠動脈疾患以外の動脈硬化性疾患とも関連していた[64]。日本人においても，横断研究で夜間遅くの摂食は朝食欠食に関連し，また，夜間遅くの摂

食と朝食欠食それぞれが肥満に関連[65]，後ろ向きコホート調査や2型糖尿病患者医療データベースの経年観察で朝食欠食が肥満と関連[66, 67]，また，横断研究で朝食欠食と夜間遅くの摂食が重なるとメタボリックシンドロームの合併率が高かった[68]。各国の横断研究のメタアナリシスでは朝食欠食は過体重・肥満と関連し[69]，コホート研究のメタアナリシスでは，2型糖尿病発症と関連していた[70]。よって，朝食も含めて日中に多く摂食して夜間は長時間絶食することが糖代謝，心疾患や糖尿病のリスクに対しよい影響を及ぼす可能性があるが[71-73]，肥満に関しては，むしろ増悪するとする報告[72, 73]や，夕食欠食が体重増加と関連したとの報告もある[74, 75]。したがって，適正な総エネルギー摂取量のもとで，朝食を摂取することを勧める。

　食事の頻度（eating frequency）による肥満への影響については，横断研究[76, 77]では，食事頻度が多いほど肥満になるオッズ比が低いという結果であったが，米国男性の前向きコホート研究では，基本の3食以上に摂食回数が増えると体重増加が認められている[61]。2型糖尿病発症に関して減少[78]，あるいは有意差なし[79]，心血管疾患発症については有意な関係は認められなかった[63]。このように摂食回数，エネルギー配分や栄養内容などの違いもあり，明確な方法やエビデンスは未だ確立されていない。

エネルギー制限，および絶食と肥満

　近年，持続的エネルギー制限（continuous energy restriction［CER］，daily calorie restriction など），あるいは間欠的絶食（intermittent fasting［IF］，intermittent energy restriction，alternate day fasting，periodic fasting など）を検討した臨床研究がなされている（両者とも文献によって，あるいは方法によって名称はさまざまである）[80]。

　この2種類の食事方法を長期的に比較して全死亡や心血管疾患イベントなどをみた大規模な研究はないが，短期間では，正常，過体重，および肥満者を対象に，体重や体組成，血清脂質，血糖値などの指標を比較したRCT（自由摂取［ad libitum］によるコントロールも含めて）が行われている[81-97]。これ

らにおいては, 概ね体重減少の程度や血清脂質, 空腹時血糖の変化に差は認められず, 空腹時インスリン値やインスリン抵抗性の指標については, 結論は一致していない。

また 18 件の RCT をまとめたメタアナリシスでは, 短期間 (3 ヵ月以下) において IF は自由摂取, CER とくらべて体重減少あるいは BMI 低下が期待できるが, 不均一性が強いため臨床的に有意とはいえず, 中期間 (3 ヵ月超, 12 ヵ月以下) では CER と有意な差は認められなかった[98]。ただし, 短期間では IF は自由摂取にくらべて総コレステロールと収縮期血圧の有意な低下を認めている[98]。ところが, 別のメタアナリシスで体組成を検討したものでは, IF は CER とくらべて除脂肪体重 (lean body mass) がより減少しており, 注意が必要である[99]。総エネルギー摂取量制限による影響に加えて, 絶食の時間や食事摂取のタイミングなどの違いで IF がさらなる効果が得られるのかどうかは, 今後の課題である。

以上, CER あるいは IF の効果は, 短期間では減量する, あるいは血清脂質や血圧を改善する可能性があるが, 中期間以上では明らかでなく, その方法や効果は未だ科学的根拠に乏しい。

睡眠と肥満

従来, 睡眠時間と全死亡率は U 字型の関係を呈することが報告されてきた[100]。肥満との関係では, コホート研究のメタアナリシスでは, 短時間睡眠 (多くは 5 時間以下) は将来の肥満発症と関連していたが, 長時間睡眠 (多くは 8 時間以上) は関連していなかった[101]。しかし, RCT のメタアナリシスでは, 短時間睡眠は体重増加や体脂肪増加と有意な関係は認められなかった[102]。一方, 長時間睡眠のみ (多くは 8 ～ 9 時間以上) を検討したコホート研究のメタアナリシスでは, 全死亡率, 糖尿病発症, 心血管疾患, 脳卒中, 冠動脈疾患, そして肥満と関連し, 全死亡率および心血管疾患と睡眠時間には直線的な関係が認められている[103]。睡眠の質の低下も, たとえば 1 回の睡眠障害でも GLP-1 やコルチゾール分泌の変動に影響するなど, 代謝異常に関連することから肥満の危険因子と考えられる[58]。

したがって, 睡眠と肥満は関連する可能性はあるが, 肥満発症を予防する睡眠時間を設定するためのエビデンスは乏しい。しかし, 心血管疾患予防のために運動を含む生活活動を考えると, 適切な睡眠 (5 ～ 8 時間) をとることが望ましい。

以上, 総摂取エネルギー量, 食事摂取回数や時間, 身体活動との関係も含めて, 1 日 24 時間の生活リズムからみた予防および治療を確立することが課題となる。

第 10 章の文献

1) Neeland IJ, et al.; for the International Atherosclerosis Society and the International Chair on Cardiometabolic Risk Working Group on Visceral Obesity. Visceral and ectopic fat, atherosclerosis, and cardiometabolic disease: a position statement. Lancet Diabetes Endocrinol. 2019; 7: 715-725. PMID: 31301983

2) 厚生労働省. 標準的な健診・保健指導プログラム【平成30 年度版】. (平成30 年4 月) https://www.mhlw.go.jp/content/10900000/000496784.pdf

3) 厚生労働省. 特定健康診査 (いわゆるメタボ健診)・特定保健指導. https://www.mhlw.go.jp/seisaku/2009/09/02.html

4) Nakao YM, et al. Effectiveness of nationwide screening and lifestyle intervention for abdominal obesity and cardiometabolic risks in Japan: The metabolic syndrome and comprehensive lifestyle intervention study on nationwide database in Japan (MetS ACTION-J study). PLoS One. 2018;

13: e0190862. PMID: 29315322

5) 松下まどかほか. 特定保健指導の有効性：メタアナリシスから得た知見. 人間ドック. 2017：31；689-697.

6) 長谷川泰隆ほか. 傾向スコアを用いた特定保健指導の長期的な検査値改善効果の検証. 人間ドック. 2019：33；683-693.

7) 日本健康教育学会. 健康行動理論による研究と実践. 医学書院；2019.

8) Onyegbule P, et al. Evidence-based intervention program for reducing obesity among African-American women in Southern California. Public Health Nurs. 2021; 38: 350-356. PMID: 33496008

9) Rosas LG, et al. Effect of a Culturally Adapted Behavioral Intervention for Latino Adults on Weight Loss Over 2 Years: A Randomized Clinical Trial. JAMA Netw Open. 2020; 3: e2027744. PMID: 33337491

10) Thomas JG, et al. Web-based virtual reality to enhance

behavioural skills training and weight loss in a commercial online weight management programme: The Experience Success randomized trial. Obes Sci Pract. 2020; 6: 587-595. PMID: 33354337

11) Heredia NI, et al. Health coaching to encourage obese adults to enroll in commercially-available weight management programs: The path to health study. Contemp Clin Trials. 2019; 83: 1-9. PMID: 31229621

12) Lewis E, et al. Adding Telephone and Text Support to an Obesity Management Program Improves Behavioral Adherence and Clinical Outcomes. A Randomized Controlled Crossover Trial. Int J Behav Med. 2019; 26: 580-590. PMID: 31512155

13) Meurer ST, et al. Effectiveness of the VAMOS Strategy for Increasing Physical Activity and Healthy Dietary Habits: A Randomized Controlled Community Trial. Health Educ Behav. 2019; 46: 406-416. PMID: 30636448

14) Hutchesson MJ, et al. A Targeted and Tailored eHealth Weight Loss Program for Young Women: The Be Positive Be Healthe Randomized Controlled Trial. Healthcare (Basel). 2018; 6: 39. PMID: 29724054

15) Karintrakul S, et al. A randomized controlled trial of an individualized nutrition counseling program matched with a transtheoretical model for overweight and obese females in Thailand. Nutr Res Pract. 2017; 11: 319-326. PMID: 28765778

16) Little P, et al. Randomised controlled trial and economic analysis of an internet-based weight management programme: POWeR+ (Positive Online Weight Reduction). Health Technol Assess. 2017; 21: 1-62. PMID: 28122658

17) Silina V, et al. Text messaging (SMS) as a tool to facilitate weight loss and prevent metabolic deterioration in clinically healthy overweight and obese subjects: a randomised controlled trial. Scand J Prim Health Care. 2017; 35: 262-270. PMID: 28812403

18) Stephens JD, et al. Smartphone Technology and Text Messaging for Weight Loss in Young Adults: A Randomized Controlled Trial. J Cardiovasc Nurs. 2017; 32: 39-46. PMID: 26646593

19) Allman-Farinelli M, et al. A Mobile Health Lifestyle Program for Prevention of Weight Gain in Young Adults (TXT2BFiT): Nine-Month Outcomes of a Randomized Controlled Trial. JMIR Mhealth Uhealth. 2016; 4: e78. PMID: 27335237

20) Dunn C, et al. Using synchronous distance education to deliver a weight loss intervention: A randomized trial. Obesity (Silver Spring). 2016; 24: 44-50. PMID: 26637964

21) Hales S, et al. Social networks for improving healthy weight loss behaviors for overweight and obese adults: A randomized clinical trial of the social pounds off digitally (Social POD) mobile app. Int J Med Inform. 2016; 94: 81-90. PMID: 27573315

22) Abdi J, et al. Effect of the Intervention Based on New Communication Technologies and the Social-Cognitive Theory on the Weight Control of the Employees with Overweight and Obesity. J Res Health Sci. 2015; 15: 256-261. PMID: 26728913

23) Heideman WH, et al. Diabetes risk reduction in overweight first degree relatives of type 2 diabetes patients: Effects of a low-intensive lifestyle education program (DiAlert) A randomized controlled trial. Patient Educ Couns. 2015; 98: 476-483. PMID: 25577471

24) Menezes MC, et al. Intervention based on Transtheoretical Model promotes anthropometric and nutritional improvements — A randomized controlled trial. Eat Behav. 2015; 17: 37-44. PMID: 25553558

25) Partridge SR, et al. Effectiveness of a mHealth Lifestyle Program With Telephone Support (TXT2BFiT) to Prevent Unhealthy Weight Gain in Young Adults: Randomized Controlled Trial. JMIR Mhealth Uhealth. 2015; 3: e66. PMID: 26076688

26) Eakin EG, et al. Living well with diabetes: 24-month outcomes from a randomized trial of telephone-delivered weight loss and physical activity intervention to improve glycemic control. Diabetes Care. 2014; 37: 2177-2185. PMID: 24658390

27) Ko LK, et al. Information processing versus social cognitive mediators of weight loss in a podcast-delivered health intervention. Health Educ Behav. 2014; 41: 197-206. PMID: 24082027

28) Turner-McGrievy GM, et al. Are we sure that Mobile Health is really mobile? An examination of mobile device use during two remotely-delivered weight loss interventions. Int J Med Inform. 2014; 83: 313-319. PMID: 24556530

29) Gorin AA, et al. Randomized controlled trial of a comprehensive home environment-focused weight-loss program for adults. Health Psychol. 2013; 32: 128-137. PMID: 22309885

30) Morgan PJ, et al. The SHED-IT community trial: A randomized controlled trial of internet- and paper-based weight loss programs tailored for overweight and obese men. Ann Behav Med. 2013; 45: 139-152. PMID: 23129021

31) Pace WD, et al. Effectiveness of 2 methods of promoting physical activity, healthy eating, and emotional well-being with the americans in motion—Healthy interventions approach. Ann Fam Med. 2013; 11: 371-380. PMID: 23835824

32) Salinardi TC, et al. Lifestyle intervention reduces body weight and improves cardiometabolic risk factors in worksites. Am J Clin Nutr. 2013; 97: 667-676. PMID: 23426035

33) Nakade M, et al. Behavioral change during weight loss program and one-year follow-up: Saku Control Obesity Program (SCOP) in Japan. Asia Pac J Clin Nutr. 2012; 21: 22-34. PMID: 22374557

34) Dekkers JC, et al. Comparative effectiveness of lifestyle interventions on cardiovascular risk factors among a Dutch overweight working population: A randomized controlled trial. BMC Public Health. 2011; 11: 49. PMID: 21261935

35) Sakane N, et al.; for the Japan Diabetes Prevention Program (JDPP) Research Group. Prevention of type 2 diabetes in a primary healthcare setting: Three-year results of lifestyle intervention in Japanese subjects with impaired glucose tolerance. BMC Public Health. 2011; 11: 40. PMID: 21235825

36) Wing RR, et al. Improving weight loss outcomes of community interventions by incorporating behavioral strategies. Am J Public Health. 2010; 100: 2513-2519. PMID: 20966375

37) Hardcastle S, et al. A randomised controlled trial on the effectiveness of a primary health care based counselling intervention on physical activity, diet and CHD risk factors. Patient Educ Couns. 2008; 70: 31-39. PMID: 17997263

38) Bandura A. Health promotion by social cognitive means. Health Educ Behav. 2004; 31: 143-164. PMID: 15090118

39) Prochaska JO, et al. Stages and processes of self-change of smoking: Toward an integrative model of change. J Consult Clin Psychol. 1983; 51: 390-395. PMID: 6863699

40) Bräutigam-Ewe M, et al. Two-year weight, risk and health factor outcomes of a weight-reduction intervention programme: Primary prevention for overweight in a multicentre primary healthcare setting. Scand J Prim Health Care. 2020; 38: 192-200. PMID: 32362238

41) Day RS, et al. Occupationally Tailored, Web-Based, Nutrition and Physical Activity Program for Firefighters: Cluster Randomized Trial and Weight Outcome. J Occup Environ Med. 2019; 61: 841-848. PMID: 31348415

42) Low V, et al. Effects of a worksite program to improve the cardiovascular health of female health care workers. J Cardiopulm Rehabil Prev. 2015; 35: 342-347. PMID: 25853229

43) Carson TL, et al. Examining social influence on participation and outcomes among a network of behavioral weight-loss intervention enrollees. J Obes. 2013; 2013: 480630. PMID: 23840944

44) Kempf K, et al. Telemedical coaching for weight loss in overweight employees: a three-armed randomised controlled trial. BMJ Open. 2019; 9: e022242. PMID: 30975666

45) Muralidharan S, et al. Engagement and Weight Loss: Results from the Mobile Health and Diabetes Trial. Diabetes Technol Ther. 2019; 21: 507-513. PMID: 31184922

46) Marrero DG, et al. Comparison of commercial and self-initiated weight loss programs in people with prediabetes: A randomized control trial. Am J Public Health. 2016; 106: 949-956. PMID: 26890171

47) Ma J, et al. Translating the Diabetes Prevention Program lifestyle intervention for weight loss into primary care: A randomized trial. JAMA Intern Med. 2013; 173: 113-121. PMID: 23229846

48) Kim JY, et al. Effectiveness of 6 months of tailored text message reminders for obese male participants in a worksite weight loss program: randomized controlled trial. JMIR Mhealth Uhealth. 2015; 3: e14. PMID: 25648325

49) Leahey TM, et al. Adding evidence-based behavioral weight loss strategies to a statewide wellness campaign: a randomized clinical trial. Am J Public Health. 2014; 104: 1300-1306. PMID: 24832424

50) Pellegrini CA, et al. The comparison of a technology-based system and an in-person behavioral weight loss intervention. Obesity (Silver Spring). 2012; 20: 356-363. PMID: 21311506

51) Simpson SA, et al. A feasibility randomised controlled trial of a motivational interviewing-based intervention for weight loss maintenance in adults. Health Technol Assess. 2015; 19: 1-378. PMID: 26168409

52) Ing CT, et al. Comparing Weight Loss-Maintenance Outcomes of a Worksite-Based Lifestyle Program Delivered via DVD and Face-to-Face: A Randomized Trial. Health Educ Behav. 2018; 45: 569-580. PMID: 29504468

53) Mai K, et al. Effects of a combined dietary, exercise and behavioral intervention and sympathetic system on body weight maintenance after intended weight loss: Results of a randomized controlled trial. Metabolism. 2018; 83: 60-67. PMID: 29360493

54) Innes AQ, et al. Evaluating differences in the clinical impact of a free online weight loss programme, a resource-intensive commercial weight loss programme and an active control condition: a parallel randomised controlled trial. BMC Public Health. 2019; 19: 1732. PMID: 31870345

55) de Cabo R, et al. Effects of intermittent fasting on health, aging, and disease. N Engl J Med. 2019; 381: 2541-2551.

PMID: 31881139

56) Poggiogalle E, et al. Circadian regulation of glucose, lipid, and energy metabolism in humans. Metabolism. 2018; 84: 11-27. PMID: 29195759

57) Templeman I, et al. The role of intermittent fasting and meal timing in weight management and metabolic health. Proc Nutr Soc. 2020; 79: 76-87. PMID: 31023390

58) Westerterp-Plantenga MS. Sleep, circadian rhythm and body weight: parallel developments. Proc Nutr Soc. 2016; 75: 431-439. PMID: 27117840

59) Ma C, et al. Effects of weight loss interventions for adults who are obese on mortality, cardiovascular disease, and cancer: systematic review and meta-analysis. BMJ. 2017; 359: j4849. PMID: 29138133

60) Zhang X, et al. Effect of lifestyle interventions on cardiovascular risk factors among adults without impaired glucose tolerance or diabetes: A systematic review and meta-analysis. PLoS One. 2017; 12: e0176436. PMID: 28493887

61) van der Heijden AA, et al. A prospective study of breakfast consumption and weight gain among U.S. men. Obesity (Silver Spring). 2007; 15: 2463-2469. PMID: 17925472

62) Odegaard AO, et al. Breakfast frequency and development of metabolic risk. Diabetes Care. 2013; 36: 3100-3106. PMID: 23775814

63) Cahill LE, et al. Prospective study of breakfast eating and incident coronary heart disease in a cohort of male US health professionals. Circulation. 2013; 128: 337-343. PMID: 23877060

64) Uzhova I, et al. The importance of breakfast in atherosclerosis disease: Insights from the PESA study. J Am Coll Cardiol. 2017; 70: 1833-1842. PMID: 28982495

65) Okada C, et al. The association of having a late dinner or bedtime snack and skipping breakfast with overweight in Japanese women. J Obes. 2019; 2019: 2439571. PMID: 30944735

66) Kito K, et al. Impacts of skipping breakfast and late dinner on the incidence of being overweight: a 3-year retrospective cohort study of men aged 20-49 years. J Hum Nutr Diet. 2019; 32: 349-355. PMID: 30821869

67) Hurst Y, et al. Effects of changes in eating speed on obesity in patients with diabetes: a secondary analysis of longitudinal health check-up data. BMJ Open. 2018; 8: e019589. PMID: 29440054

68) Kutsuma A, et al. Potential association between breakfast skipping and concomitant late-night-dinner eating with metabolic syndrome and proteinuria in the Japanese population. Scientifica (Cairo). 2014; 2014: 253581. PMID: 24982814

69) Horikawa C, et al. Skipping breakfast and prevalence of overweight and obesity in Asian and Pacific regions: A meta-analysis. Prev Med. 2011; 53: 260-267. PMID: 21925535

70) Bi H, et al. Breakfast skipping and the risk of type 2 diabetes: a meta-analysis of observational studies. Public Health Nutr. 2015; 18: 3013-3019. PMID: 25686619

71) Kahleova H, et al. Meal frequency and timing are associated with changes in body mass index in Adventist Health Study 2. J Nutr. 2017; 147: 1722-1728. PMID: 28701389

72) Xiao Q, et al. The association between overnight fasting and body mass index in older adults: the interaction between duration and timing. Int J Obes (Lond). 2021; 45: 555-564. PMID: 33214704

73) Marinac CR, et al. Prolonged nightly fasting and breast

cancer risk: Findings from NHANES (2009-2010). Cancer Epidemiol Biomarkers Prev. 2015; 24: 783-789. PMID: 25896523

74) Marín-Guerrero AC, et al. Eating behaviours and obesity in the adult population of Spain. Br J Nutr. 2008; 100: 1142-1148. PMID: 18377684

75) Yamamoto R, et al. Associations of skipping breakfast, lunch, and dinner with weight gain and overweight/obesity in university students: A retrospective cohort study. Nutrients. 2021; 13: 271. PMID: 33477859

76) Ma Y, et al. Association between eating patterns and obesity in a free-living US adult population. Am J Epidemiol. 2003; 158: 85-92. PMID: 12835290

77) Holmbäck I, et al. A high eating frequency is associated with an overall healthy lifestyle in middle-aged men and women and reduced likelihood of general and central obesity in men. Br J Nutr. 2010; 104: 1065-1073. PMID: 20500929

78) Mekary RA, et al. Eating patterns and type 2 diabetes risk in men: breakfast omission, eating frequency, and snacking. Am J Clin Nutr. 2012; 95: 1182-1189. PMID: 22456660

79) Mekary RA, et al. Eating patterns and type 2 diabetes risk in older women: breakfast consumption and eating frequency. Am J Clin Nutr. 2013; 98: 436-443. PMID: 23761483

80) St-Onge MP, et al. Meal timing and frequency: Implications for cardiovascular disease prevention: A scientific statement from the american heart association. Circulation. 2017; 135: e96-e121. PMID: 28137935

81) Harvie MN, et al. The effects of intermittent or continuous energy restriction on weight loss and metabolic disease risk markers: a randomized trial in young overweight women. Int J Obes (Lond). 2011; 35: 714-727. PMID: 20921964

82) Catenacci VA, et al. A randomized pilot study comparing zero-calorie alternate-day fasting to daily caloric restriction in adults with obesity. Obesity (Silver Spring). 2016; 24: 1874-1883. PMID: 27569118

83) Trepanowski JF, et al. Effect of alternate-day fasting on weight loss, weight maintenance, and cardioprotection among metabolically healthy obese adults: A randomized clinical trial. JAMA Intern Med. 2017; 177: 930-938. PMID: 28459931

84) Carter S, et al. Effect of intermittent compared with continuous energy restricted diet on glycemic control in patients with type 2 diabetes: A randomized noninferiority trial. JAMA Netw Open. 2018; 1: e180756. PMID: 30646030

85) Coutinho SR, et al. Compensatory mechanisms activated with intermittent energy restriction: A randomized control trial. Clin Nutr. 2018; 37: 815-823. PMID: 28446382

86) Schübel R, et al. Effects of intermittent and continuous calorie restriction on body weight and metabolism over 50 wk: a randomized controlled trial. Am J Clin Nutr. 2018; 108: 933-945. PMID: 30475957

87) Gabel K, et al. Differential effects of alternate-day fasting versus daily calorie restriction on insulin resistance. Obesity (Silver Spring). 2019; 27: 1443-1450. PMID: 31328895

88) Headland ML, et al. Effect of intermittent compared to continuous energy restriction on weight loss and weight maintenance after 12 months in healthy overweight or obese adults. Int J Obes (Lond). 2019; 43: 2028-2036. PMID: 30470804

89) Harvie M, et al. The effect of intermittent energy and carbohydrate restriction v. daily energy restriction on weight loss and metabolic disease risk markers in overweight women. Br J Nutr. 2013; 110: 1534-1547. PMID: 23591120

90) Varady KA, et al. Alternate day fasting for weight loss in normal weight and overweight subjects: a randomized controlled trial. Nutr J. 2013; 12: 146. PMID: 24215592

91) Hutchison AT, et al. Effects of intermittent versus continuous energy intakes on insulin sensitivity and metabolic risk in women with overweight. Obesity (Silver Spring). 2019; 27: 50-58. PMID: 30569640

92) Pinto AM, et al. Intermittent energy restriction is comparable to continuous energy restriction for cardiometabolic health in adults with central obesity: A randomized controlled trial; the Met-IER study. Clin Nutr. 2020; 39: 1753-1763. PMID: 31409509

93) Stekovic S, et al. Alternate day fasting improves physiological and molecular markers of aging in healthy, non-obese humans. Cell Metab. 2019; 30: 462-476. PMID: 31471173

94) Sundfør TM, et al. Effect of intermittent versus continuous energy restriction on weight loss, maintenance and cardiometabolic risk: A randomized 1-year trial. Nutr Metab Cardiovasc Dis. 2018; 28: 698-706. PMID: 29778565

95) Tinsley GM, et al. Time-restricted feeding plus resistance training in active females: a randomized trial. Am J Clin Nutr. 2019; 110: 628-640. PMID: 31268131

96) Soeters MR, et al. Intermittent fasting does not affect whole-body glucose, lipid, or protein metabolism. Am J Clin Nutr. 2009; 90: 1244-1251. PMID: 19776143

97) Parvaresh A, et al. Modified alternate-day fasting vs. calorie restriction in the treatment of patients with metabolic syndrome: A randomized clinical trial. Complement Ther Med. 2019; 47: 102187. PMID: 31779987

98) Allaf M, et al. Intermittent fasting for the prevention of cardiovascular disease. Cochrane Database Syst Rev. 2021: CD013496. PMID: 33512717

99) Roman YM, et al. Effects of intermittent versus continuous dieting on weight and body composition in obese and overweight people: a systematic review and meta-analysis of randomized controlled trials. Int J Obes (Lond). 2019; 43: 2017-2027. PMID: 30206335

100) Grandner MA, et al. Mortality associated with short sleep duration: The evidence, the possible mechanisms, and the future. Sleep Med Rev. 2010; 14: 191-203. PMID: 19932976

101) Wu Y, et al. Sleep duration and obesity among adults: a meta-analysis of prospective studies. Sleep Med. 2014; 15: 1456-1462. PMID: 25450058

102) Yu H, et al. Experimental sleep restriction effect on adult body weight: a meta-analysis. Sleep Breath. 2019; 23: 1341-1350. PMID: 30977011

103) Jike M, et al. Long sleep duration and health outcomes: A systematic review, meta-analysis and meta-regression. Sleep Med Rev. 2018; 39: 25-36. PMID: 28890167

第11章 肥満症治療薬の適応および評価基準

日本肥満学会では，脂肪が過剰に蓄積した状態である「肥満」から，医療・治療の対象となる集団を抽出するため「肥満症」の概念を提唱している。肥満症は，肥満に起因ないし関連する健康障害を合併するか，その合併が予測され，医学的に減量を必要とする疾患と定義される。「肥満」が従来，国際的にも，脂肪蓄積の代替指標であるBMIのみで定義されてきたなかで，「肥満症」の概念を確立したことは極めて先駆的である。

近年，さまざまなコンセプトで肥満症治療薬の開発が進められているが，臨床開発を円滑に進め，有効な薬剤をいち早く肥満症患者に届けるためには，わが国の肥満症患者の病態と肥満症の診療概念に則った薬剤の適応および評価基準が必要と考えられる。そこで，日本肥満学会は肥満症治療薬について，以下の適応および評価基準を提案する。

なお，肥満症治療薬の実際の使用については，添付文書上の用法をふまえ，作用機構や有効性，安全性などの情報を総合的に判断したうえで決定される必要がある。以下に示す基準は，あくまで臨床開発での目標として示したものであり，現存の，あるいは今後発売される肥満症治療薬の使用法を推奨するものでなはない。

基本的概念

肥満症治療薬は，減量により肥満に起因する複数の健康障害を改善する薬剤である。

肥満症治療の目的は，体重の減少に加え，減量により健康障害を改善することにあり，肥満症治療薬にもその条件を満たすことが求められる。日本人においては体重の3%以上の減量により，合併する疾患の複数の改善が認められていることから，以下の肥満症治療薬の適応，評価基準を提案する。体重減少には生活習慣改善が必要であるが，個人の努力だけでは減量目標を達成することが困難な患者も存在し，その結果，多くの健康障害や疾患をもたらしている。薬物療法は，安全に減量を加速させることにより，肥満症に合併する健康障害の改善と肥満症治療における多剤併用を抑制することを狙いとする。

1）適応基準

食事，運動療法を3〜6ヵ月間十分行ったにもかかわらず，3%以上の体重減少が得られない肥満症患者，あるいは3%以上の減量が得られたものの併せもつ健康障害の改善が不十分で，さらなる減量が望ましい肥満症患者のうち，下記の基準を満たすものが適応となる。

① BMI≧25かつ肥満に起因する何らかの健康障害[*]が2つ以上合併する

② BMI≧35かつ肥満に起因する何らかの健康障害[*]が1つ以上合併する

なお，いずれの場合も内臓脂肪面積≧100 cm^{2}であることが望ましい。

[*]第1章表1-2の1の健康障害

2）評価基準

● 主要評価項目：

① 減量の平均値が3%以上であること（対プラセボ）

② 3%以上の減量達成者が少なくとも35%以上であること

● 副次評価項目：

① 内臓脂肪面積の減少

② 糖尿病や脂質異常症，高血圧など肥満に起因する健康障害の改善率（検査値など），あるいは健康障害を有する患者数の減少

注1）主要評価項目はFDA基準（Guidance for Industry Developing Products for Weight Management. FDA, 2007）[1]を参考にした。FDA基準では5%以上の減量となっているが，日本人では3%以上の減量で合併疾患の改善効果が認められている。

注2）日本では副次評価項目を重要視すべきである。

第11章の文献

1) U.S. Department of Health and Human Services.Food and Drug Administration.Center for Drug Evaluation and Research (CDER). Guidance for Industry Developing Products for Weight Management. DRAFT GUIDANCE. 2007. https://www.fda.gov/media/71252/download